医药类院校"十四五"系列教材

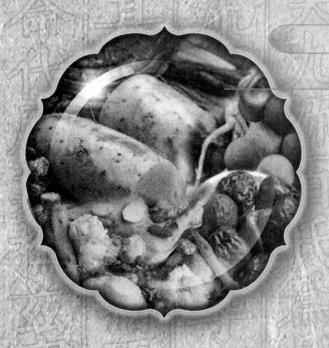

# 中医药膳学

主　审　谭兴贵　庞宇舟

主　编　易　蔚　邓　沂

副主编　聂　宏　阮建林　范丽丽
　　　　王慧铭　夏启泉　孙雪萍

西安交通大学出版社
XI'AN JIAOTONG UNIVERSITY PRESS

U0303963

**图书在版编目(CIP)数据**

中医药膳学 / 易蔚,邓沂主编.—西安:西安交通大学
出版社,2022.2(2024.1 重印)
 ISBN 978-7-5693-2082-4

 Ⅰ.①中… Ⅱ.①易… ②邓… Ⅲ.①食物疗法-教材
Ⅳ.①R247.1

中国版本图书馆 CIP 数据核字(2021)第 011103 号

| | | |
|---|---|---|
| 书　　名 | 中医药膳学 | |
| 主　　编 | 易　蔚　邓　沂 | |
| 责任编辑 | 宋伟丽　张沛烨 | |
| 责任校对 | 赵丹青 | |
| 装帧设计 | 伍　胜 | |

| | | |
|---|---|---|
| 出版发行 | 西安交通大学出版社 | |
| | （西安市兴庆南路 1 号　邮政编码 710048） | |
| 网　　址 | http://www.xjtupress.com | |
| 电　　话 | (029)82668357　82667874(市场营销中心) | |
| | (029)82668315(总编办) | |
| 传　　真 | (029)82668280 | |
| 印　　刷 | 陕西奇彩印务有限责任公司 | |

| | | | | | |
|---|---|---|---|---|---|
| 开　　本 | 787mm×1092mm　1/16 | 印张 20 | 字数 499 千字 |
| 版次印次 | 2022 年 2 月第 1 版　　2024 年 1 月第 4 次印刷 | | |
| 书　　号 | ISBN 978-7-5693-2082-4 | | |
| 定　　价 | 56.00 元 | | |

如发现印装质量问题,请与本社市场营销中心联系。
订购热线:(029)82667874
投稿热线:(029)82668803　(029)82668805
读者信箱:medpress@126.com

# 《中医药膳学》
# 编委会

主　审　谭兴贵　（湖南中医药大学）

　　　　庞宇舟　（广西中医药大学）

主　编　易　蔚　（广西中医药大学）

　　　　邓　沂　（安徽中医药高等专科学校）

副主编　聂　宏　（黑龙江中医药大学）

　　　　阮建林　（云南中医药大学）

　　　　范丽丽　（广西中医药大学）

　　　　王慧铭　（浙江中医药大学）

　　　　夏启泉　（扬州大学旅游烹饪学院）

　　　　孙雪萍　（山东中医药高等专科学校）

编　委　王　倩　（陕西中医药大学）

　　　　刘喜平　（甘肃中医药大学）

　　　　孙　炜　（浙江省中医药学会）

　　　　辛　宝　（陕西中医药大学）

　　　　李海涛　（南京中医药大学）

　　　　张　凯　（安徽中医药高等专科学校）

　　　　周　蓓　（广西中医药大学）

　　　　陈少丽　（上海中医药大学）

　　　　陈中全　（广西中医药大学）

　　　　谭　璇　（深圳职业技术学院）

# 前　言

　　中医药膳学是中医、中药、中医养生康复以及食品科学与工程、营养学等专业的一门重要专业基础课,在我国已有几千年的历史,依据我国中医药的"药食同源"理论,将中医药与食品紧密地联系在一起。随着现代医学从疾病医学向健康医学的转变,广大人民群众的健康理念也在不断提升,中医"治未病"理论逐渐深入人心。如何通过饮食实现养生保健、强身健体、辅助疾病防治及促进机体康复,实现"治未病",也是大众迫切寻求的。而中医药膳学正是能够指导大众科学、合理用膳的一门学科。为了使中医药、中医养生、营养学等相关领域工作人员更好地掌握中医药膳学知识,我们组织长期从事中医药膳、中医药相关工作的专家编写了本教材。

　　全书共分为五部分,在介绍中医药膳学的概念、内容、发展简史、特点、分类与应用等基础上,系统阐述了药膳的基本理论、药膳制作基本技能、食物性原料、药物性原料以及药膳配方等内容。本教材可帮助学生构建药膳学的基本框架,为学习中医、中药、食品科学与工程、中医养生康复、营养学等专业的其他相关课程,以及为将来从事保健食品,保健中药,药膳的研发、生产、应用等工作打下坚实的基础。

　　为了使本教材紧密结合时代的需求,把"互联网＋"的概念融入教材和教学中,突出实践性、实用性、创新性,我们在部分章节设置了习题、视频等内容,使学生能把握所学知识要点,检测学习效果。本书可作为全国医学类院校、烹饪学院(校)及相关养生机构的教材,亦可供中医药院校师生、营养师、亚健康调理师、基层医疗保健工作者以及广大关心中医的读者参考。

　　本教材的编写得到了国内同行专家的悉心指导,在此谨对所有支持我们的专家和领导表示衷心感谢! 同时,因学术水平有限,书中纰缪和疏漏之处难免,敬请专家和读者提出宝贵意见,以便进一步修正和完善。

编　者

2022 年 2 月

# 目　录

# 第三篇　药膳配方

# 第一篇

## 药膳理论

# 第一章 药膳学及其发展历程

## 学习目标

【学习目的】①通过对本章理论知识的学习,能够掌握药膳学的概念及其现代研究与应用。②了解药膳学的发展历史。

【知识要求】①掌握药膳及药膳学的概念,药膳与食疗两者的关系。②熟悉药膳学的主要研究内容。③了解药膳学的发展历史。

【能力要求】通过学习本章的理论知识,对药膳、药膳学、食疗等概念有较清楚的认识,并对药膳学的任务与内容、历史与现状有基本的了解,进一步明确研究药膳学的重要意义。

在博大精深的中华民族文化体系中,"药食同源"或"医食同源"的观念形成已久。早在为了生存而摄取食物的"茹毛饮血"时期,人们偶然发现某些食物在果腹的同时,还具有增强体力,减少或"治疗"疾病的作用。这使得人类从"偶然"进入到主动寻求,这种"寻求"的本能和经验的积累,为"药膳"的形成奠定了基础。

《韩非子·五蠹》谓:"上古之世……民食果蓏蚌蛤,腥臊恶臭而伤害腹胃,民多疾病。有圣人作钻燧取火以化腥臊,而民悦之,使王天下,号之曰燧人氏。"自燧人氏之后,人类开始进入了熟食时代,为烹饪制作奠定了基础。上古禹的时代,发明了酿酒工艺,酒成为人们生活中的餐饮饮料,也为医疗治病所用,以后逐渐制作成各种药酒,佐餐服用,防治疾病,药酒成为药膳的重要剂型之一。因此,远古时期的"药食同源",以及烹饪过程中火的引入、酒的发明,都对中医药膳学的形成和发展起到积极的推动作用。

## 第一节 药膳学概述

### 一、药膳与药膳学

药膳是在传统中医药理论指导下,将药物原料与食物原料按照一定配伍规律进行组方,通过传统制作工艺或现代加工技术,形成一种既能果腹、满足人们对美味食品的追求,同时又有保健、预防、治疗作用,色、香、味、形、效俱佳的特殊膳食。药膳在中华民族几千年的膳食体系中一直占据十分重要的地位。

中医药膳学是在中医药理论指导下,阐述、研究药膳的基础知识,并对药膳进行辨证应用,即药膳的起源发展、基本理论、临床应用及其开发研究的一门学科,是中医学的重要分支之一。

中医学源远流长,药膳学与中医学的起源发展同步,近年来药膳疗法才逐渐被人们所重视,逐步形成一门相对独立的学科。

中医药膳学是一门古老而年轻的学科,随着现代社会"回归自然""绿色疗法"的兴起,预示着包括药膳学在内的中医养生文化、中医药膳文化将得到国内外的普遍认同。中医学、中医药膳学将为提高人类的健康水平与生活质量做出更大的贡献。

## 二、药膳与食疗

"药膳"的名称最早见于《后汉书·列女传》后续较少直接使用这一名称。历代通过膳食防病治病多以"食疗"的名称出现,如《黄帝内经》《伤寒杂病论》《千金要方》中均有食疗的提法与运用。

药膳与食疗在概念上有一定的差异。药膳是指具有防病治病作用、包含有中药成分的特殊膳食,即从膳食的内容和形式阐述膳食的特性,表达的是膳食的形态概念。食疗是指膳食产生的防病治病功效,即以膳食作为手段进行疾病的防治,从膳食的效能作用阐述这种疗法的属性,表达的是膳食的功能概念。药膳发挥防病治病的作用,即是食疗。食疗"食"的概念远比药膳广泛,它包含了药膳在内的所有饮食。故食疗不一定是药膳,但药膳必定具备食疗的功效。

## 三、药膳学的内容与任务

### (一)内容

明确药膳学的研究内容,对学习本课程具有十分重要的意义。其主要内容包括药膳学发展史、药膳学基础理论、药膳制作技术、药膳处方制定、药膳原料选择,以及药膳产品的研发、药膳产业的规划与管理等。

### (二)任务

药膳学的主要任务是通过学习药膳学的基本知识,了解药膳学的发展历程,熟悉常用的药膳制作技术、经典的药膳方剂,并能够将中医学与现代营养学、烹饪学有机结合,最终合理制定药膳处方。

# 第二节　药膳学的发展历程

中医药膳学经历了漫长的历史时期,可分为形成、发展、成熟三个阶段。

## 一、先秦时期——药膳学的形成时期

自西周至春秋战国时期,药膳学已经形成了其基本理论概貌。

《黄帝内经》是现存最早的中医典籍,它不仅创立了中医基础理论,同时也开创了药膳学的理论体系。

《黄帝内经》论证了五脏与五味的关系。《素问·六节脏象论》指出:"地食人以五味""五味入口,藏于肠胃。味有所藏,以养五气,气和而生,津液相成,神乃自生。"五味,这里是以饮食为主而言。食物也如药物一样,具有辛、酸、甘、苦、咸五味,它们与五脏有着相应的关系。这种相关在《素问·金匮真言论》中有详细的记载:"东方青色,入通于肝,开窍于目,藏精于肝……其味酸……其畜鸡,其谷麦。"类似的论述为:南方通于心,藏精于心,其味苦,其畜羊,其谷黍;中央通于脾,藏精于脾,其味甘,其畜牛,其谷稷;西方通于肺,其味辛,其畜马,其谷稻;北方通于肾,其味咸,其畜彘,其谷豆。五谷与五畜均有其性味特点,分别与五脏功能相关,这在《素问·五脏生成篇》中描述得很清楚，称为"五味之所合"："心欲苦，肺欲辛，肝欲酸，脾欲甘，肾欲咸"。相应性味的畜谷与脏腑具有促进和维护作用。这一理论论证了五畜、五谷不仅是食物，同时又具有治疗作用，这成为药膳学运用的基础理论。

由于五脏之间存在相辅相成的关系，五味合于五脏，也必然存在着可能发生损伤、损害的方面。《素问·五脏生成篇》又论述了"五味之所伤"："多食咸，则脉凝涩而变色"（伤心），"多食苦，则皮槁而毛拔"（伤肺），"多食辛，则筋急而爪枯"（伤肝），"多食酸，则肉胝胎而唇揭"（伤脾），"多食甘，则骨痛而发落"（伤肾）。这是由于偏食、嗜食，由五味的过摄而伤及五脏功能（循五行相胜的途径损伤五脏），形成疾病状态。由于五行五味的相应，又可以通过五味之间的生克制化来治疗调整这种病态。《素问·脏气法时论》论述了这种膳食疗法的原则："肝苦急，急食甘以缓之""心苦缓，急食酸以收之""脾苦湿，急食苦以燥之"等。针对五脏功能特性，食疗的原则也在于顺应这些特点以施食治："肝欲散，急食辛以散之，用辛补之，酸泻之……禁温食""心欲，急食咸以之，用咸补之，甘泻之……禁温食饱食"等。同时，同篇还论述了各种食物的性味："小豆、犬肉、李、韭皆酸""大豆、豕肉、栗、藿皆咸""黄黍、鸡肉、桃、葱皆辛""粳米、牛肉、枣、葵皆甘""麦、羊肉、杏、薤皆苦"，为药膳学的运用确定了选用基料的原则。

药膳食材五味的不同，必然具有各自不同的作用。《素问·脏气法时论》总结了五味的主要功效："辛散，酸收，甘缓，苦坚，咸软"。显然，不同味的食物，其作用也不同，运用时须扬其长而避其短，过用、偏用、错用，不仅无益，还可能贻害。因此，《素问·宣明五气篇》又对五味运用列出了"五味所禁"："辛走气，气病无多食辛；咸走血，血病无多食咸；苦走骨，骨病无多食苦；甘走肉，肉病无多食甘；酸走筋，筋病无多食酸。是谓五禁，无令多食。"

《黄帝内经》不仅是中医学理论的典籍，同时也是药膳学理论的基础，它创立了食物五味的概念、与五脏相关的理论、食物五类的划分原则，以及药食配制的原则与禁忌，确立了药膳学理论的轮廓。这一时期，中医药膳学也得到了广泛发展，并受到人们的高度重视。首先，在帝王宫廷中设置了"食医"的官职，《周礼·天官志》明确规定食医的职责是调配帝王的"六饮、六膳、百馐、百酱"。《周礼》所强调的"以五味、五谷、五药养其病"则指出药与食结合是当时治病养生的重要流派。《礼记》指出五味的运用应为"春多酸，夏多苦，秋多辛，冬多咸"，记载了药食调配的四时运用原则。

关于药膳学的具体使用，先秦时期即有专书论及，《汉书·艺文志》收有《神农食经》，因已亡佚，后世无从知其内容。但既名"食经"，显然是药膳食疗的专书。专书未见，散见于其他书中的相关内容，则可谓比比皆是。《诗经》中记载了一些既是食物又是药物的物品，《山海经》则有一些更加详细的描述，如"嘉果，其实如桃，其叶如枣，黄华而赤木付，食之不劳""梨，其叶状如荻而赤华，可以已疽""幼鸟，其状如凫，赤身而朱目，赤尾，食之宜子""猩猩，其状如禺而白耳，伏行人走，食之善走"等，说明该时期已对膳食用于保健防病、改善体质等有了实际运用的经验。

在先秦时期的医学专著中，亦有关于药膳实际运用的记述。《素问·经脉别论》提到治病要"调食和药"，《素问·脏气法时论》指出："毒药攻邪，五谷为养，五果为助，五畜为益，五菜为充，气味合而服之，以补益精气。此五者，有辛甘酸苦咸，各有所利，或散或收，或缓或急，或坚或软，四时五脏，病随五脏所宜也。"由此言之，《黄帝内经》已明确强调了必须药与食结合，才能达到补益精气、治疗疾病的目的。《素问·五常政大论》谓："大毒治病，十去其六，常毒治病，十去其七，小毒治病，十去其八，无毒治病，十去其九，谷肉果菜，食养尽之，无使过之，伤其正也。"

强调疾病的治疗必须与食相结合,特别是疾病康复,更需要药食结合以调理。

长沙马王堆医书被公认为是先秦时期的医学实践,书中涉及大量药食结合的药膳方。如治外伤的"金伤毋痛方",即是"取鼢鼠,干而冶,取蠡鱼,燔而冶",再加辛夷、甘草,用酒饮服。治性功能障碍,用犬肝置蜂房内,令蜂螫之,与陵藁共浸美醯中五宿后用;另方用春鸟卵入桑枝中蒸食;雀卵合麦粥服食等。全书用方几近半数是药食配合使用。尽管这一时期流传下来的文献极少,但从《黄帝内经》与长沙马王堆医书看,当时治疗疾病的主流似乎是药食相结合的方法。从这一点说明,药膳学在春秋战国时期有过一段相当繁盛的时期,只是在汉代以后,中药方剂的运用才取代药膳而成为主要治病手段。

## 二、汉代至清代——药膳学的发展时期

汉唐至明清时期,药膳学处于缓慢的发展期。

汉代的中医药学得到了较大发展,成书于秦汉时期的《神农本草经》奠定了中药学基础,汉末张仲景撰写的《伤寒杂病论》创造了临床运用中药方剂辨证治疗疾病的典范,使疾病的治疗由药食结合为主演变为中药方剂为主的体系,药膳学因而进入了缓慢发展的时期。但始终作为中医学的一个重要内容在不断发展。

### (一)中医药专著中的药膳学内容

在中医药学的发展中,始终伴随着药膳学的发展。第一部药学专著《神农本草经》载药365味,属于五谷六畜、菜蔬、果品的就有数十味之多。而其他草木类药品中,也有很多可作食用,如茯苓、柏实、枸杞子、人参、灵芝等,均属久服延年的药品,故该书应属药食同功的药学著作。《伤寒杂病论》被称为"方书之祖",是辨证论治的典范,其中很多方剂的使用仍然是药食相配,也可称为药膳。如白虎汤用粳米,百合鸡子黄汤用鸡蛋,黄芪建中汤用饴糖,猪膏发煎,瓜蒌薤白白酒汤等,都是药食同用的范例。

在药膳学发展中起过重要作用,做出过重大贡献的是唐代孙思邈及其所著的《千金要方》。由于五代时期炼丹服石盛行,很多人因此丧生损体,至唐代时则流弊显露。为了纠正这一陋习,人们又开始重视膳食调理。孙思邈生于晋唐时代,清楚这种炼丹流弊的危害,故力主食养。其《千金要方》第二十六卷专门论述食养食治,涉及食治原料162种,其中果实类30种,蔬菜类63种,谷米类24种,鸟兽类45种。这是食治原料学的奠基。他创制了很多药膳名方,提出了很多食养食治原则,认为"不知食宜者,不足以全生,不明药性者,不能以除病。故食能排邪而安脏腑,悦神爽志以资四气""君父有疾,期先命食以疗之,食疗不愈,然后命药",食治与药治同样重要,而且推荐首选食疗。显然,孙氏对食治的推崇大大推进了药膳学的发展。

在宋代很多综合性文献中,药膳学内容得到了保存与推广。大型方书《太平圣惠方》《圣济总录》等收载了大量的药膳方,如"耆婆汤""乏力气方"等名方,并对药膳食疗给予了足够的重视。

金元时期很多著名医家都十分重视食养食疗。补土派医家李杲补脾胃养元气,论病识证多强调饮食不当引起脾胃受伤,饮食不节是致病的重要原因,从另一角度深化了食养的重要性。攻下派的张子和更直接强调食养:"养生当论食补""精血不足当补之以食",认为食养与药治处于相等的重要位置。

明代中医文献中出了一部名震海内外的药学巨著《本草纲目》。作者李时珍不仅在药学方

面做出了巨大贡献,同时在药膳学方面也做了集历代大成的工作。在谷、菜、果实、介、禽各部收集了大量药膳物品,在其他部类中也记载了大量药物的食治功能,几乎毕集历代药膳的各种成就,成为药膳食品大全,为药膳学的发展提供了极为广博的资料。

(二)药膳学著作

各种药膳学著作更是药膳学发展的标志。孙思邈弟子孟诜继承和发扬了孙氏食治学思想,汇集药膳名方,撰成《补养方》,后由其门人增补,更名为《食疗本草》,这是药膳学的第一部专著。该书推重食物的营养价值,重视食物的加工、烹调,对药膳学的发展起了较大的推动作用。其后,昝殷的《食医心鉴》、杨晔的《膳夫经手录》、陈士良的《食性本草》均为药膳专著,载有唐代以前的各种食疗药膳养生防病的内容。从这些成就看,唐代的药膳食疗已经具有相当的专科化程度,在药膳学的发展进程中起到了承前启后的重要作用。

到了宋代,中医学的发展获得了重大机遇,国家对医药文献高度重视,成立了国家的校正医书局,对医药学文献进行了整理校勘、注释,对医药文献的保存、传播起到了重大作用。药膳学也因这一有利形势,得到了更多、更快的发展。对药膳贡献最大的应数陈直。陈直又名陈真,曾为泰州兴化(今江苏兴化)县令。陈直前究《黄帝内经》,下迨唐宋,对各时期的养生,特别是食养食治方面的成就,进行了研究与集成,撰成《养老奉亲书》。全书分上、下两籍,上籍介绍食养食治内容,将药膳食疗放在养老奉亲、防治老年病的首位。全书载方323首,药膳方即占162首之众。在保存药膳方的同时,他在药膳学中的另一重大贡献是对药膳食疗的养生原理进行了理论上的探索,认为食养在调节人体阴阳平衡、五行变化上具有重要作用,即"一身之中,阴阳运用,五行相生,莫不由于饮食也"。可以说,他是力图从理论上阐明食治食养的重要作用。又如对牛乳的食治作用,他在"益气牛乳方"中说:"牛乳最宜老人,性平,补血脉,养心长肌肉,令人身体康强润泽,面目光悦,老不衰……此物胜肉远矣。"现代也认为,牛乳是长寿食品之一,具有抗衰、强身、美容的作用。陈真对牛乳的适应范围、作用机制、不同剂型等有详细说明,对普及牛乳的食治食养作用有较大贡献。

其后元代的饮膳太医忽思慧,则在药膳学方面做出了重要贡献。所著《饮膳正要》为我国第一部营养学专著,也是元代以前药膳食疗之集大成者。书中对药膳疗法、制作、饮食宜忌、饮食卫生及服药食忌、食物相反、食物中毒和解毒、过食危害等均有详细记载。同时,也收载和创制了不少优秀的药膳方,其中抗衰老药膳方29种,治疗其他疾病的药膳方129种,对保健药膳的发展起到了极大的推动作用。元代另一养生家贾铭以"慎饮食"为养生要旨,寿至百余岁,明初进《饮食须知》八卷给明太祖,书内选饮食物325种,简述性味宜忌,亦对食治的推广起到了一定的促进作用。

明代卓有功绩的药膳学专著当推《食物本草》。该书有几种版本,就22卷本言,则是内容极为丰富的药膳学专著,全书分58类,共2000余条,解说详细。其特点之一是对全国各地著名泉水进行了较详细的考证介绍。明代食治药膳学发展的另一特点是救荒野菜类的著作。当遭遇兵祸天灾时,为了指导人们度荒,以防误食中毒,遂出现了有关专著。发端者为周定王朱木肃《救荒本草》,收集各种可食植物414种,并附真实图形,注明可食部分。后由徐光启收入《农政全书》以广其传。其后王磐撰《野菜谱》,又名《救荒野谱》,收载60种可食植物,后由姚可成增辑为120种。鲍山撰《野菜博录》3卷,收435种,除附图说明外,还对各种植物的性味进行了解说。虽未言及治病功用,但对食养选料具有指导作用。

时至清代,药膳学得到进一步发展与应用,表现在诸多各具特色的药膳学专著问世。刊于1691年的沈李龙所著的《食物本草会纂》,共8卷,载药220种,采辑了《本草纲目》及有关食疗本草著作,详述了食物的性味、主治及附方。所附《日用家钞》载有救荒方、食物宜忌、解毒、食物调摄等内容。《食鉴本草》4卷本为紫裔撰,刊于1741年;1卷本为费伯雄撰,约刊于1883年。本书首论各种食物的功用、主治、宜忌,次分风、寒、暑、湿、燥、气、血、痰、虚、实10类病因引起的病证,详述其食物与治法。成书于1813年的《调疾饮食辩》6卷为章穆所撰,宗《本草纲目》所载食物,详加考订,共论举大类653种,针砭时弊,颇多新意。刊于1850年的文晟《本草饮食谱》1卷,载食物分10类,共收200种。刊于1861年的王士雄《随息居饮食谱》虽仅1卷,但因其颇重食养,收载很多药膳方而见重于清。袁子才的《随园食单》、费伯雄的《食养疗法》亦各有特点。在药膳粥食方面,黄鹄的《粥谱》则可称为药粥方的集大成者。

纵观几千年的药膳学发展进程,从药膳食疗的理论奠基,到药膳食物的广泛运用、实用理论的不断发展,终使药膳学文化得以在现代发展为一门相对独立的分支学科。

## 三、近现代——药膳学的成熟时期

中医药膳学经过了漫长的发展历程,不断地丰富了它的理论和应用经验,到20世纪又获得了深入发展与应用的机遇,使其在生活水平不断提高的今天,成为人们关注的膳食品类。它体现了人们对健康的期盼和对自然生态疗效性食物的追求,使这一学科得到了在科学技术基础上的长足发展。

### (一)药膳学理论研究

中医药膳学能成为中医学的重要分支学科,具有相对独立的理论特点。这些理论在中医学发展的进程中,它只是存在于中医学理论中,并未完全分化出来,也就是说,尚未形成较系统的药膳学理论体系。这与药膳学和中医学的相互包涵有着极大的关系。从《黄帝内经》来看,在很大程度上说,它是从药食两类疗法来探讨中医学理论的,也可以说,它是药膳学的奠基理论。从《黄帝内经》《伤寒论》《千金要方》等到明清时期为止的大量药膳学著作,探讨了药膳学理论的形成、发展和系统化历程,使药膳学理论得以日臻完善。如彭铭泉的《中国药膳学》,何清明、潘远根的《中医药膳学》,刘昭纯、鲁明源、张令德的《实用药膳学》等,对中医药膳学理论进行了较系统的阐述,从理论的形成、中医阴阳五行、脏腑气血等理论在药膳学中的应用,药膳方的方剂学理论、药膳原料的药学理论等,都得到了较系统的讨论,王者悦的《中国药膳大辞典》大型药膳学工具书,则对药膳学的理论与应用提供了较全面的资料。同时,中华民族的这种药膳学文化也得到世界其他很多民族的认同,近些年来召开了数次药膳食疗的国际学术研讨会。

### (二)药膳学的应用研究

#### 1. 药膳学的实验与临床研究

药膳学经过几千年的发展,积累了对数千种药物、植物的食用知识,以及难以数计的药膳食疗效方。随着科学技术的日益发达,药膳食疗研究者对古代药膳方的探讨、新药膳方的开发、药膳食疗的机制研究、单味药或其食疗原理等进行了广泛的实验和临床研究。如"康宝饮料对高血脂大鼠模型血清甘油三酯、胆固醇和高密度脂蛋白的影响""白萝卜所含微量元素对人体的营养保健作用研究""萝卜汤促进剖宫产术后肛门排气的临床效果观察"等课题从不同角度进行了实验和临床观察。对单味药膳原料大蒜、生姜、蜂产品、灵芝、花粉等也进行了深入的研究,为进一步开发奠定了基础。为了有组织、有计划地对药膳食疗进行研究,很多地方建立了专门的药膳食疗研究机构,使研究工作能够持续地、规范化地发展。

**2. 药膳学的实践研究**

药膳学从理论走向临床,从书本走向应用,在数十年来已日渐兴盛。一些传统药膳产品一直为人们所喜爱,如茯苓饼、山楂片(糕、饼)、陈皮梅、绿豆糕及各种药酒。新开发的药膳保健产品也如雨后春笋般涌现,二十世纪八九十年代即达数千种之多,常见有蜂产品系列、鳖产品系列、人参产品系列,以及古汉养生精等。

药膳学应用的另一形式是药膳学餐馆。一些传统的药膳名方成为各药膳餐厅的主流菜肴,并同时创作出各自的名点名膳。如开创较早的成都同仁堂药膳餐厅,即药膳食谱近百种,品种有冷盘、小吃、热菜、饮料、药酒五大类,并自创一批药膳,如荷叶风脯、虫草汽锅鸡、参芪鸭条、杜仲腰花、六味牛肉脯、乾坤蒸狗等。目前,几乎全国各地都有各具特色的药膳餐厅。

药膳学应用的普及与推广,一些期刊功不可没。如《药膳食疗》与《东方食疗与保健》是药膳食疗专刊,以众多的栏目,从理论研究、实验研究及临床应用等各方面向人们传播了大量的药膳食疗信息;《中国烹饪》《中国食品》《东方美食》《中国食品报》《中医药报》等报刊开辟了药膳食疗专栏以介绍药膳学知识,为增强人民体质、普及药膳食疗起到了非常重要的作用。

**3. 药膳学的产业化研究**

科学技术的飞速发展也为药膳产品的现代开发、研究带来了生机与商机。同时,由于药膳食品能防病治病,增强体质,有利于健康,又能丰富饮食品种,为日常生活增加新的内容,因而受到人们的广泛喜爱,人们对于药膳产品的质量、品种也有了更多的追求。这些社会需求不断促使药膳食疗研究者们采用新技术、新方法,改进产品质量,增加品种,尽可能地工业化生产。多种新技术的应用,使药膳由传统的菜肴饮食类、面点类、酒类,发展为新型饮料类、冲服剂类、胶囊类、浓缩剂类、罐头类、蜜饯类等。为了更有利于开发研究,各地均成立了药膳食疗的研究机构,对药膳学展开了深入、有组织、多方合作的研究工作。而且有关这方面的工作也受到国外有识之士的高度重视。近年来,多次研讨会促使药膳食疗领域广泛的国际交流与合作。从人们对药膳食疗的喜好,到药膳学产业化的蓬勃兴起,特别是在"回归自然"的强烈呼声中,作为生态疗法的中医药膳学,已经展现出光明美好的发展前景。

 **目标检测**

一、选择题

(一)单项选择题

1."药膳"一词始见于下列哪本著作( )

    A.《山海经》                B.《黄帝内经》

    C.《神农本草经》           D.《后汉书》

2.药膳学的第一部专著是( )

    A.《食疗本草》             B.《食医心鉴》

    C.《膳夫经手录》          D.《食性本草》

3.我国第一部营养学专著是( )

A.《食物本草》          B.《饮膳正要》

C.《饮食须知》          D.《食鉴本草》

(二)多项选择题

1. 药膳学研究的主要内容包括( )

A. 药膳学著作          B. 膳方配伍原则

C. 基料的加工炮制          D. 药膳学的发展历程

E. 膳食的烹饪技术

2. 下列属于现代新型药膳类型的是( )

A. 菜肴类          B. 胶囊类

C. 酒类          D. 罐头类

E. 面点类

二、简答题

1. 什么是药膳?

2. 简要介绍药膳和食疗的关系。

3. 药膳学研究的主要内容有哪些?

4. 药膳学的发展历程分为哪几个阶段?

三、知识拓展题

请查找国家卫健委规定的药食同用的保健食品。

# 参考答案

一、选择题

(一)单项选择题

1. D     2. A     3. B

(二)多项选择题

1. ABCDE     2. BD

二、简答题

略。

三、知识拓展题

略。

# 第二章　药膳学的基础理论

## 🎯 学习目标

【学习目的】通过对本章的学习,对药膳学的中医药基础理论有较清楚的认识,进一步明确研究药膳学和中医中药的联系,为药膳的理论学习奠定基础。

【知识要求】①熟悉药膳学理论的基本特点。②了解药膳学的药性理论、配伍理论、治法以及应用理论。

【能力要求】运用药膳学的理论知识分析药膳学的理论特征。

## 第一节　药膳学理论的基本特点

中医药膳学是中医学的一个分支学科,它的理论体系完全根植于中医学理论。

中医学是研究人本身的状态,以及人在自然环境中生存的状态,当这些状态出现异常变化时,即称为"病证"。中医学采取相应的药物、食物和不同的手段给予调理,使其恢复正常,也就是人体阴阳恢复平衡的过程。药膳就是在恢复阴阳平衡时,运用药物与食物两者协同作用的方法。因此,药膳学的理论体系,是中医学理论在"药膳"这一特定方法中的发展。

### 一、整体观念

在中医学理论中,以五脏为中心的整体观念是其最突出的特点。这一概念的基本核心是认为人体是一个有机整体,构成人体的各脏腑组织在结构上不可分割,在功能上相互协调、相互制约、相互为用,在病理上相互影响。而生理、病理的变化又与所生存的自然环境的变化密切相关。因此,这一整体观强调了人体自身所具有的统一性、完整性、自我完善性和与自然界的协调性。这也是中医学与其他医学不同的重要特点。

整体观念始终贯穿于中医学的预防、诊断、治疗及养生保健的各个环节中。药膳学在这一观念的基础上,认识到药与膳食结合既可以影响整个机体的病理变化,又可协调机体与自然环境的关系,并以这种观念来认识病证、辨证施膳,形成了药膳学的基础理论。

（一）人体是以五脏为中心的统一性与完整性

人体是一个统一的、不可分割的有机整体,在中医学理论中,这一整体观的完整体现包括以下几个方面。

人体以五脏为中心,而在心、肝、脾、肺、肾这五脏中,又以心为主导,功能上相互关联,病理上相互影响。这种关联与影响,中医学用五行的生、克、制、化来理解。五行的关系表示五脏的相关,既具有相互资生的影响,又具有相互制约的联系,说明人体五脏之间的不可分割。如肝能制约脾，能资助心，又受到肾的资生和肺的制约。

五脏与其他组织器官相互联系。人体具有不同作用的组织器官，中医学以"合""主""开窍""华"等关系，使其与五脏直接相关。如脾合胃，主肌肉、四肢，开窍于口，其华在唇。这种相关，是对组织器官与五脏之间不可分割性的认识，把各个不同的组织、器官通过联系理解成完整的统一有机体。这是认识生理功能的途径，同时也是治疗疾病的指导。如眼病，由于肝开窍于目，所以治疗可从肝论治，用羊肝、鸡肝等治疗夜盲症就是这一理论的运用。

病理上相互影响。由于中医学是从统一整体的观念上认识人体，因而，这个有机体的任何病证都不可能独立存在，它必然与其他组织具有联系。换言之，是人体功能系统产生了不协调，出现"失衡"的状态，表现于一定的部位或系统，这就是病证之所在。如腹泻，表现在胃肠，与脾相关，也可能与肝气不舒克伐脾土有关，也可能与肾阳不足不能温煦脾土有关。因此，治疗时需要理脾和胃、疏肝理气、温肾利尿等多系统地调理配合进行。

机体与自然环境的协调统一。人生存于自然环境中，机体的五脏功能与环境必须保持着协调。五脏功能与环境的协调表现在环境的方位、气候、生物的性味等与五脏的相关。如肝与东方、春季、风、万物始生的生发、生物性味的酸味等具有相关性；心与夏季、日中、炎热、火、万物生长、苦味等相关。因而，人体通过五脏功能与环境条件的适应，反映了机体与自然的息息相关。一旦这一相关受到破坏，就会影响人体的阴阳平衡而发生疾病。

### （二）药膳是协调机体整体统一的重要方法

中医药膳根据中医理论确定施膳原则。药膳的施用，也正如中医治法中方剂的运用，目的是调理脏腑气血，协调机体阴阳。

药膳通过五脏对机体进行调节。五脏的生理功是五味所维持。《素问·六节脏象论》称为"地食人以五味"，并说"五味入口，藏于肠胃。味有所藏，以养五脏气"，五脏受五味的滋养，才能使气血津液充盛，体现出的是正常的生命活动，即"神"才能"自生"。五味与五脏相关，无论饮食、药物，都具有五味的特性，因而不同的味与不同的脏密切关联，酸入肝，苦入心，甘入脾，辛入肺，咸入肾。某一种味对相应脏的功能活动具有特殊的促进作用，《黄帝内经》称为"先入"，如酸先入肝、甘先入脾等，这种先入能促进该脏功能，所谓"久而增气，物化之常也"（《素问·至真要大论》）。这一途径，确立了药膳运用的原则之一。

然而，若过用、偏用五味，则可导致脏腑阴阳的失调，从而引起各种不同的病证。《素问·至真要大论》谓"气增而久，夭之由也"，《素问·生气通天论》谓"阴之五宫，伤在五味"，即是论证的这种情况。损伤途径也基本上循五味五脏相关关系，即多食苦能损伤心气、多食咸能损伤肾气等。既然是由五味引起的病证，首先就需杜绝这种损伤的途径，《素问·宣明五气篇》指出："气病无多食辛，血病无多食咸，骨病无多食苦，肉病无多食甘，筋病无多食酸"，或者"病在筋无食酸，病在气无食辛，病在骨无食咸，病在血无食苦，病在肉无食甘"。调治原则也根据五脏五味的相关及五脏之间的关系确定，如肝病，《素问·脏气法时论》指出："肝色青，宜食甘""肝苦急，宜食甘以缓之""肝欲散，急食辛以散之，用辛补之，酸泻之"。这些论述是说病在肝脏时，根据病情的需要，需用散、缓、泻、补诸法，药食的配伍更需采用辛、甘、酸等味。

药膳对人与环境关系的调理。机体与环境的关系，除了五脏与五味的关系外，与自然界阴阳时令气候的变动也有关。如自然界阴阳的变动，"阳气始于温，盛于暑，阴气始于清，盛于寒"，针对这种变动，必须顺应这一规律以调节人体阴阳。所以，《素问·四气调神大论》说"春夏养阳，秋冬养阴"。民间也有食谚，谓"冬吃萝卜夏吃姜，不用医生开药方"，即是对"春夏养阳，秋冬养阴"的恰当运用。

四时变化是阴阳在自然界变动的征兆，顺应四时，调配药食也就是调理阴阳。《周礼》的食医就是根据这一变化确定饮食调理的原则，"春多酸，夏多苦，秋多辛，冬多咸，调以滑甘"。自然界寒来暑往，是阴阳变动的表现，《素问·六元正纪大论》又指出治疗的原则是"用热远热，用温远温，用凉远凉，用寒远寒"，要求治疗疾病的药食要避开自然界的主气，以防药食的性能与自然界的阴阳属性相合而加重病情。

可见，运用药与食协调机体，治疗疾病，《黄帝内经》已经确立了基本原则，它们指导着药膳学的发展与运用。

## 二、辨证论治

辨证论治原则是中医学的另一大特色。它是认识疾病和治疗疾病的基本原则，是中医理论在临床实践中的具体运用。辨证，是指运用四诊获得患者各种症状和体征资料，然后根据整体观原则，五脏相关的特性，对复杂的临床表现进行综合分析，以判断病证的性质；论治，即根据辨证的结果，确定治疗原则和具体方法。辨证是论治的根据和前提，论治是治疗疾病的手段和方法。辨证论治的过程，就是认识和消除疾病的过程。它是中医理法方药有机结合的具体运用。辨证论治原则不仅是药治的理论，同时也是药膳运用的原则。

无论是药治还是药膳治疗，首先都必须着眼于证的整体性认识，然后才有正确的施治，可称为辨证施膳的整体性原则。如咳嗽，它是肺部疾病的症状，但从证的分析看，它又不独是肺病所致，其他疾病也可引起咳嗽。《素问·咳论》就曾指出："五脏六腑皆令人咳，非独肺也。"那么咳嗽就应当根据与咳相伴的各种症状与体征，结合五脏六腑与肺的关系进行辨证。除肺的风寒、风热等证以外，肝火可以犯肺，脾湿可以滞肺，寒水可以射肺，腑气不通可以气逆壅肺，痰浊可以阻肺等，论治当然也就不可局限于"咳为肺病"，而应当依据所辨的"证"来施治。贝母蒸梨可以润肺止咳，承气汤可以通腑止咳，五仁丸可以润肠止咳。所以，辨证论治或者辨证施膳，它都强调必须在中医整体观念的前提下，强调"证"的概念，而不仅着眼于局部的"病"，它完全区别于"见痰治痰，见血止血，头痛医头，脚痛医脚"的机械对抗观念，而是一种联系的、系统的、整体的思维方式。

"同病异治，异病同治"是辨证论治在临床运用中的典范。同一病证，可因影响因素不同，辨证所得出的结论也就不同，也就是产生病证的机制不同，因而必须"异治"，即用不同的方法调治。如前所说，既然"五脏六腑皆令人咳"，显然治咳病必然要清楚引起"咳"的脏腑原因，用不同的药膳去治疗。异病同治，则是指多种病证具有相同的发病机制时，用同一治法可以治疗多种病证。如小便清长属尿多的病证，小便癃闭属尿少或无尿的病证，遗尿则是小便不能控制的病证，这些不同的病，可能有一个共同机制，即肾阳不足，可用肾气丸、壮阳狗肉汤以治疗这些"异病"。

"因人、因时、因地"的三因制宜，是辨证施膳（治）的差异性原则。人有老幼、强弱、性别的差异，时令有四季寒暑的更迭，居地有高下燥湿的变化，这些都可能成为影响疾病发生、发展变化的因素。调治疾病时，就必须"辨"清这些差异，然后方能准确施治或施膳。如同属感冒，年轻者体实邪盛，当专务祛邪；老年人体弱正虚，达邪须兼扶正。寒凉季节不妨辛温，盛夏暑热时治疗就难耐温热。北方干燥，解表当注意养阴；南方潮湿，施治当不忘化湿。就这些大概而论，辨证就是认识和了解这些差异,进而来认识、诊断疾病,然后才可能"辨"清确切的"证",而予以正确施治、施膳。

由此可见,临床中辨证论治或辨证施膳主要不是着眼于"病"的异同,而是正视"证"的各种差异,所强调的是"证"的机制、"证"的本质,论治或施膳是以"证"为依据,调理的目标是脏腑功能协调、气血通畅、阴阳平秘,无论是祛邪为主,还是扶正为主,其基本目标都在于恢复机体的正常功能。所以,辨证论治也被看成是中医学的独特理论。

## 三、阴阳五行理论的应用

阴阳学说和五行学说原本是两个哲学概念。古人用阴阳学说来说明自然界万事万物的基本属性和产生变化的原因,它概括了自然事物和现象的两大属性,如水火、升降、太阴太阳、寒热、左右等均分别具有或阴或阳的特性。而运动和变化正是由于一对矛盾事物的对立斗争引起。五行则归纳了事物的五类本质特性,是事物变化、发展、维持自然界平衡的基本条件。如木能生火、火能生土、土能生金等,引起自然界的发展;而木能克土、土能克水、土反侮木、水反侮土等,又提示自然的平衡力量与变化因素。古人又认为自然是一天地,人体也是一天地,用"取类比象"的方法,将阴阳五行学说引入中医学中,用以解释和理解人体复杂的生命功能,说明其生理活动,理解其病理现象,进而用于指导辨证与治疗。这些理论在药膳的运用中也得到了充分体现。

### (一)阴阳平衡为药膳调治的总则

对机体异常状态的阐述,中医学在总体上是以阴阳为纲,任何疾病都不脱离阴阳失调的范围。"阴盛则阳病,阳盛则阴病""阴盛则寒,阳盛则热""阴虚生内热,阳虚生外寒"等,概括了疾病的基本属性。因此诊断和治疗首先也强调阴阳的概念。"善诊者,察色按脉,先别阴阳""审其阴阳,以别柔刚,阳病治阴,阴病治阳""谨察阴阳所在而调之,以平为期",以达到"阴平阳秘,精神乃治"的境界。从这一总体原则看,它既是药治原则,同时也指导药膳实践。如"寒者热之,热者寒之",是对阴阳偏盛的治法原则。"阴盛生寒",寒为阴证;"阴病治阳",故"寒者热之",用阳药助阳以治阴病寒证。在药膳运用中也普遍遵循着这一原则。如热盛于内,用竹叶粥、生石膏粥、鲜马齿苋粥、灯心竹叶饮等寒凉药膳以清解;寒盛于内者,用干姜粥、吴茱萸粥、狗肉生姜粥等以温中。阴虚而阳亢者,用天麻鱼头、罗布麻茶等以平之潜之。阳虚者,以枸杞子羊肾粥、鹿鞭壮阳汤等以温之;阴虚者,以益寿鸽蛋汤、生地黄鸡等滋之。

### (二)五行相关是辨证施膳的主要方法

木、火、土、金、水被认为是构成物质世界的五大基本元素,自然界的事物和现象被类分为五行,具有五行的特点和属性。五行的变化有正常的相生相克、异常的相乘相侮,这种生克乘侮就成为理解自然界、人体正常和异常变化的基本理论。"生、克"是自然的正常发展,"乘、侮"是异常的变动,在人体即成为疾病。五行与五脏相应,某脏的病证就常与这种异常乘侮变化有关,如肝病影响心,脾病影响肺,称为"母病及子",按相生顺序传变;若肺病影响到脾,则称为"子盗母气",这些病机都从五行变化来认识。治疗也遵循这种五行途径,如培土生金(肺病治脾)、滋水涵木(肝病治肾)等,就是五行学说在实践中的运用。在药膳食疗中,这一途径在《黄帝内经》中已有用法指导。如"脾苦湿,急食苦以燥之",脾属土,苦入心,心属火,火能生土,故脾病用入心的苦味食物治疗之。"肝欲散,急食辛以散之",辛入肺,肺属金,金能克木,这是遵循相克的顺序施以食疗。在药膳实践中,也必须注意到疾病的相互关联,施膳应当在辨证的基础上,从五行的相互影响调配药膳原料。如水肿为肾不化气所致时,不必独用补肾利尿药,也应考虑补土制水,用补脾的人参、大枣之类。

# 第二节 药膳学的药性理论

在中华民族的文化中,药物与食物一直具有十分密切的关系,"药食同源"的说法反映了传统中医学与药膳学的密切程度。在远古时期,在为生存而搏斗时,首先需要的是食物;而当生存问题得到基本满足时,如何生存得更完善,即健康的生存才成为人类的目标。医药学发生与发展源于人类的这种欲望。可以说,医药是从食物中分化出来的学问,这从《黄帝内经》中大量谈到的食物治疗与养生,就可看出这一痕迹。但后来由于中医药学在理论上的发展,饮食药膳用原料的理论,就完全借鉴于中医药学理论了。

从现存最早的本草学专著《神农本草经》看,作为人类主食的米、豆及常用的禽、肉、鱼、蔬菜、水果都是中药。在中医学史上成就大、影响广的明代本草学专著《本草纲目》中,几乎各种食物都是中药的一员。如谷部的小麦、大麦、荞麦、稻、粳、籼、稷、黍、玉蜀黍、粱、粟、大豆、赤小豆、绿豆、豌豆、豇豆、扁豆、刀豆、豆腐、饭、粥、糕、粽等,差不多囊括了人类的主食类。菜部的韭、葱、蒜、莱菔、胡萝卜、蕹菜、东风菜、苋、莴苣、落葵、芋、甘薯、竹笋、茄、冬瓜、南瓜、丝瓜、苦瓜、紫菜、龙须菜、木耳、菌类等包含了主要蔬菜。果部的李、杏、梅、桃、枣、梨、柿、柑、橙、柚、金橘、枇杷、樱桃、核桃、荔枝、龙眼、甜瓜、西瓜、葡萄、猕猴桃、甘蔗、莲藕等,包括了人类的主要果蔬类。至于虫、鳞、禽、兽部,则包罗了人类所有的肉类食物。可以看出,古代的药物(本草)学专著实际上就是食物学的扩展和延伸,更不用说专门的食疗学著作了。

## 一、四性

四性或称四气,指药食具有寒、热、温、凉四种不同的特性。实际上药性分为两大类,即寒凉和温热,寒与凉,或温与热,都属同一性质,只是在程度上不同而已。"热者寒之,温者清之",寒凉类药食是针对温热性病证或体质而言,这一类药食的主要作用是清热。由于阴虚、火邪、毒邪,在很多情况下都由热邪所致,因而这一类药食又具有滋阴、泻火、解毒等作用,如生地黄、金银花、菊花、荸荠、梨等。"寒者热之,凉者温之",是针对寒凉性的病证或体质而言,需用温热性药食来调治。因而温热性的药物或食物就具有温散寒邪、温中祛寒、温经通络、温阳化气、活血化瘀、温化痰饮水湿等作用。无论是气还是血,均受寒热影响,"得热则行,因寒则凝",因而温热特性具有促进"行"的作用。另外,在特性上寒热均不明显,介于两类之间者,称为平性。平性药食其药性多无峻猛之气,显得性质平和。这类药食养生、补养多用,尤其在药膳中得到广泛使用。

## 二、五味

五味指酸、苦、甘、辛、咸 5 种气味,气味不明显者为淡味,所以,有时称六味。《素问·至真要大论》谓:"辛甘发散为阳,酸苦涌泄为阴,咸味涌泄为阴,淡味渗泄为阳。六者或收或散,或缓或急,或燥或润,或㪲或坚。"无论食物还是药物,均有"五味"特性:一是具有阴阳属性,辛、甘、淡属阳,酸、苦、咸属阴。这种特性在运用阳病治阴、阴病治阳的原则时具有选择药食的指导作用。二是五味具有效能特点,辛、甘有发散作用,淡味有渗泄作用,酸、苦、咸具有涌泄作用;在具体功能方面,则是六者具有收、散、缓、急、燥、润、软、坚的作用。《素问·脏气法时论》则具体指出"辛散、酸收、甘缓、苦坚、咸软"。在漫长的历史发展过程中,这些性能得到充分的发展与完善。辛味药食"散"的作用表现为发散、行气、行血、健胃的功能,用于外邪束表或邪毒宜外散诸证,如生姜、芫荽;用于气血运行不畅,如陈皮、薤白。甘味的药食具有滋养、补脾、缓急止痛、润燥等作用,用于机体虚弱或虚证,如淮山、大枣;用于脾胃虚弱,如粳米、鸡肉;用于气滞拘急的腹痛,如饴糖、甘草。酸味的药食具有收敛、固涩、止泻的作用,多用于虚汗、久泻、遗精、咳嗽,如乌梅、五味子、覆盆子。苦味的药食具有清热、降泄、燥湿、健胃的作用,多用于素体偏热或热邪为患的病证,如苦瓜常用于清解热毒,夏天热郁成痱时多有效;黄芩、栀子用于清热,治疗热病。咸味的药食具有软坚、润燥、补肾、养血、滋阴的作用,如海带、昆布等有软坚散结的作用,用于瘰疬、痰核、痞块;海蜇、淡盐水能通便,用于大便燥结;淡菜、鸭肉补肾,乌贼、猪蹄补血养阴等。五味之外,味淡的药食有渗湿利尿的功效,用于水肿、小便癃闭,如冬瓜、薏苡仁、茯苓。味涩的药食具有收敛固涩的功能,如禹余粮等。

## 三、升降浮沉

升、降、浮、沉是指药食的四种作用趋势。在正常情况下,人体的阴阳气血、脏腑功能均存在升浮、沉降的不同运动方式;在病理状态下,疾病的反应也表现为不同的升降浮沉病理变化。如呕吐、头昏头痛,是病邪上逆,而泄泻、脱肛等则属于正气或病邪沉降下陷。药食的升降浮沉,则是指药效在机体内的不同功效趋向。

药食的升降浮沉,升是药效上行,浮指药效的发散,降是药效的降下,沉指药效的内行泻下。一般来说,凡升浮的药食,具有升阳、发表、祛风、散寒、开窍、涌吐、引药上行的作用。常用于阳虚气陷,邪郁肌表,正气不能宣发;风寒之邪郁阻经脉,气血不能畅通;痰浊瘀血上逆,蒙闭心神;邪停胸膈胃脘,当上越而不能上越,或者病本在上焦者,均需性升的药物升发阳气,发散邪气,使药力上行以扶正和祛邪。凡沉降的药食,多主下行向内,有清热泻下、利水渗湿、潜阳镇逆、止咳平喘、消积导滞、安神镇惊、引药下行等作用。常用于病势上逆,不能下降的各种病证,如邪热内盛的热证,胃肠热结的腑实证,水湿蓄积的肿满证,肝阳上亢、肺气上逆、胃肠气逆、积滞不化等证,均需沉降类药食以清化驱下。

对药食升降浮沉特性的认识,与四气五味及原料本身的质地轻重等有关。

凡具有升浮特性的药物或食物,大多性属温热,味属辛甘,如麻黄、桂枝、生姜、葱、花椒之类。凡具有沉降特性的药物和食物,大多性属寒凉,味多酸苦或涩,如杏子、大黄、莲子心等。对这些特性的认识,古人多以自然特性来类比阐述。王好古说:"夫气者天也,温热天之阳,寒凉天之阴,阳则升,阴则降。味者地也,辛甘淡地之阳,酸苦咸地之阴,阳则浮,阴则沉。"从自然界阴阳升降的规律来认识药食的特性。李时珍则说:"酸咸无升,辛甘无降,寒无浮,热无沉",更指出升降浮沉的特性与四性的属性是密切相关的。

药食本身的质地轻重,是归纳升降浮沉的又一依据。一般而言,质轻者常具有升浮特性,质重者多有沉降功能。如荷叶、辛夷、金银花等能升浮,紫苏子、熟地黄、枳实等多沉降。这属于认识药性的一般原则,有很多例外,如"诸花皆升,旋覆花独降",紫苏子、沉香虽为辛而微温之品,但只降而不升。

这种升降浮沉的特性也可因加工炮制而改变,如酒炒则升,醋炒则敛,盐浸或炒则下行,姜汁炒则发散。

升降浮沉可指导临证药食的选择。因为病变部位有上下表里的不同,病势有上逆下陷的差异。病位在胸膈者属上,不能用沉降药食以引邪深入,只能用升浮药食以上越发散;病势为上逆者,不能用升浮药食以助邪势,只可用潜镇药食以导邪下行。一旦违反这一基本原则,就可能导致病情加重,非唯不能愈病,反致助纣为虐。

## 四、归经

经,虽然是以经脉为名,实际上是指以脏腑为主的功能系统。归经,指药物或食物的作用趋向于某一脏腑功能系统,对这一功能系统有较特殊的或选择性的作用。同为寒性药食,都具有清热作用,但黄芩偏于清肺热,黄连偏于清心热,栀子偏于泻三焦之火。同为补益药食,又有偏于补脾、补肾、补肺的区别。对各种药食的不同功用,各种功用的相互差异,必须使之系统化、条理化,具有规律性的使用原则,中医学用“归经”的概念予以总结概括药食的选择性作用。

药食的这种归经理论确立甚早,在《黄帝内经》中就有记载,如酸入肝、苦入肺、甘入脾等,指出凡酸味的药食入肝经、苦味药食入心经、甘味药食入脾经等。这也是归经理论形成的基础之一——五味五行学说,以五行理论为依据,按五行五脏五味的关联,确定药食的归经。除五行五脏五味相关外,还存在五色、五臭入五脏的系统,即白色药食入肺经,青色药食入肝经,黑色药食入肾经。如黑芝麻、黑豆入肾经,具有补肾作用。五臭系统,则是焦味药食入心经,腥味药食入肺经,香味药食入脾经等,如鱼腥草味腥,入肺经。

但是,药食的五味、五色、五臭入五脏的归经,是通过五行理论推衍而出的,它在一定程度上表达了人们对各种药食归经的原则性、理论性认识,而药食的归经,主要是在长期的临床实践中根据疗效概括和确立的。如石膏色白入肺,但清胃热的疗效也颇好,故能入肺,亦能入胃经;梨能止咳,故入肺经;淮山药能止泻,故入脾经。

由于药食的色、味、臭、功能往往不一定统一,色白者未必味辛、臭腥、治肺病,如淮山药色白,但味甘入脾;莲心色青,而味苦归心。因而,色、味、臭只能是确定药物归经的一个方面,由于药食的成分复杂,功能是多方面的,归经的最后判定则是依据临床疗效的总结。

归经理论揭示选用药食的一般原则,对指导药膳的配方具有重要意义。但病证是复杂而多变的,一个病证往往多个脏腑相互关联,某一脏腑病证的发展转归,必受到其他脏腑的影响,因此,针对某一脏腑病证选用药食,不能仅选用归该经者,还必须根据脏腑的相互影响选择。如脾胃病证不仅需要归脾经、胃经者,还需考虑肝对脾的影响,而选用适量的肝经药。肝阳上亢者,要滋肾水以涵肝木;肺病咳喘者,需培脾土而生肺金。因而,归经理论是认识药食性能的前提,而临证选材则需根据辨证论治理论灵活选用。

## 五、毒性

毒性是指药膳原料对人体的损伤、危害作用,是选择药膳原料和配伍膳方必须重视的方面。

“毒药”在古代是一个笼统的概念,在一定程度上是指药物的作用,如《素问·脏气法时论》所说“毒药攻邪,五谷为养,五谷为助”,《周礼·天官》所说“医师聚毒药以共医事”等,对凡作用较强的药效统称为“毒”。但在《神农本草经》时代,概念已比较明确,对药物已区分了有毒、无毒,这里的“毒”已经是“损害”的概念了。由于一些药物具有毒性作用,在运用时必须充分认识其毒性大小、毒性产生的原因及排毒解毒的方法。

"毒性"具有双重性。一方面对人体可能产生损伤,这应尽量避免。另一方面,则是借助这种"毒性"治疗疾病,运用得当,常可收到很好的疗效。如蜂毒虽能造成损伤,但对关节、肌肉疼痛效果却很好。附子有毒,而温阳配伍却常少不了运用。因此,对具有毒性的原料,应用时应掌握几条基本原则。一是应充分认识与掌握原料的毒性毒理,不能乱用。二是应熟悉导致毒性作用产生的量,如白果量小时可定喘止带,过量才可能引起中毒。三是掌握减毒方法,如半夏用生姜制、附片通过久炖久煮,均可减轻其毒性作用。

一般来说,药膳毕竟是膳食,选择时应尽量避免毒性较强的原料,以避免用膳者的畏怯心理,增强其对药膳的良好印象,通过较长时间的服食而达到调理的目的。

# 第三节 药膳学的配伍理论

药膳的配伍,是指运用中医基础理论和药膳学理论,在对机体状态清楚认识的前提下,将两种以上的药膳原料按一定原则配合运用,以达到增强效能的目的。药膳的配伍,是辨证施膳的最终表现,其效能如何,体现药膳辨证的正确与否。

## 一、药膳配伍原则

在辨证的前提下,各种药膳原料经恰当的配伍组合,能够起到相互协同、增强疗效、限制偏性等作用,使药膳能发挥更好的功效。

不同的药膳原料有其不同的性味功能,配伍即是将不同原料进行有机组合,而不是各种原料的堆集、杂合,以达到施膳的作用。因此,这种配伍必须遵循一定的原则。《素问·至真要大论》谓:"主病之谓君,佐君之谓臣,应臣之谓使。"这成为中医组方配伍的"君、臣、佐、使"配伍原则,也同样是药膳配伍原则。

主要原料:指方中必须有、为主的原料,针对用膳者身体情况的主要状态而设,即方中的"君"药。如大便秘结是由于津亏肠燥所致时,润肠通便是第一位的状态,用紫苏子麻仁粥或郁李仁粥,麻仁、郁李仁即为方中的主料。

辅助原料:指辅助主料发挥作用的原料,针对主要状态相关的表现而设,称"臣"药。如津亏肠燥型便秘可能伴随津液枯涸,肺胃之气不降,或内热消灼等原因,就需要选用能生津润肠,降气通腑,或滋阴除热等功效的原料,如紫苏子麻仁汤中的紫苏子,可降气通腑,以辅助麻仁通便作用的发挥。

佐使原料:用于针对次要状态或引经的药物。

必须注意的是,药膳作为特殊的膳食,它与平常膳食相似多,而与专用于治疗的中药方剂有很多不同点。其一,在大多数情况下,药膳方都必须与传统的食物相配,以成为"膳食",因而,与方剂主要用药物组方不同。其二,因为是"膳食",故其药物相对而言品味数少而量重,除酒剂和少数膳方配伍药物量多以外,大部分药膳方的药物用法多在几味或一两味间,配伍的君、臣、佐、使原则相对而言,不如方剂的药物配伍那样繁杂。这是药膳配伍与药物配伍、膳食与药治的区别,也是药膳的特点。

## 二、药膳配伍的选料方法

药膳作为膳食,其配伍方法具体涉及两个方面,一是药物的选用,二是传统食物的选用。

作为主食或点心的选料,大米、小麦类是用膳者均适用的食物,用作煮粥或制作点心,都具备健脾和胃的基本功能。菜肴的肉、禽、蛋等原料,在中医学中已被作为"血肉有情之品"而用于调补方中。由于这些传统的"主菜"类品种多,性味、功能各别,需要根据其性味选用,如偏阴虚者多用甲鱼、猪肉、海产类,偏阳虚者用狗肉、羊肉类。至于蔬菜类,也是人们日常食用,用作药膳的原料,也需考虑其性味差别。

药物原料的选用,必须遵循药物方剂的组成变化规律而具体运用。选用原则有以下几方面。

单行:即单独用一味药物制作药膳,不存在配伍的关系,如独参汤、参须茶。

相须:与相似性味功效的食物或药物配合运用,以相互增强作用。如淮山配母鸡,能增强滋补作用;附子炖狗肉,能增强壮阳功能。

相使:与相似功效的药食相配,明确君臣作用,有主有辅,如石膏竹叶粥用治中暑,石膏清热为主,辅以竹叶清心,米粥养阴。

相畏:或称"相杀",是用不同性味功效的药食相配,用一味减轻另一味的副作用或毒性。如生姜与螃蟹相配,生姜能减轻蟹的寒性。

## 三、药膳配伍禁忌

由于药膳是具有治疗效用的食品,因而一种药膳多半只能适应与辨证相应的机体状态,虽然是"膳食",但它仍有其适应证,应正确辨证与施膳。因此,配伍就必须注意其禁忌。

未经辨证,不宜混施。药膳毕竟是一种疗效性的膳食,应在辨证指导下运用,不可混同寻常餐食随意长期进食。如附子炖狗肉为补阳膳,适用于肾阳不足、四肢欠温的体质,若心烦失眠、目赤眼胀、虚热盗汗等具有阴虚特点的人则不宜进食。

相恶相反,尽量避免。相恶、相反是药物配伍中的"七情"内容。一种药物能降低另一种药物功效的称"相恶",两种药物相配合能产生毒性或副作用的为"相反"。由于每种药膳所用药物本就不多,常在 2 味或 3 味,必须十分强调药物所承担的主要功效,不能允许相恶、相反的原料配伍,从而使药膳功能丧失。如人参恶萝卜,萝卜能耗气降气而降低人参补气功效,就不可将这两种原料同时配伍组合。至于作用相反的药物,则更不容许在药膳中出现。因此,中药的"十八反""十九畏"应当列为药膳的禁忌。至于一些传统的禁忌,如猪肉反乌梅、桔梗,狗肉恶葱,羊肉忌南瓜,鳖肉忌苋菜,鸡蛋、螃蟹忌柿、荆芥,蜂蜜忌葱等;现代一些认识,如胡萝卜、黄瓜等含分解维生素 C 的成分,不宜与白萝卜、旱芹等富含维生素 C 的食物配伍,牛奶等含钙高的食物不宜与菠菜、紫草等含草酸多的食物配伍,这些都可作为药膳配伍禁忌的参考。

身体状态特殊时要注意药食宜忌。不同的体质应用不同的药膳,这属于辨证范围,如阴虚内热者不宜温阳助火。但某些特殊的身体状态,如女性的经期、孕期,属于正常的生理变化,但又与平常的体质状态不同。此时,中药应用时的"妊娠禁忌"同样应列为药膳禁忌。至于一些基本原则,如"产前不宜热,产后不宜凉",在疾病状态下可以治病为主,不必十分顾及这一"训诫",但在正常状态下,这种原则应是尽量遵循的,以避免不必要的"误伤"。

# 第四节 药膳学的治法理论

药膳治法是针对不同体质状态的人所确定的具体施膳方法,源于中医治法。尽管药膳治法与中医治法略有不同,即中医着重对病证的治疗,而药膳则关注于日常的调理。但它们的基本目标都是防病治病,增强体质。所以,药膳仍然沿用了中医治法,只是在用药选料方面不完全相同而已。早在《黄帝内经》就有"其在皮者,汗而发之;其高者,因而越之;其下者,引而竭之""虚者补之,实者泻之""热者寒之,寒者热之"等论述,后世医家相继提出了各种分类原则与治法,对后世影响较大的是"八法"。根据药膳的特点、使用范围,药膳常用的治法有汗法、下法、温法、消法、补法、和法、清法等,其中以补法用之最广。

## 一、汗法

汗法,是通过发汗解表、开泄腠理、宣发肺气等作用,使在表的六淫之邪随汗而解的一种治法。主要适用于外感六淫之邪所致的表证。根据病邪性质及个人体质不同,汗法又可以分为发散风寒、发散风热和扶正解表。使用汗法应注意辨清病邪的性质,中病即止,慎勿过量,兼顾兼挟病证、不宜久煎等事项。

## 二、下法

下法,是通过荡涤肠胃、泻下通便的作用,使停留于胃肠的宿食、燥屎、冷积、瘀血、结痰、停水等从下窍而出,以祛邪除病的一种治法。适用于大便秘结,瘀血内停,宿食不消,结痰停饮等里实证。由于病情有寒热、正气有虚实、病邪有兼夹,故下法又分为寒下、温下、润下、逐水、攻补兼施等类别,并常与其他治法结合运用。使用下法应注意辨清病情之属性;中病即止,顾护正气。

## 三、和法

和法,是通过和解与调和的作用,使半表半里之邪,或脏腑、阴阳、表里失和之证得以解除的一种治法。适用于邪犯少阳,肝脾不和,寒热错杂,表里同病等证。和法既可治半表半里之邪,又可调和脏腑功能,无明显寒热补泻之偏,性质平和,全面兼顾,应用范围较广。和法又分为和解少阳、调和肝脾、调和肠胃等类别。

## 四、温法

温法,是通过温里祛寒、回阳通脉等作用,使在里之寒邪得以消散的一种治疗方法。适用于中焦虚寒,寒饮内停,阳气衰微,以及寒凝经脉等里寒证。外来之寒,温必兼散;内生之寒,温必兼补,所以温法又常与补益阳气法结合运用。温法有温中祛寒、回阳救逆、温经散寒等类别。

## 五、清法

清法,是通过清热泻火、凉血解毒等作用,使在里之热邪得以解除的一种治疗方法。适用于热在气分,热在营血,热在脏腑,以及虚热等里热证。由于里热证的阶段、病位、性质不同,因此,清法有清热祛暑、清热解毒、清脏腑热、清退虚热等类别。

## 六、消法

消法,是通过消食导滞、行气、活血、化痰、利水、驱虫等作用,使气、血、痰、食、水、虫等渐积形成的有形之邪渐消缓散的一种治疗方法。适用于饮食停滞,气滞血瘀,癥瘕积聚,水湿内停,痰饮不化,疳积虫积,痈肿疮疡等病证。消法有消导食积、消痞化癥、消痰祛湿、行气散滞、活血化瘀、消疳杀虫、消疮散痈等类别。

## 七、补法

补法,是通过补益人体阴阳气血,恢复人体正气,治疗各类虚弱证候的一种治疗方法。适用于各种虚证,如气虚、血虚、阴虚、阳虚、五脏虚损等。补法不仅能扶虚助弱,增强脏腑功能,而且可以通过恢复和增强身体正气,促进机体的自我调整,或者与其他治法合用,达到扶正祛邪的效果。补法有补气、补血、气血双补、补阴、补阳、阴阳双补等类别。

上述治法,适应了表里、寒热、虚实等不同的证候。临证施膳,应灵活运用,方能取效。

# 第五节　药膳学的应用理论

中医药膳具有防病治病与养生强体的功效,应用时也应遵循一定的原则,才能施膳恰到好处。归纳起来,药膳学应用有以下几项原则。

## 一、药食相伍,辨证施膳

药膳的组成,必须是药食相伍,这是首要的组方与应用原则。辨证施膳,是以中医辨证理论为指导,必须遵循的施膳规律。辨证施膳的内涵,侧重于祛邪与扶正两大方面,现按此两项简介如下。

### (一)因病制宜,调配药膳(偏祛邪)

应用药膳防病治病时,应当选择与病性相符的食物与药物进行组方,调配药膳。遵循"热者寒之""寒者热之"等辨证论治的基本方法。如热证类的疾病,多选用寒凉类食物与药物相配;寒证类的疾病,多选用温热类食物与药物相配。选择食物与药物组合时,要选择功效相似的食物与药物组合,同性相助,取其加强协同作用,并注重祛邪和调整功能,以便更好地达到食治的效果。不同的疾病,反映在人体的表现也有不同,而且个体上又存在许多差异。因此,应用药膳防治疾病时,必须因病制宜,辨证施膳。

### (二)因体制宜,调配药膳(偏扶正)

应用药膳防病治病,特别是用于养生强体时,应当选择与体质相符的食物与药物进行组方,调配药膳。遵循中医"虚则补之""实则泻之""形不足者补之以味"等辨证论治的理论,以及中医体质学说的基本理论,注重调整体质,平衡阴阳,扶助正气,以达康复强体之效。如阳虚体质(偏阴质),多选用温补类的食物与药物相配;阴虚体质(偏阳质),多选用滋补类的食物与药物相配;中性体质(阴阳平和质),多选用平补类的食物与药物相配等。由此可见,调配药膳,注重体质,因体制宜,也是辨证施膳的一个重要环节和原则。

## 二、三因制宜，灵活应用

三因制宜是指因人、因时、因地制宜，是中医治则理论的重要内容之一，应用药膳也深受此治则理论的影响。

因人制宜方面，"辨证施膳"中已经述及。因病制宜属根据个体差异，因人制宜的具体内容。另外，个体还有性别、年龄、体质壮衰、病情的虚实变化等不同，在应用药膳时，都必须充分考虑，灵活组方施膳。

因地制宜方面，中国幅员广阔，由于地理位置和气候、温度、湿度的差异，存在较大的地域差异。一般而言，西北地区地势高而多寒冷，宜用温热药膳；东南地区地势低而多湿热，宜用寒凉药膳。如西北之人，多嗜羊肉；广东沿海之人，喜饮凉茶，都反映了地域差异的饮食习惯。因此，调配药膳，也应因地制宜，灵活应用。

因时制宜方面，受到中国古代气象物候节律认识的影响，将一年分设四季和二十四个节气。不同的时段，具有不同的气象物候的节律特点。四时的气候变化会对人体产生一定的影响。药膳的应用也受此认识论的影响，要天人合一，顺应四时，因时制宜地合理调配药膳。特别是在养生强体方面，更为推重"冬令进补"的习俗，这与"冬主收藏"的经典理论密切相关。因此，因时制宜，调配药膳，也是一项重要原则。

## 三、选好剂型，方便服食

应用药膳防病治病及养生强体时，都需要一个服食的过程，缓见其功。为了方便服食，能够持之以恒，选好剂型也是十分重要的。药膳剂型中，除了菜肴、药粥多以现备制作外，其他的剂型大多一次备制，均可服用一段较长的时间，更为方便服食。但菜肴花色品种多，口味变化大；药粥制作简便，易于消化，都各有优点。因此，应用药膳时，可以根据个体饮食习惯和嗜好、病情的需要等因素，选择备制好药膳，方便服食，以期更好地达到药膳的功效。

## 四、选食卫生，勿犯禁忌

配制药膳前，对选配的食物与药品，都应挑选质地新鲜或干净质佳者，洗净备用。选食卫生，是配制好药膳的前提条件。否则食品或药品的不洁，易于导致胃肠疾病，反而达不到药膳食治、食养的效果。

中医学理论中对食物与药物都有一些禁忌要求。药物方面，主要是中药禁忌的"十八反""十九畏"，不宜配伍应用。其次是妇女妊娠用药，前人提出了一些用药禁忌，以防影响胎儿，或发生堕胎、流产等不良后果。选配药膳时，仍当遵循这些中药的配伍禁忌。食物方面，药膳选料时也有两种禁忌：一是食性与病性、体质不相宜的食物，应予禁忌。如热证不宜选用温热类食物，肝阳上亢者禁食肥甘辛辣食物，阳虚体质者不宜食寒凉食物等，仍当借鉴参考，以免影响药膳的效果。二是食性之间（或食性与药性之间）相克者不宜配用。中医古籍中记载了许多食物之间具有相互克制的作用，若同时服用，会产生不良反应。如服用人参时不宜食白萝卜，牛乳忌酸味食品，葱忌蜂蜜，鳖肉忌苋菜，螃蟹忌柿子等。这些认识虽未完全得到现代研究的证实，但在药膳选食时也当引以为戒，以免发生不良反应。

## 五、定时进膳,食用有节

药膳的食用直接与进餐相结合,应该有良好的定时进膳规律。在古代养生观中就很重视调摄饮食与起居的良好习惯。一日三餐,也是我国古人顺应自然而形成的生活饮食规律。应用药膳防治疾病、养生强体,也应遵循这一规律,定时进膳,才能更好地使人体与自然界和谐统一,不断发挥药膳最佳的效用。特别是一些老年病、慢性病,在应用药膳时,如果服食一餐停隔数餐,缺少饮食调养的正常规律,势必会影响药膳的效果,应当予以重视。

药膳虽然具有防病治病和养生强体的作用,但要食用有节,不可恣意妄服。身体的康复与强壮,不是靠一两次药膳,便可速效,一蹴而就的。服食一些具有补养作用的菜肴、药酒类的药膳,更应食用有节有度,不要恣意贪食。偏食过量,会导致营养过剩,消化不良,甚至产生生理(阴阳)失偏的不良后果。因此,应用药膳时,做到定时进膳,食用有节,也是一项必须遵循的药膳原则。

 **知识链接**

中国古代最著名的美食家是圣人孔子,讲究饮食礼仪、口味,《论语·乡党》:"斋必变食,居必迁坐。食不厌精,脍不厌细。"原意是指粮食不嫌舂得精,鱼和肉不嫌切得细。后用以形容饮食极其讲究,现称为现代广为流传的饮食文化纲。

请大家以"家乡特色美食推介"主题找寻饮食文化的中的食疗价值与主要元素,围绕"家—家乡—民族—国家"挖掘中医药文化这一中华民族生命健康力和医药智慧的结晶,思考民族文化、中国饮食文化、中医食疗文化之间的血脉、基因、特色与融合。

 **目标检测**

一、选择题

(一)单项选择题

1.辨证施膳的主要方法是(　　　)

  A.辨证论治      B.阴阳平衡

  C.五行相关      D.整体统一

2.药膳学的药性理论不包括(　　　)

  A.四性      B.五味

  C.炮制      D.毒性

3.辛味的药食"散"的作用表现为(　　　)

  A.健胃      B.补脾

  C.渗湿      D.发散

4.石膏竹叶粥中石膏和竹叶的配伍属于七情中的哪种(　　　)

  A.相须      B.相使

  C.相克      D.相杀

(二)多项选择题

1.药膳学的药性理论包括(　　　)

  A.四性      B.五味

　　　C. 炮制　　　　　　　　　　　　D. 毒性

　　　E. 归经

　　2. 药膳的治法包括(　　　)

　　　A. 汗法　　　　　　　　　　　　B. 下法

　　　C. 温法　　　　　　　　　　　　D. 补法

　　　E. 消食法

　二、简答题

　　1. 药膳学理论的基本特点有哪些?

　　2. 药膳学的药性理论包括哪些?

　　3. 药膳原料的选用原则有哪些,请举例说明。

　　4. 药膳学的治法有哪些?

　　5. 药膳学的应用原则有哪些?

# 参考答案

一、选择题

(一)单项选择题

1. A　　2. C　　3. D　　4. B

(二)多项选择题

1. ABDE　　2. ABCDE

二、简答题

略。

# 第二篇

## 药膳制作技术

# 第一章　药膳药物和食物

## 学习目标

**【知识要求】**①掌握"药食共制"和"药食分制"药膳药物和食物结合的方式。②熟悉药膳制法的选择与调味品的选择。

**【能力要求】**①运用药膳学有关知识,学会初步制作药膳,了解药物和食物的结合方式。②通过实践,学会分析药膳方剂的组方意义,掌握制作方法。

药膳制作,必须首先讨论药物和食物的结合方式,同时还要研究制法与调味料的选择。如此,才能制成色、香、味、形、效俱全的药膳,才能符合药膳美味可口、长期使用、缓建其功的特点。

## 第一节　药膳药物和食物的结合

药膳是由药物与食物相配伍,按照一定的结合方式而构成的特殊膳食。因此,药物和食物如何结合得当,使之既有养生保健、治疗疾病的作用,又美味可口,是药膳制作时首先需考虑的问题。

药膳中药物和食物的结合方式主要包括药食共制、药食分制两类。

### 一、药食共制药膳

药食共制药膳是指将药膳所用药物和食物同时进行制作,属于传统食疗习惯上的结合方式。

药食共制药膳结合方式的优点是制作工艺比较简便,能使药物和食物中的有效成分直接进行复杂的化学反应,相互作用,以达到"药借食力,食助药威"的目的,并可使一些脂溶性的有效成分易于析出,发挥相应的功效。

药食共制结合方式又可分为药食同见的药膳、不见药物的药膳两类。

(一)药食共制、药食同见的药膳

**1. 结合方式**

药食共制、药食同见的药膳,指药物和食物无论制作时,还是成膳时始终在一起的结合方式。药食同见的药膳根据成膳后药材是否可食又分为可食药与不可食药两种,前者如银杞明目羹、沙参炖肉等,其中枸杞子、沙参为可食药;后者如天麻鱼头、田七炖鸡等,其中天麻、田七(即三七)为不可食药。

**2.适应范围**

药膳中选用比较名贵的药材(如人参、天麻、冬虫夏草等),以及无不良气味的色鲜、形美的药材(如黄芪、党参、枸杞子等),均可采用药食共制、药食同见这种结合方式。

**3.结合优点**

此法除有药食共制结合方式的优点外,还可以使药膳中所使用名贵药材眼见为实,更能给进膳者以良好的感官刺激,增强脾胃受纳、运化功能,更好地发挥药膳的功效。

**(二)药食共制,不见药物的药膳**

**1.结合方式**

药食共制、不见药物的药膳指在制作过程中,药物和食物充分结合,在"膳借药力"之后将药材(药渣)除去,成膳后不见药物的结合方式。

**2.适应范围**

药膳中所用药物味数较多、用量较大,或药材形态、颜色难看,均可采用药食共制、不见药物的结合方式,如八宝鸡汤、十全大补汤、小儿七星茶等。

**3.结合优点**

药食共制,不见药物的药膳既有药食共制结合方式的优点,又避免了对感官能产生不良刺激的药物与进膳者从感官上接触,最大限度地降低了这些药物对进膳者食欲以及脾胃受纳、运化功能的不良影响,所以可达到药膳所期望的功效。

## 二、药食分制药膳

**(一)结合方式**

药食分制药膳是指在药膳制作过程中,先将药物和食物分别采用不同的方式进行提取和制作,然后再按规定和要求组合在一起的结合方式。

组合方式:药物水煎后取汁,再用药汁与食物混合制作;药物制成粉末,再与食物共同制作等方式。前者如杜仲腰花,杜仲水煎取汁,然后将杜仲汁兑入芡汁后分为两半,一半腌渍腰花,一半爆炒腰花后勾芡成菜;后者如何首乌粥,何首乌研粉,之后先煮谷米至七八成熟,再下何首乌粉同煮至粥熟。

**(二)适应范围**

药食分制药膳的方法适用于药膳中含有不适气味、难看色泽和形态不佳的药材,如川芎、熟地黄、乌梢蛇等;药膳中的药物和食物不宜采用同一方法进行制作,如杜仲腰花中的杜仲、首乌肝片中的何首乌、地黄牛肉丸中的熟地黄,以及含有太多药材的药膳等。

**(三)结合优点**

药食分制法的优点是能使药膳剂量准确、质量稳定、制法科学,也适用于工业化生产的需要。

# 第二节 药膳制法与调味品的选择

药膳是含有药物,具有养生保健、预防疾病、治疗疾病作用的特殊膳食,同时还有缓见其功、长期使用的特点。因此,药膳的制法与调味品的选择非常重要,是药膳制作时必须重视的问题。

## 一、药膳制法选择

### (一)选择有效成分容易溶出的制法

由于药膳含有药物,且药物是药膳主要起"功效"的原料。因此药膳制作必须尽可能地促使有效成分析出、避免有效成分损失,以期良好地发挥药效。

煮法、炖法、蒸法等热菜类菜肴制法,以及汤羹、药粥等制法,是通过水、油等溶媒与温度的作用,使药物与食物有效成分充分地溶解析出的同时,也不易破坏、损伤其有效成分,所以这些制法在药膳中最为常用。如石斛煮花生、北芪炖鲈鱼、参归蒸鳝段、山药羊肉汤、良姜羊肉羹、苁蓉羊肾粥等。

药酒,因酒是一种良好的溶媒,其主要成分乙醇可使药物与食物所含有的水溶性有效成分、脂溶性有效成分得到最大限度地溶解,更好地发挥药物与食物的功效,故亦为药膳常用的制法,如五加皮酒、龟龄集酒、人参枸杞子酒等。

### (二)选择制法及其用法简便的制法

药膳由食物和药物两部分构成,且以膳食形式运用,不像药剂所用均是药物,故其针对性与特效性较药剂要差,但药膳的特点是缓见其功,需要长期食用方能起效。所以药膳制法及其用法就必须简单、便利。

药膳制法中,菜肴、汤羹、粥饭、茶饮等多是现备现做,其中汤羹、药粥、药茶制作简便,特别是汤羹、药粥不仅制作简便,而且有效成分容易溶出、易于消化,很受人们的欢迎。

药酒、膏滋等常是一次制好,可供长期饮用、食用,极为方便。另外,近年来各地利用现代化食品制作工艺研发出一系列糖果、蜜饯、饮料、罐头等药膳新品,如枇杷糖、薄荷糖、山楂蜜饯、九制陈皮、凉茶、酸梅汤、甲鱼药膳罐头、参杜乌鸡药膳罐头等,在达到功效的同时体现了方便使用、长期应用的特点。

## 二、药膳调味料选择

药膳是具有保健、预防、治疗作用的特殊膳食,美味可口是其基本特点,因此制作、烹调药膳时调味料(又称调料)的选择显得格外重要。

### (一)甘甜气味药材药膳,少用调味料

多数药膳常用甘甜、甘淡或无不良气味的药物,少有辛酸苦劣之味。一般情况下,药膳经加工制作后都具有其自身的鲜香口味,不宜再用调味品改变其本味。

### (二)其他气味药材药膳,宜选味佳调味料

少数药膳可能配伍了一些非甘甜、甘淡气味或不适气味的药物。此时应根据具体情况,适量选用糖、盐、味精、料酒等味佳的调味料,以达到膳品可口、常食不厌的效果。

### (三)动物与滋腻药膳,宜选辛香调味料

鸡、鸭、鱼、肉、龟、鳖等动物食物,动物内脏、蹄筋、肉皮、鞭类等动物原料,阿胶、鹿角胶、龟板胶、鳖甲胶等药胶,以及黄精、生地黄等滋腻类原料组成的药膳,由于其常有滋腻碍胃,影响

药物、食物有效成分吸收的副作用，因此常需在此药膳中加用辛香调料，以增进脾胃的纳运功能，促进药物与食物有效成分的吸收。如北芪鲈鱼用生姜、葱白、料酒等调味；阿胶羊肝用生姜、蒜末等调味；黄精烧鸡用生姜、葱白等调味。

另外，牛肉、羊肉、鹿肉、狗肉、鞭类及某些水产品等动物原料，多有腥、膻、臊等异味，宜加用一些辛香调味料以除去异味，使用膳者能够接受并按要求使用。如牛肉、羊肉在烹调时宜加草果；鹿肉、狗肉烹调时宜加柏木块；鞭类烹调时宜加葱段、生姜、料酒同煮；水产品烹调时常加葱段、生姜、胡椒。

### （四）根据病证宜忌，辨证选择调味料

生姜、葱、蒜、花椒、胡椒、草果、桂皮、小茴香、八角茴香等常用的调味料本身具有浓烈的香味，且性质温热，具有发汗解表、行气活血、温阳散寒、通脉止痛等功效。所以凡是风寒表证、气滞证、血瘀证、阳虚证、寒证、痛证等病证，宜用此类辛香调味料调味，同时在药膳的配伍中可将调味料的辛香作为一个方面的功效成分综合考虑，视为药膳原料的有机组成部分。但辛香调味料由于有破气、损阴、伤血等弊端，因此对气虚、血虚、阴津亏损等病证的人群宜慎用或忌长期使用。

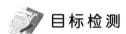 **目标检测**

一、选择题

（一）单项选择题

1.药膳中药物和食物的结合方式除"药食共制"外，还包括以下哪种（　　）

    A.药食同见药膳　　　　　　　　B.不见药物药膳

    C.不见食物药膳　　　　　　　　D.药食分制药膳

2.药膳药食共制结合方式最大的优点是（　　）

    A.制作工艺比较简便

    B.能使药物、食物达到药膳"食借药力，药助食威"的目的

    C.可使水溶性的有效成分易于析出

    D.可使脂溶性的有效成分易于析出

3.制作甘甜气味药材药膳，对调味品的选择要求是（　　）

    A.少用调味品　　　　　　　　　B.加用辛香调料

    C.适量选用糖、盐、味精、料酒等味佳的调料

    D.选用姜、葱、蒜、花椒、胡椒、桂皮、小茴香、八角茴香等常用的调味品

（二）多项选择题

1.以下哪些属于药膳"药食共制"的结合方式（　　）

    A.药食同见药膳　　　　　　　　B.不见药物药膳

    C.不见食物药膳　　　　　　　　D.仅见药物药膳

    E.仅见食物药膳

2.药膳药食共制结合方式的优点有（　　）

    A.制作工艺比较简便　　　　　　B.制作价格便宜

    C.可使水溶性的有效成分完成析出　　D.可使脂溶性的有效成分易于析出

E. 能使药物、食物达到药膳"食借药力，药助食威"的目的

3. 药膳药食分制结合方式的优点有（　　　）

　　A. 制作工艺比较复杂　　　　　　　　B. 制作价格昂贵

　　C. 制法科学　　　　　　　　　　　　D. 适用于工业化生产

　　E. 能使药膳剂量准确、质量稳定

4. 药膳制法的选择应遵循下述要求（　　　）

　　A. 选择有效成分容易溶出的制法　　　B. 选择脂溶性有效成分易于析出的制法

　　C. 选择制法简便的制法　　　　　　　D. 选择用法简便的制法

　　E. 选择水溶性有效成分易于析出的制法

5. 药膳调味品的选择应遵循下述要求（　　　）

　　A. 甘甜气味药材药膳少用调味品　　　B. 其他气味药材药膳宜用味佳调料

　　C. 动物药膳宜用辛香调料　　　　　　D. 滋腻药膳宜用辛香调料

　　E. 根据病证宜忌辨证选择调味品

二、简答题

1. 简述药食共制和药食分制的优点。

2. 药膳制法的选择应遵循哪些要求？

3. 药膳调味料的选择应遵循哪些要求？

三、分析题

试分析黄精烧鸡中用生姜、葱白等调味的意义。

# 参考答案

一、选择题

（一）单项选择题

1. D　　2. B　　3. A

（二）多项选择题

1. AB　　2. ADE　　3. CDE　　4. ACD　　5. ABCDE

二、简答题

略。

三、分析题

略。

# 第二章　药膳原料前期加工技术

## 学习目标

【学习目的】通过对药膳原料前期加工技术的学习、掌握，为药膳制作的学习奠定基础。

【知识要求】①了解药膳原料前期加工的目的。②掌握药膳食物原料、药物原料的常用前期加工技术。③熟悉药膳原料液体的制备技术。

【能力要求】①通过实践，熟练掌握药膳食物原料、药物原料的常用前期加工技术。②通过实践，初步掌握药膳原料液体的制备技术。

药膳原料主要分为食物原料与药物原料两大类，因此在药膳制作之前，应分别对食物和药物进行前期加工和处理。另外，现代药膳制作为了保证药膳质量的稳定，保持药物或食物有效成分在制作膳品时不被破坏，常将药膳原料采用现代技术加工成液体以备使用。

## 第一节　食物原料前期加工技术

药膳在制作前，必须依照一定方法对药膳所用的食物原料进行前期加工处理，使其既满足烹调、制作工艺的需要，又符合防病治病的要求，以制备出色、香、味、形、效均佳的药膳。

### 一、食物原料前期加工的目的

食物原料的前期加工是指在药膳烹调、制作之前对药膳原料中的食物原料进行初步的、基本的加工，为进一步烹调、制作提供条件的方法，其目的主要有以下四个方面。

#### (一)除去杂质异物，保证药膳纯净

未经前期加工的食物原料多带有一定的泥沙、杂质、皮毛、筋膜、内脏等非食用部分，制作药膳前必须经过严格分离、清洗，达到洁净的要求，保证药膳纯净。如动物类鲜活食物应宰杀、热水烫除皮毛、开膛去除内脏等杂物，干果等食物应敲碎去除硬壳，除去这些非食用部分，才能保证药膳的纯净。

#### (二)选取适用部位，更好发挥作用

很多食物原料的不同部位具有不同作用，为了发挥药膳的作用，在药膳制作之前必须加以分离，选取适用部位。如莲子肉有补脾止泻、益肾固精的功效，而莲心(胚芽)有清心除烦的作用，故需分开使用。

#### (三)矫正不良气味，增强药膳美味

某些食物原料尤其是动物类原料有特殊的气味，常不被人们所接受，而经过前期加工则能

改善或消除不良气味,做成药膳后则有利于提高膳品的香味。如羊肉的膻味、猪腰的腥臭味、紫河车的异味、鲜笋的苦涩味等,经过前期加工处理可消除其不良气味,制作出美味的药膳。

### (四)调整并且缩短药膳的制作时间

通过切制、研磨等前期加工,使药膳食物原料由大变小,以调整并且缩短药膳的制作时间,既节约能源又有利于进食者的咀嚼与消化,可满足不同人群对药膳的多种要求。

## 二、食物原料前期加工的技术

药膳中所用的食物原料,有鲜品和干品之分,鲜品多作菜肴药膳使用,干品则适用于各种类型的药膳。不同种类食物原料的前期加工方法各有不同,现按鲜品和干品食物原料简介如下。

### (一)鲜品食物原料的前期加工方法

鲜品食物原料主要按选料、洗净、去杂、漂制、焯制和切制等程序,做好制膳前的加工处理。

#### 1. 选料

鲜品食物因多作菜肴药膳使用,故应选新鲜质佳、形优色美的原料,以保证药膳制作的形色效果。

#### 2. 洗净

植物类鲜品食物,如蔬菜、瓜果等,多带有泥沙等不洁之物,应先剔除杂草、黄叶、老茎及须根等,再洗净泥沙、虫卵。

动物类鲜品食物,常在去除毛杂后,洗净血水污物,才能进行进一步的加工制作。

 **知识链接**

**清洗用水**

清洗用水可根据需要选择净水、盐水及高锰酸钾溶液。

1. 清水:主要用于清洗新鲜整齐的叶菜类食物。洗涤时,先用冷水浸泡一会儿,使附在原料表面或叶中的灰尘、污物回软,之后再进行洗涤。

2. 盐水:主要用于清洗容易附有虫卵的叶菜类食物。洗涤时,将叶菜类食物用 2‰~3‰ 的盐溶液浸泡 5~10 分钟,使虫的吸盘收缩,浮于水面,再做进一步的清除、清洗。

3. 高锰酸钾溶液:主要用于清洗生食的植物类原料,如生菜、芫荽、薄荷、青瓜等。洗涤时,先将原料洗净后放入 0.03% 高锰酸钾溶液浸泡 5 分钟左右,再取出用净水冲洗干净。

#### 3. 去杂

植物类鲜品食物中的蔬菜、瓜果以及根茎类的食物表皮粗厚,大多应先除去粗皮或外皮,瓜类蔬菜还要除净瓜蒂、瓜瓤等不能食用的部位,如南瓜、冬瓜、丝瓜等;花类蔬菜要去除老纤维,削去污斑,挖除蛀洞、黑斑、花柄等不能食用的部分,如西兰花、韭菜花等;豆荚类蔬菜要掐去豆荚顶、尖及两侧的老筋,同时去除虫蛀部分,如四季豆、豇豆等;种子、果实类食物,应剥去种壳或敲除硬壳,取出种仁,如毛豆、蚕豆、花生、桂圆、松子、板栗、核桃等。

动物类的鲜活食物中禽类先应宰杀,热水烫除皮毛,去净爪皮、喙壳、舌膜、羽毛及茸毛,开膛去除内脏杂物,如鸡、鸭、鹌鹑、鸽子等;畜类动物宰杀后,应净膛,洗净至无血、毛、污物,然后按不同部位分档取料。此外,还有些动物类的食物应去除表皮杂物,如鲜鱼去鳞、活虾剪除头足等。

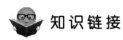 **知识链接**

### 坚果取仁

药膳制作常用到核桃、板栗、白果等种仁类食物,为了保证膳品的外观,要求这些材料必须完整,现简单介绍坚果取仁的方法。

1. 核桃取仁:将核桃先上笼蒸 8 分钟,再立刻放冷水中浸泡 3 分钟,捞出后壳表面会出现一条条裂纹,只要沿着这些裂纹就能把壳瓣开取出完整的核桃仁。若还要去除核桃仁上的皮,再把核桃仁放进开水里烫 4 分钟,之后只要用手轻轻一捻,外皮就会轻松脱落。

2. 板栗取仁:将板栗先放入沸水中浸泡 5 分钟,再放入冷水中浸泡 3 分钟,捞出用手或小刀就能很容易地去掉外壳。

3. 白果取仁:先将白果的壳棱朝上,用小锤或老虎钳轻敲,使壳开裂,再将敲过的白果放入信封或包装药品的硬纸盒内,然后将信封或硬纸盒放进微波炉中火加热约 3 分钟,取出后就很容易剥壳取仁。

**4. 漂制**

某些食物具有血腥、苦涩等不良气味,可用水漂的方法去除异味。如鲜紫河车漂除血腥气味,牛鞭漂去腥臭,鲜竹笋、苦刺花漂除苦涩味等。

**5. 焯制**

对含有血水的动物肉类鲜品食物,在制膳尤其是制作汤羹药膳之前,需将动物肉放入沸水中焯数分钟,焯去血水泡沫,使肉嫩汤清味鲜,如鸡肉、鸭肉、猪肉、牛肉、羊肉等。焯制鹿筋、牛鞭时,需放入葱、姜、料酒同煮,消除腥臭等不良气味。

**6. 切制**

鲜品食物切制比较讲究刀法和形状。就刀法而言,有横切、斜切等不同,具体应视食物而定,尤其是动物肉类,一般按肌纤维的走向逆向横切为佳,这样易于熟烂,脆嫩爽口。就形状来说,一般的切制规格有片、块、丁、段、丝等,要求既要整齐划一、清爽利落,同时还要方便烹调,即切制的大、小、厚、薄、方、圆均匀一致,方便制作。

另外,肉类食物在有些药膳中需切制如糜如泥,以利制作肉丸或包子、饺子、肉饼等的馅料,也应在制膳前做好切制准备工作。

(二)干品食物原料的前期加工方法

干品食物原料简称干料、干货,因质地干硬,故一般在制膳前应做浸泡等加工准备工作,具体按净选、胀发、漂制、切制和碾碎等程序进行。

**1. 净选**

干品食物原料,应先挑选形色较佳的原料,剔除变色形坏之品,以利于制膳的视觉美观。同时,用清水洗净食物表面的灰尘杂物,晾干备用。

**2. 胀发**

胀发是干料、干货最常使用的基本加工方法。根据食物硬度的不同,干品食物胀发方法分为冷水发、热水发、盐发、油发与碱水发。

(1)冷水发:是把干品原料(即干货)拣净杂质后,直接投放于冷水中浸泡,使其缓慢吸水胀发。本法适用于质地软嫩、体形较小的原料,如木耳、香菇、黄花菜、海带、虾米、海蜇等的胀发。

(2)热水发:是指将干货放在温水或沸水中,或再经继续加热,使其快速吸收水分,胀大、回软。本法适用于粗硬老韧的原料,根据原料的质地,可采用不同的方法,如海带、腐竹、粉丝等相对体小质嫩的干料以及可用冷水发的干料,可直接放入热水中浸泡,不再继续加热,使原料缓慢胀发;海参、鱼翅等体形大、质地坚实、腥膻臭异味较重的干料,可先煮后焖,使其里外同时发胀;鱼翅、鱼骨等煮焖不透的干货以及质地坚实、形体较小、鲜味充足的干货,可加水或加水与葱、姜、料酒后上笼屉蒸透。

(3)盐发:是指将干货放在盛有大量盐的锅中加热翻炒,再焖一段时间,使原料胀发。用该法胀发后的原料还要用温水洗去盐分和油脂。本法适用于骨质、甲壳、蹄筋、干肉皮或质地坚硬的干料,如鱼骨、蹄筋、鱼肚、肉皮等的胀发。

(4)油发:是指将干货放在温油锅中油炸,并不时翻动,使原料膨胀。用该法胀发后的原料还要用温水或碱水浸泡,碱水浸泡者还要用清水漂去碱味。本法适用于鱼肚、蹄筋等的胀发。

(5)碱水发:是指将干货先经冷水浸泡,再放到5%的碱水溶液中浸泡一定时间,使原料尽快胀发,胀发后的原料还要用清水漂去碱味。本法适用于质地十分坚硬的干货,如鱿鱼、海参、蹄筋、鞭类等的胀发。

**3. 漂制**

干品食物原料的漂制方法与要求基本与鲜品食物相似,但干品食物原料的漂制主要目的是除去食物中过多的盐分,如咸鱼、火腿、腌肉需漂去盐分。

**4. 切制**

干品食物原料的切制方法与要求基本与鲜品食物相似。胀发后,干品食物原料较为松脆,切制时更应注意形状美观、不宜太小,以防烹制菜肴时破碎、断裂,有损美观。干品肉类一般不宜制成肉末制作肉丸或做馅料。

**5. 碾碎**

干品食物原料用于制作面点、羹、粥等药膳时,有时需做碾碎处理。碾碎前对食物应先干燥,以易于碾碎。碾碎为粗粉或细粉,应视食物种类和制膳剂型而定。如制面点多宜碎细粉;制作羹、粥可碎成颗粒状的粗粉。

# 第二节 药物原料前期加工技术

药膳在制作之前,必须依照一定方法对药膳所用的药物原料进行前期加工处理,以备制膳。药物原料的前期加工一般称为中药炮制。中药炮制属传统制药技术,是中药学的有机组成部分,为中药临床用药安全提供了有力保证。

## 一、药物原料前期加工处理的目的

药物原料的前期加工是指在药膳烹调、制作之前对药膳原料中的药物原料进行初步的、基本的加工,为进一步烹调、制作提供条件的技术。其目的有以下四个方面。

### (一)降低或消除药物的毒性或副作用

为了保证药膳使用的安全性,必须在烹调、制作前对具有毒性或副作用的药物进行炮制处理,以降低或消除药物的毒性或副作用。如半夏生用常出现呕吐、咽喉肿痛、失声等毒副作用,经白矾、石灰、甘草等炮制,制成清半夏、法半夏等即可降低或消除其毒副作用。

### (二)转变或缓和药物性能

不同的药物,各有其不同的性味,为了更好地适应实际需求,或避免性味偏盛带来的副作用,可通过炮制转变或缓和药物的性能作用。如生萝卜味辛、甘而凉,下气宽中,可治食积脘腹胀满;熟萝卜味甘而平,兼以益胃,可治中气虚衰所致之食积证。又如大黄,生用泻下峻猛,具有泻下清热的作用,主治热结便秘;炮制后不仅泻下缓和或不具备泻下作用,而且炮制方法不同,其功效亦有所不同,像大黄醋炒有活血化瘀作用,主治瘀血诸证,大黄炒炭有止血作用,主治出血诸证。

### (三)提高或增强药物的效用

药物除了通过配伍来提高其效用之外,还可通过炮制等方法以提高其效用。如多数种子类药物有硬壳,其药效、不易被析出,经炒制后种皮爆裂,便于成分析出,增强效用。醋炒香附、青皮、白芍等,可使他们的收敛作用增强,适用于肝病急证的治疗。白矾水浸泡去皮的梨子,不仅能防止梨变色,而且还能增强祛痰作用。

### (四)保证药膳质量,利于工业化生产

为了避免某些含挥发性成分的药物受热后有效成分的流失,以及满足工业化生产的需要,会采用现代技术对某些药物的有效成分进行提取分离,制成一定的剂型,以保证药膳质量稳定、用量准确,利于工业化生产。如将冬虫夏草、人参提取成冬虫夏草汁、人参精等。

## 二、药物原料前期加工的方法

药膳中所用的药物原料,亦有鲜品和干品之分,用作菜肴多取药物鲜品,其他类型药膳使用药物干品居多,且多为市售饮片。

鲜品药物原料的前期加工方法基本同鲜品食物原料的前期加工方法。

干品药物原料的前期加工方法一般可分为净选、软化、切制与炮制等,在具体应用过程中,可单独或同时使用几种方法。

### (一)净选

购买来的中药饮片干品,应选择形色较佳、大小均匀的,去除有斑点或变色的部分,再用清水洗净、控干生水,以备制膳之用。

购买来的中药干品药材,应拣去或筛除药材中夹杂的泥沙、杂质及虫蛀、霉变的部分,并把不同的药用部分分开,以备制膳之用。除去非药用部位的方法有以下十种。

**1. 去根去残茎**

茎或根茎类药物须除去残根,如荆芥、麻黄、薄荷等;根类药物须除去残茎,如龙胆草、丹参、威灵仙等;若同一类植物根、茎均能入药,但二者作用不同,须分离、分别入药,如麻黄根能止汗,茎能发汗解表,故须分开入药。

**2. 去枝梗**

为使用量准确,某些果实、花、叶类药物入药,应去除老茎枝、柄蒂等,如五味子、花椒、辛夷等。

**3. 去皮壳**

皮类药材可用刀刮去栓皮、苔藓及其他不洁之物,如厚朴、杜仲、黄柏、肉桂等;果实类药物须去壳取仁,如草果、白果等;种子类药物应去种皮,如苦杏仁、桃仁等。

**4. 去毛**

有些药物表面或内部,常着生许多绒毛、鳞片或须根,服后可刺激咽喉引起咳嗽或其他有害作用,应采用刷、砂烫、刮、燎、挖等方法去除,如知母、鹿茸、骨碎补、金樱子等。

**5. 去心**

去心主要包括去根的木质部分和枯朽部分、种子的胚、花类的花蕊、某些果实的种子以及鳞茎的茎等,如地骨皮、五加皮、牡丹皮、远志等。

**6. 去核**

有些果实类药物,常用果肉而不用核(或种子),其中有的核(或种子)属于非药用部分,有的果核与果肉作用不同,故须分别入药,如山楂、山茱萸、花椒等。

**7. 去芦**

"芦"又称"芦头",一般指药物的根头、根茎、残茎、茎基、叶基等部位。《修事指南》指出,"去芦者免吐",并沿用至今。需去芦头的药物如人参、党参等。

**8. 去瓤**

《本草蒙筌》中有"去瓤者免胀"的记载,故有些果实类药物须去瓤使用,如枳壳、罂粟壳等。

**9. 去头尾、皮骨、足、翅**

部分动物类或昆虫类药物,需要去头尾或足翅,以除去有毒部分或非药用部分,如乌梢蛇、蕲蛇等均去头及鳞片,蛤蚧须除去鳞片、头、足。

**10. 去残肉**

某些动物类药物,如龟甲、鳖甲、豹骨、猫骨等,均须除去残肉筋膜,纯净药材。

(二)软化

中药饮片或药材多为干品,其在切制前必须经过软化处理,以使药物质地由硬变软,便于切制。常用软化药物的方法有以下五种。

**1. 淋法**

淋法即喷淋法,是用清水喷淋或浇淋药材。适用于气味芳香、质地疏松的全草类、叶类、果皮类和有效成分易随水流失的药材的软化,如薄荷、香薷、枇杷叶、陈皮等。

**2. 洗法**

洗法即淘洗法,是用清水快速洗涤药材。适用于质地松软、水分易渗入及有效成分易溶于水的药材的软化,如石斛、蒲公英、紫菀等。

**3. 泡法**

泡法是用清水将药材浸泡一定时间,使其吸收适量的水分。适用于质地坚硬、水分较难渗入的药材的软化,如天花粉、木香、三棱等。

**4. 漂法**

漂法是用大量水、多次漂洗药材。适用于毒性药材、用盐腌制过的药物及具腥臭异常气味的药材的软化,如附子、肉苁蓉、昆布、海藻等。

**5. 润法**

润法是把泡、洗、淋过的药材,用适当器具盛装,或堆积于润药台上,以湿布遮盖,或继续喷洒适量清水等液体,保持湿润状态,使药材外部的水分徐徐渗透到药物组织内部,达到内外湿度一致。适用于个体粗大、质地坚硬且有效成分难溶或不溶于水的根类或藤木类药物的软化,如何首乌、鸡血藤、苏木等。

 **知识链接**

**软化用水**

软化药材尤其是用润法软化药材,除用水之外,也可用其他液体,常用的有以下四种。

1. 清水:如清水软化贝母、冬虫夏草等。

2. 米泔水:如米泔水软化苍术、天麻等。

3. 乳汁:如牛乳、羊乳软化茯苓、人参等。

4. 药汁:使药汁渗入药材、食品之中,以发挥药食合力的作用。如杜仲汁浸腰花、山楂汁浸制牛肉等。

(三)切制

为了进一步地烹调与制作,软化后的中药饮片特别是药材需按要求切制成一定规格的片、丝、块、段等。

根据药材性质及制膳要求,常见的饮片类型和规格有:极薄片,如羚羊角、鹿角、苏木等;薄片,如白芍、乌药、天麻等;厚片,如茯苓、山药、天花粉等;斜片,如桂枝、甘草、黄芪等;直片(顺片),如大黄、附子、何首乌等;丝,如厚朴、青皮、荷叶等;段(咀、节),如薄荷、益母草、党参等;块,如阿胶块、何首乌、茯苓等。

药材切制时需注意刀工技巧,其厚薄、大小、长短、粗细等均应整齐划一,方能保证膳品的美观。另外,主料(食物)与配料(药物)在切制时需注意形态上的协调、适中,因为是药膳,是药食结合的特殊膳品,所以原则上应该突出药材。

(四)炮制

经过净选、软化、切制后的药材,根据具体需要的不同,需依照一定方法进行炮制。药膳所用药材炮制的常用方法有炒法、煮法、蒸法与炙法等。

**1. 炒法**

将净选、软化、切制后的药材,置炒制容器内,用不同火力加热,并不断翻动或转动使之达到规定要求。

炒法有清炒法、加辅料炒法两种。

(1)清炒法:又称单炒法,即不加任何辅料的炒法。根据火候及程度不同,清炒法又分为炒黄、炒焦和炒炭等。炒黄能使原料松脆,便于粉碎或煎出药效,还可矫正异味,如炒黑芝麻、炒莱菔子;炒焦能增强药物消食健脾的功效或减少药物的刺激性,如焦山楂、焦栀子;炒炭可使药物增强或产生止血、止泻作用,如姜炭、乌梅炭。

(2)加辅料炒法:又称合炒法,即加入辅料的炒法。根据所加辅料的不同,加辅料炒又分为麸炒、米炒、土炒、砂炒、蛤粉炒和滑石粉炒等。麸炒可避免油脂过多或气味燥烈引起的呕吐,并增强健脾益胃的作用,如麸炒川芎、麸炒白术;米炒可增强健脾和胃的功能,如米炒党参;砂炒可使质地坚硬的药材酥脆而便于药膳的制作,另外亦可祛除腥臭味。

**2. 煮法**

将净选后的药材,加辅料或不加辅料置锅内,再加适量清水同煮。

煮法有清水煮法、药汁煮法和加固体辅料煮法三种,清水煮法如清水煮乌头,药汁煮法如甘草水煮远志,加固体辅料煮法如豆腐煮藤黄等。

无论是哪种具体的煮法,其炮制的主要目的都是为了降低药物的毒性或副作用。

**3. 蒸法**

将净选或切制后的药材,加辅料或不加辅料置蒸制容器内蒸制。

蒸法有清蒸法、加辅料蒸法两种,清蒸法如清蒸黄精;加辅料蒸法如酒蒸肉苁蓉、醋蒸五味子、黑豆汁蒸何首乌等。

蒸法的目的除了消除或减少原料的副作用之外,还有一些其他目的,如改变药物性味,扩大用药范围,如地黄蒸后药性转温,功能由清变补;保存药效、方便贮存,如桑螵蛸蒸后杀死虫卵而便于贮存,黄芩蒸后破坏酶类而保存苷类有效成分;便于软化切片,如木瓜、天麻等蒸后软化效果理想、切片形状美观。

**4. 炙法**

将净选或切制后的药物与液体辅料拌炒,使辅料逐渐渗入药物组织内部。

炙法根据药物所用辅料不同,可分为蜜炙、酒炙、醋炙、姜炙、盐炙和油炙六种。

(1)蜜炙:药物和蜂蜜(需用炼蜜)拌炒,多用于止咳平喘、补脾益气的药物,如百部、款冬花、紫菀、黄芪、甘草、党参等。

(2)酒炙:药物和酒(多用黄酒)拌炒,多用于活血散瘀、祛风通络药物以及动物类药物,如川芎、当归、乌梢蛇、紫河车等。

(3)醋炙:药物和醋(需用米醋)拌炒,多用于疏肝解郁、散瘀止痛的药物,如乳香、柴胡、延胡索等。

(4)姜炙:药物和姜汁拌炒,多用于祛痰止咳、降逆止呕的药物,如黄连、竹茹、厚朴等。

(5)盐炙:药物和盐水溶液拌炒,多用于补肾固精、疗疝止痛、滋阴降火的药物,如杜仲、益智仁、小茴香、荔枝核、知母、黄柏等。

(6)油炙:药物和食用油脂(包括动物和植物油脂)拌炒,多用于温肾壮阳或酥脆药物,使药物易于打碎和烹制,如羊油炙淫羊藿,可使淫羊藿温肾壮阳作用增强;豹骨、三七、蛤蚧、肉皮等油炙后能使其质地酥脆、易于打碎和烹制,同时还可矫正药物不良气味。

# 第三节　药膳原料液体制备技术

药膳原料液体制备是为了保证药膳质量的稳定,保持药材、食物(食物多是药食两用品种)有效成分在制作膳品时不被破坏,采用现代技术提取药材、食物中的有效成分,精制成药液,留待备用的方法。

药膳原料提取原则是使用不同溶剂将所需成分尽可能提出,不提或少提其他成分。要求提取溶剂要有良好的稳定性,不与原料发生化学反应,同时对人体无毒、无害。

药膳原料液体制备过程一般可分为浸提、过滤分离、除杂以及浓缩等。

## 一、药膳原料的常用浸提方法

药膳原料(包括药材、药食两用品种)的浸提方法主要有煎煮法、浸渍法、渗漉法、回流法和水蒸气蒸馏法等。

### (一)煎煮法

煎煮法系指用水作溶剂,加热煮沸浸提原料有效成分的方法。适用于有效成分易溶于水,且对湿、热较稳定的药膳原料的提取,如杜仲汁、鸡汁等的煎取。

本法提取率高,原料中的多数有效成分都可被提取出,但不耐热和含挥发性成分的药材、食物不宜用煎煮法。

### (二)浸渍法

浸渍法系指用规定量的有机溶剂(多用白酒或乙醇),在一定温度下,将原料浸渍一定时间提取有效成分的方法。适用于遇热易挥发、有效成分易被破坏以及含黏性物质较多的药膳原料的提取。浸渍法具体可分为冷浸渍法、热浸渍法与多次浸渍法,其中冷浸渍法、热浸渍法可直接制得药酒,如养生酒、八珍酒等的制备。

本法溶剂用量较大、利用率较低,有效成分不能完全提出。另外,本法不能用水做溶剂,通常用白酒或乙醇等有机溶剂,故应密闭浸渍,以防溶剂挥发损耗。

### (三)渗漉法

渗漉法是指将适度粉碎的药膳原料置于渗漉筒中,由上部连续加入溶剂(常用乙醇、酸性或碱性溶液),从下部收集渗滤液进而提取原料有效成分的方法。适用于贵重、有效成分含量低的原料的提取。渗漉法具体可分为单渗漉法、重渗漉法、逆流渗漉法和加压渗漉法,如当归、远志等有效成分的提取。

本法提取率高、节约溶剂,但因为不加热,故原料中某些有效成分不易提出。

### (四)回流法

回流法系指用易挥发的有机溶剂(常用乙醇)提取药膳原料成分,其中挥发性溶剂馏出后又被冷凝,流回浸出器中以浸提原料,这样周而复始直至有效成分提取完全的方法。适用于质地较硬、浸渍法提取较难的原料的提取,如川贝、冬虫夏草等有效成分的提取。

本法溶剂用量较小、浸提完全,但由于连续加热,浸提液受热时间较长,因此不适宜受热易被破坏的原料的提取。

### (五)水蒸气蒸馏法

水蒸气蒸馏法系指将含有挥发性成分的药膳原料与水或水蒸气共同加热,使挥发性成分随水蒸气一并馏出,并经冷凝提取挥发性成分的方法。适用于有挥发性、能随水蒸气蒸馏的药材、食品成分的提取,如玫瑰、金银花等有效成分的提取以及玫瑰露、金银花露等的制备。

本法需要将原料加热,主要适用于花卉类药材、食物有效成分的提取和露(芳香水)的制备,不适用于化学性质不稳定成分的提取。

### (六)其他浸提方法

近年来,浸提新技术层出不穷,这些新技术也在原料有效成分的提取中逐步使用,以下对此做一简要介绍。

**1. 超临界流体提取法**

超临界流体提取法通常称为超临界流体萃取(supercritical fluid extraction,简称 SFE、SCFE),是一种以超临界流体(supercritical fluid,简称 SF、SCF)代替常规有机溶剂对原料有效成分进行提取和分离的新型技术。其原理是利用流体(溶剂)在临界点附近某区域(超临界区)内与待提取、分离物中的溶质具有异常相平衡行为和传递性能,且对溶质的溶解能力随压力和温度的改变而在相当宽的范围内变动,利用这种 SCF 作溶剂,可以从多种液态或固态混合物中萃取出待分离组分。

常用的 SCF 为 $CO_2$,因为 $CO_2$ 性质稳定,无毒,不易燃易爆,价廉,有较低的临界压力和温度,易于安全地从混合物中分离出来。超临界 $CO_2$ 萃取法与传统提取方法相比,最大的优点是可以在近常温的条件下提取分离,几乎保留产品中全部有效成分,无有机溶剂污染残留,产品纯度高,操作简单,节能。灵芝、大蒜等有效成分的提取可使用本法。

**2. 超声波提取法**

超声波提取法(ultrasonic extraction,简称 UE)是采用超声波辅助溶剂进行药物等有效成分提取的新型技术。其基本原理主要是利用超声波产生高速、强烈的空化效应和搅拌作用,破坏植物药材等的细胞,使溶剂渗透到药材等细胞中,缩短提取时间,提高提取率,并能保护药物等有效成分。本法与常规提取法相比,具有省时、节能、提取效率高等优点。黄芩、益母草等有效成分的提取可用本法。

**3. 微波提取法**

微波提取法(microwave extraction method,简称 MEM)是利用微波来提高萃取率的一种新技术。其原理是在微波场中,吸收微波能力的差异使得基体物质的某些区域或萃取体系中的某些组分能被选择性地加热,从而使得被萃取物质从基体或体系中分离,进入到介电常数较小、微波吸收能力相对差的溶剂中,因此可有效提高提取物纯度。本法与常规提取法相比,具有设备简单、适用范围广、萃取效率高、节省时间、节省溶剂、环保、安全等优点。红景天、槐花等有效成分的提取可用本法。

### 知识链接

#### 常用的浸提溶剂

1. 水：属于极性溶剂，溶解范围较广，安全无毒，经济易得。生物碱盐类、苷类、多糖、氨基酸、微量元素、酶等有效成分，以及鞣质、蛋白质、树胶、果胶、黏液质、色素、淀粉等，都能被水浸出。其缺点是选择性差，易浸出大量无效成分，给后续滤过、纯化带来困难，易于霉变，还能引起一些有效成分的水解。

2. 乙醇：其溶解性介于极性和非极性之间，可溶解水溶性的某些成分，如生物碱及其盐类、苷类、糖等；也能溶解树脂、挥发油、内酯、芳烃类化合物等成分。浓度为90%的乙醇溶液适于浸提挥发油、树脂、叶绿素等；浓度为70%～90%的乙醇溶液适于浸提香豆素、内酯、一些苷元等；浓度为50%～70%的乙醇溶液适于浸提生物碱、苷类等；浓度为50%以下的乙醇溶液也可浸提一些极性较大的黄酮类、生物碱及其盐类等；乙醇含量达40%时，能延缓酯类、苷类等成分的水解，增加制剂的稳定性；浓度为20%以上的乙醇溶液具有防腐作用。乙醇选择性好，易回收，防腐作用强，但成本较高，易燃。

3. 其他溶剂：氯仿、乙醚、苯、石油醚等为非极性溶剂，可用于挥发油、亲脂性物质的浸提，或用于浸提液脱脂，或在纯化精制时应用。这些溶剂不易提出亲水性杂质，一般有毒，价格高，提取时间较长。

## 二、药膳原料提取液的过滤分离方法

药膳原料（包括药材、药食两用品种）经过浸提可获得提取液，过滤分离提取液中的沉淀，制得澄明药膳原料液体的方法主要有沉降分离法、离心分离法与滤过分离法三种。

### (一)沉降分离法

沉降分离法系指固体微粒依据本身重力在液体介质中自然下沉使之与液体分离的方法。

该法简便易行，但耗时长，药渣沉淀吸附药液多，对提取液中固体物含量少、粒子细而轻以及提取液易腐败变质者不宜使用。

### (二)离心分离法

离心分离法是指通过离心使提取液中固体与液体或两种不相混溶的液体，产生大小不同的离心力而达到分离的方法。

该法效率高，可作为醇沉工艺的替代方法。

### (三)滤过分离法

滤过分离法系指将提取液（滤浆）通过多孔的介质（滤材），使固体微粒被截留，液体经介质孔道流出，而达到固液分离的方法。

本法滤过方式有表面滤过和深层滤过两种，前者因提取液中大于滤过介质的微粒全部被截留在滤过介质表面而得名，实际操作中常在提取液中加滑石粉、纸浆等助滤剂，以改善滤渣的性能、提高滤速；后者因微粒被截留在滤器深层的长而弯曲的孔道中而得名，适于颗粒细小且含量较少提取液的分离。滤过分离法的具体方法有常压滤过、减压滤过、加压滤过及薄膜滤过四种。

## 三、药膳原料提取液的除杂及浓缩方法

### （一）提取液的除杂方法

药膳原料提取液，一般含大量杂质，宜采用适当方法除杂，以获取有效成分较高的精制的药膳原料提取液。常用的除杂精制方法有水提醇沉法、醇提水沉法、超滤法、盐析法、酸碱法、透析法、萃取法、超滤法、澄清剂法以及大孔树脂吸附法，其中以水提醇沉法应用最为广泛。以下简单介绍水提醇沉法、醇提水沉法两种方法。

**1. 水提醇沉法**

水提醇沉法又称水醇法，是利用不同浓度乙醇使水提浓缩液达到不同含醇量，低分子有效成分溶于稀醇溶液中，高分子杂质析出沉淀，固液分离后，使水提液得以精制。本法适用于大多数药膳原料提取液的精制，蛋白质、糊化淀粉、黏液质、油脂、脂溶性色素、树脂树胶及部分糖类等高分子杂质可以被除去。

**2. 醇提水沉法**

醇提水沉法亦称醇水法，是先以适宜浓度的乙醇提取药膳原料的有效成分，再用水除去提取液中脂溶性杂质，使醇提液得以精制的方法。

本法适用于含蛋白质、黏液质、多糖等杂质较多的原料的提取纯化，使树脂、油脂、色素等脂溶性杂质可以被除去。

### （二）提取液的浓缩方法

药膳原料提取液一般在单位容积内有效成分含量低，需进一步浓缩以提高浓度，由此获取浓度较高的精制原料提取液。常用的浓缩精制方法有蒸发浓缩法、蒸馏浓缩法两种。

**1. 蒸发浓缩法**

蒸发浓缩法是通过加热使提取液水分蒸发进而浓缩精制的方法。

本法是浓缩提取液的重要手段，具体有常压蒸发浓缩、减压蒸发浓缩、薄膜蒸发浓缩和多效蒸发浓缩四种，其中以前两种方法应用较广。常压蒸发浓缩适用于有效成分耐热，而且溶剂又无燃烧性、无毒害作用、无经济价值的提取液的浓缩；减压蒸发浓缩适用于有效成分对热不稳定的提取液的浓缩，本法既能浓缩提取液又能回收乙醇等溶剂，为目前较为先进的蒸发浓缩方法。

**2. 蒸馏浓缩法**

蒸馏既是浸提方法，又属浓缩工艺，就蒸馏浓缩而言是将提取液在蒸馏器内加热到汽化，通过冷凝回收溶剂，同时浓缩精制提取液的方法。

本法常用于有机溶剂浸提原料的提取液，以便回收溶剂，降低成本。蒸馏浓缩法又分为常压蒸馏浓缩、减压蒸馏浓缩两种，前者适用于有效成分受热不易破坏的提取液的浓缩，后者适用于有效成分遇高温易被破坏的提取液的浓缩。

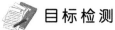 **目标检测**

一、选择题

（一）单项选择题

1.菜肴药膳使用的食物原料多选用（　　）

A.鲜品　　　　　　　　　　B.干品

C.腌渍品　　　　　　　　　D.药物提取液

2.食物、药物鲜品原料的前期加工方法不包括（　　）

A.选料　　　　　　　　　　B.去杂

C.漂制　　　　　　　　　　D.胀发

3.切制动物肉类时，一般宜按肌纤维的走向（　　）

A.逆向横切　　　　　　　　B.逆向纵切

C.顺向横切　　　　　　　　D.顺向纵切

4.干品食物原料的漂制主要是为了除去食物中过多的（　　）

A.盐分　　　　　　　　　　B.糖分

C.灰分　　　　　　　　　　D.水分

5.干品食物原料用于制作面点、汤羹、粥等药膳时，有时需做的处理是（　　）

A.碾碎　　　　　　　　　　B.炒制

C.焯制　　　　　　　　　　D.蒸制

6.根类药材净选时应除去（　　）

A.茎　　　　　　　　　　　B.须根

C.支根　　　　　　　　　　D.主根

7.浸渍法不能使用的溶剂为（　　）

A.50%的乙醇　　　　　　　B.60%的乙醇

C.70%的乙醇　　　　　　　D.白酒

E.水

8.适用于挥发性、能随水蒸气蒸馏的药材、食品成分的提取的较简便的方法是（　　）

A.浸渍法　　　　　　　　　B.煎煮法

C.渗漉法　　　　　　　　　D.水蒸气蒸馏法

E.超临界萃取法

（二）多项选择题

1.食物原料前期加工的目的是（　　）

A.除去杂质异物，保证药膳纯净　　B.选取适宜部位，发挥更好作用

C.矫正不良气味，增强药膳美味　　D.调整并缩短药膳的制作时间

E.调整并延长药膳的制作时间

2.清洗药膳食物原料的清洗用水可根据需要选择（　　）

A.净水　　　　　　　　　　B.2%～3%的盐溶液

C.0.03%高锰酸钾溶液　　　D.5%～10%的盐溶液

E.0.3%高锰酸钾溶液

3.干品食物原料一般在制膳前应做的初加工包括( )

    A.净选                           B.胀发

    C.漂制                           D.切制

    E.碾碎

4.干货胀发的方法包括( )

    A.冷水发                        B.热水发

    C.盐发                           D.油发

    E.碱水发

5.干品药物原料前期加工的方法包括( )

    A.净选                           B.软化

    C.切制                           D.炮制

    E.发制

6.为使用量准确,辛夷入药时应去除( )

    A.老茎枝                        B.花蕊

    C.柄蒂                           D.杂物

    E.花瓣

7.常用的水处理软化药材的方法有( )

    A.淋法                           B.洗法

    C.泡法                           D.漂法

    E.润法

8.药膳所用药材常用炮制方法有( )

    A.炒法                           B.煮法

    C.蒸法                           D.炙法

    E.润法

9.药膳原料液体制备技术一般可分为( )

    A.浸提                           B.过滤除杂

    C.浓缩                           D.干燥

    E.以上都不是

10.药膳原料的常用浸提方法主要有( )

    A.煎煮法                        B.浸渍法

    C.渗漉法                        D.回流法

    E.水蒸气蒸馏法

11.药膳原料提取液的过滤分离方法主要有( )

    A.沉降分离法                  B.离心分离法

    C.滤过分离法                  D.酸水分离法

    E.碱水分离法

12.药膳原料提取液滤过分离法的主要方法有( )

    A.常压滤过                      B.减压滤过

    C.加压滤过                      D.薄膜滤过

E.空气滤过

二、简答题

1.药膳中鲜品食物切制时应注意什么？

2.简述药物原料前期加工处理的目的。

3.药膳中药物原料切制时需注意什么？

4.简述药膳原料液体制备的目的。

5.简述药膳原料的提取原则。

三、案例分析题

试分析双母蒸甲鱼(《妇人良方》)中主要食材的前期加工方法。

组成:甲鱼1只,川贝母、知母、杏仁、前胡、银柴胡各6g,葱、姜、花椒、盐、白砂糖、黄酒、味精适量。

# 参考答案

一、选择题

(一)单项选择题

1. A    2. D    3. A    4. A    5. A    6. A    7. E    8. D

(二)多项选择题

1. ABCD   2. ABC   3. ABCDE   4. ABCDE   5. ABCD   6. ACD   7. ABCDE   8. ABCD

9. ABC   10. ABCDE     11. ABC     12. ABCD

二、简答题

略。

三、案例分析题

略。

# 第三章 传统药膳的制作技术

## 学习目标

【学习目的】①通过对传统药膳制作技术的学习,充分认识传统药膳在养生保健、防病治病方面的重要地位。②掌握传统药膳的制作要求及其常用制法的制作技术。

【知识要求】掌握药膳菜肴、汤羹、粥饭、面点、茶饮、酒剂、膏滋的制作要求及其常用制作技术。

【能力要求】①运用药膳学有关知识,学会制订药膳食谱。②通过实践,熟练掌握传统药膳常用制法的制作技术。

传统药膳是在中医理论指导下,将药物和食物进行配伍组方,采用传统制作工艺制成的具有养生保健、防病治病作用的膳食。其既不同于一般的药剂,又有别于普通的膳食,是一种兼有食物美味和药物功效的特殊膳食。

传统药膳主要由药膳菜肴、药膳汤羹、药膳面点、药膳粥饭、药膳茶饮、药膳酒剂和药膳膏滋等种类组成,是中医学和传统烹饪学、药剂学技术相结合的产物。

传统药膳制作工艺比较复杂,药膳师不仅要通晓中医学理论,熟悉每种药物和食物的特性,还要熟练掌握传统烹饪学、药剂学的常用制作技术,如此才能制作出色、香、味、形、效俱佳,既能果腹、满足人们对美味食品的追求,同时又有保健、预防、治疗作用的特殊膳食。

## 第一节 药膳菜肴的制作技术

药膳菜肴一般可分为热菜药膳、凉菜药膳两类,是传统药膳中最常见的种类之一。

### 一、热菜药膳的制作技术

热菜药膳是最常见的药膳菜肴之一。热菜药膳的制法很多,通常多采用以水或蒸汽作为传热介质的烹调方法,如炖、焖、煨、煮、烧、扒、蒸、熬、烩等,也可适当选用炒、爆、熘、炸等以油作为传热介质的烹调方法。

热菜药膳的调味应以清鲜平和为宜,突出原汁原味,多用咸鲜、咸甜和咸香味型等。由于一年四季气候变化不同、地方口味习惯各有差异,因此也可适当使用纯甜、酸甜、香辣和鱼香味等其他味型,使药膳菜肴的口味能够满足大多数人的需要。

(一)炖法

**1. 炖法的概念**

炖法是将经过前期加工处理后的食物原料与药物原料同置于锅内,放入清水及调料,先武火加热至沸,再用文火长时间加热,炖至原料酥烂的加工方法。此为直接上火炖的加工方法。

此外,也可以将前期处理好的食物原料与药物原料同置于大汤碗内,加入清水及调料,盖上盖或封上桑皮纸,或使用耐热的保鲜膜封好碗口,然后将大汤碗置于蒸锅或蒸笼中蒸制,称蒸炖;也可以将大汤碗置于放有适量水的锅中,隔水炖制,称隔水炖。

**2. 炖法的用料与初加工**

炖法多使用动物性食物原料,如鸡肉、鸭肉、鸽肉、牛肉、羊肉、猪排骨等,也可根据药膳制作的需要,适量搭配某些根茎类或叶菜类的植物性食物原料,如山药、土豆、莲藕、胡萝卜、白萝卜、大白菜等,此外,黄豆、花生、莲子等也可用作炖菜的配料。

炖法一般需对食物原料进行初加工,主要包括洗涤、去皮、动物内脏处理、刀工成型、焯水等。原料一般加工切成块、段、条等形状,小型原料也可整个使用。

 **知识链接**

**刀工与刀法**

1. 刀工:刀工是运用刀具对烹饪原料进行切割的加工,是根据所制菜肴的需要和烹调方法的要求,将各种原料加工成一定形状的操作技术,是菜肴制作过程中不可或缺的重要工序。

2. 刀法:刀法是对烹饪原料进行切割时的具体运刀方法,主要包括直刀法、平刀法、斜刀法和其他刀法四种。

(1)直刀法:指刀刃运行与原料保持垂直的刀法,分为切、剁、排等。

(2)平刀法:指刀刃运行与原料保持水平的刀法,又称为片刀法、批刀法,分为推片、拉片、波浪片、旋料片。

(3)斜刀法:指刀刃运行与原料保持锐角或钝角的刀法,又称为斜刀批或斜刀片,分为斜拉批、斜推批。

(4)其他刀法:指上述三类刀法之外的刀法,包括剞、削、剔、拍、剁、刮等。

 **知识链接**

**焯水的方法与作用**

焯水是将原料放入水锅内加热至原料半熟或断生,有去除部分不良异味的作用,是原料初步熟处理的一种方法。炖法的原料大多需要焯水。

1. 焯水的方法:焯水可分为冷水锅焯水、沸水锅焯水两种。

(1)冷水锅焯水:适用于血污多、腥膻异味重的动物性原料,如牛肉、羊肉、猪肉及其内脏等,也适用于块大难熟的根茎类蔬菜,如萝卜、山药等。

(2)沸水锅焯水:适用于血污少、腥膻异味轻的动物性原料,如鸡肉、鸭肉等,也适用于形小易熟的叶茎类蔬菜,如芹菜、菠菜、莴笋等。

2. 焯水的作用

(1)可以去除原料中的血污、腥膻味、苦涩味等,保证菜品质量。

(2)可以使原料半熟或断生,成为半成品,以调整一道菜中几种不同原料的成熟时间。

(3)可以使部分叶茎类蔬菜的颜色更鲜艳,质地更脆嫩。

(4)便于原料的后续加工,如有些原料焯水后容易去皮或便于切制等。

### 3.炖的方法

炖制药膳时,药物的投放分为两种情况:一是补益类药物,如人参、黄芪、冬虫夏草等,稍加清洗后,可直接与动物性食物原料同放入砂锅内,加清水炖制即可;二是非补益类药物,如三七、砂仁、雪莲花等,稍加清洗后,最好用布包扎,然后与动物性食物原料同放入砂锅内,加清水炖制,药膳制成后,应取出药包。炖制药膳菜肴时,加水要适量,以漫过原料高度3～5cm为宜,以保持其原汁原味。加热时先用武火煮沸,然后撇去汤面浮沫,使汤汁清澈;在放入姜、葱、料酒、盐等调料后,改用文火慢炖1～3小时至原料酥烂即可。

炖制的药膳菜肴大多具有汤汁清澈、菜质酥烂、口味鲜醇的特点,如参芪淮山炖乳鸽、归参炖母鸡、虫草炖鸭等。

### (二)焖法

#### 1.焖法的概念

焖法是将切制加工后的食物性原料经焯水或过油等初步熟处理,使其成为半成品后,再与药物同置于锅内,加调料和适量汤汁或清水,用文火焖至原料酥烂,再用中火收稠汤汁的方法。

 **知识链接**

#### 过　油

过油是将预先处理过的原料放入油锅内加热至原料半熟或成熟,使原料表面具有良好色泽的初步熟处理方法。过油不仅可以去除原料中的部分异味,还能增加原料的香味。

过油可分为划油、走油两种。

1.划油:划油也称拉油,采用小油量、温油制熟,油温宜控制在三至五成热(90～150℃),原料多选用动物性原料,并加工成丁、条、丝、片等形状,大多需经过上浆处理。原料入油后,要迅速划散,以免相互粘连,待其变色刚熟后,出锅滤油,再进行下一步加工。

2.走油:走油又称炸,采用多油量、高油温,使原料表面上色和定型,油温宜控制在七至八成热(210～240℃)。动物性原料以整只或大块形状的为主,炸至半熟或断生;植物性原料多以根茎类的蔬菜为主,如土豆、山药等,一般加工成大小适中的块状,炸至表面上色和结壳,作为配料使用。走油的动物性原料多数不需要挂糊,但需要用适量酱油或饴糖水抹于原料表面,便于油炸时上色;部分加工成小块的动物性原料根据所制菜肴的需要挂糊后,经油炸成熟、定型,再进行下一步加工。

#### 2.焖法的用料与初加工

焖法多使用动物性食物原料,如鸡肉、鸭肉、鹅肉、兔肉、猪肉、牛肉、羊肉等,也可使用部分植物性食物原料,如茄子、茭白、南瓜、鲜笋、四季豆等。

焖法对食物原料常需初加工成块、段、条等形状,或用自然形状的小型原料。

#### 3.焖的方法

将加工好的半成品放入砂锅内,再放入经过前期处理的药物或药物成分,加入姜、葱、料酒、酱油、糖、盐等调料,放入适量的汤汁或清水,盖好锅盖,用武火烧沸后,再改用文火焖至原料酥烂,最后用中火收稠汤汁即可。在焖制过程中,要正确掌握调味品的投放,汤水的量宜一次加足,但咸味调料不宜过早加足,可在中火收汁时适当给予补充,以免味咸。在收汁时,要注意旋锅或用勺适当搅动,防止原料粘底。

焖制的药膳菜肴一般具有形态完整、色泽红亮、质感酥烂、汁浓味醇的特点,如参芪红焖鸭、归地焖羊肉、板栗焖猪肉等。

### (三)煨法

#### 1. 煨法的概念

煨法是将已经切制加工的食物原料经焯水或煸炒,再与中药同置于锅内,加适量清水和调料,用武火烧沸,撇去汤面浮沫,再用中文火长时间加热至原料酥烂、汤色浓白的加工方法。

#### 2. 煨法的用料与初加工

煨法多用动物性原料及部分植物性原料。

煨法一般需将食物原料初加工成块、段等形状,部分小型原料也可以整用。

#### 3. 煨的方法

将预先处理好的动物性食物原料和药物(有些需装入药袋内)或药物成分同置锅内,放入适量清水,加入姜、葱、料酒、盐等调料,煨至原料酥烂、汤色浓白时即可。如需加入某些根茎类的植物性食物原料作配料,可在主料八成烂时添加。动物性食物原料多加工成块状,其加热时间可根据原料质地的老嫩而定,一般为1～2小时。

煨制的药膳菜肴,既注重菜,也注重汤,一般具有汤汁浓白、质感酥烂、口味鲜香醇厚的特点,如川贝雪梨煨猪肺、二母煨甲鱼、金针菜黄豆煨猪蹄等。

### (四)煮法

#### 1. 煮法的概念

煮法是将经过前期加工处理后的食物原料与药物同置于锅内,加适量清水或汤及调料,先用武火烧沸,再改用中文火加热至原料成熟的加工方法。

#### 2. 煮法的用料与初加工

煮法既适用于动物性原料,也适用于植物性原料。

煮法一般需将食物原料初加工成片、条、丝、段、小块等小型易熟的形状。

#### 3. 煮的方法

煮制时间约为30分钟。煮制的菜肴一般都讲究使用好汤,成菜或半菜半汤,或菜多汤少。

煮制的药膳菜肴一般具有口味清鲜,质感或软烂,或滑嫩,或爽脆等特点,如芡实煮老鸭、酒酿煮荸荠、桂圆煮鸡蛋等。

### (五)烧法

#### 1. 烧法的概念

烧法是将已切制加工的食物原料经焯水、煸炒、油煎或油炸等处理后,与药物同置于锅内,加入清水或汤,先用武火烧沸,继用文火烧至原料酥烂,再用武火收稠汤汁的加工方法。

#### 2. 烧法的用料与初加工

烧法食物原料可荤、可素,也可荤素结合,视所制菜肴的要求和个人习惯而定。常用的动物性原料有牛肉、猪肉、羊肉、兔肉、鸡肉、鸭肉、鹅肉、鹌鹑、海参、鲍鱼、甲鱼、鳜鱼、黄鱼等;植物性原料有茄子、豇豆、四季豆、南瓜、豆腐等。

烧法使用的食物原料形状较大时,多初加工成块、段、条等形状;小型或扁平的原料,如虾、甲鱼、鳜鱼、武昌鱼等,可以整烧。

### 3.烧的方法

炒锅置武火上,放适量油烧热,下姜、葱煸香,放入预先处理好的食物原料煸炒片刻,加入黄酒、适量清水或汤及相应的调料,烧沸后,改用文火烧至原料酥烂,再用武火收稠汤汁即可。烧菜的时间可视所用原料的荤素、老嫩、数量多少进行把握,一般需30~60分钟。所加入的清水或汤要适量,避免汤水过多,耗时过长,或汤水不足,容易烧干。在烧制过程中,除了使用姜、葱、料酒、调料等调味外,可使用咸味调味品,如酱油、黄酱、盐等。调料要分2次投放,前期投放70%的量,待原料酥烂、武火收汤时,视菜肴的色泽和口味,再决定第2次投放调料的数量,防止烧菜的颜色过深或味道过咸。在武火收汤时,分两种情况,动物性原料收汤时,因汤中胶质丰富,通常无须勾芡;植物性原料收汤时,通常需要用水淀粉勾薄芡。

烧法按汤汁的颜色可分为红烧(用酱油、糖等着色,用酱油等作咸味剂)、白烧(不用酱油调味、上色,只用盐作咸味剂)两种;按特殊调味则可分为葱烧、蒜烧、酱烧等多种。

烧制的药膳菜肴大多具有色泽光亮、质感酥烂、汁稠味浓的特点,如木瓜烧带鱼、板栗烧仔鸡、黄芪烧鲤鱼等。

### (六)扒法

#### 1.扒法的概念

扒法是将经过前期加工处理后的食物原料在扣碗(盆)或锅中码放整齐,再添加处理好的药物,加入适量汤水和调味品,或蒸或烧,使原料酥烂入味的加工方法。

 **知识链接**

#### 勾　芡

1.勾芡的概念:勾芡又称着芡、着腻,是在菜肴成熟即将出锅时,将调匀的水淀粉均匀地淋入或浇入锅内的汤汁中,利用淀粉受热糊化、吸汤、黏附的特点,使汤汁浓稠并附着于原料表面,从而改善菜肴色泽和味道的一种烹调手段。

2.勾芡的分类:菜肴经勾芡后,按其汤汁的黏稠度又有包芡、糊芡、琉璃芡和羹汤芡之分。

(1)包芡:又称抱芡、包汁芡,是指菜肴的汤汁在勾芡后大部分或全部黏附于菜肴表面的一种厚芡,多用于炒、爆一类的菜肴。

(2)糊芡:是指菜肴的汤汁在勾芡后呈黏稠的糊状,以汤汁略宽、黏稠度较大为特征,多用于熘等菜肴的制作。

(3)琉璃芡:又称流芡,是一种薄芡,黏稠度较小,因汤汁在盘中可以流动而得名,常用于烧、烩、扒一类的菜肴。

(4)羹汤芡:又称米汤芡,黏稠度较琉璃芡小,多用于汤羹一类的菜肴,也用于某些酿制类的菜肴。

3.勾芡的注意事项如下。

(1)掌握好勾芡时间,一般应在菜肴即将出锅时进行。

(2)勾芡时,菜肴汤汁中的油不宜过多,否则芡汁不易附着于原料表面。

（3）勾芡时，菜肴汤汁要适当，避免芡汁过稀或过稠，影响菜肴质量。

（4）淀粉与水的比例一般以 1∶（1.5～2）为宜。

**2. 扒法的用料与初加工**

扒法所用食物原料以动物性原料为主，也可用植物性原料，或荤素结合使用。

既有主料又有配料的扒菜，由于各原料成熟时间不同，在正式扒制前，应对难以成熟的动物性原料进行初步熟处理，使各原料的成熟时间基本一致。

**3. 扒的方法**

扒法一般可分为蒸扒、烧扒两种。

（1）蒸扒：多用武火、沸水、水蒸气蒸至原料酥烂并入味，出笼，滗出汤汁，将扣碗（盆）扣于盘内。炒锅上火，倒入滗出的汤汁烧沸，用水淀粉勾流漓芡，淋入少许芝麻油，起锅浇在菜上即成。

（2）烧扒：多先用武火烧沸，再改用文火长时间焖烧至原料酥烂并入味，出锅前，用水淀粉勾流漓芡，淋入少许芝麻油，将菜完整地装入盘内即可。

另外，由于成菜颜色的不同，扒又有红扒、白扒之分。红扒是在烹制时加入酱油或糖色着色，使成品呈酱红色；白扒是在烹制时不加有色调味品，使成品色泽呈现原料的本色。

扒制的药膳菜肴具有造型整齐、质感酥烂、明油亮芡、原汁原味的特点，如田七蒸扒鸡、京葱扒海参、扒五香仔鸽等。

（七）蒸法

**1. 蒸法的概念**

蒸法是利用水在煮沸过程中所形成的蒸汽对原料进行加热并使其成熟的加工方法。

**2. 蒸法的用料与初加工**

蒸法所用食物原料主要有鸡肉、鸭肉、鱼肉、猪肉、牛肉、羊肉及部分根茎类的蔬菜等。

蒸制药膳菜肴一般先将食物原料和药物进行前期处理。

**3. 蒸的方法**

蒸制药膳菜肴需将前期处理过的食物原料和药物同放于容器中，再加入适量清水或汤，并用姜、葱、料酒、盐等调味，置蒸箱或蒸笼内蒸熟。所用蒸汽的大小、蒸制时间的长短，应视原料质地而定，质老、块大、难熟的原料宜武火长时间蒸制；质嫩、块小、易熟的原料宜中火长时间慢蒸。

蒸法有清蒸、粉蒸之别。清蒸是指将加工好的食物原料和药物同置于容器内，加入适量清水或汤，以及调料，上笼蒸熟的制法，如灵芝蒸甲鱼、冰糖蒸莲子、枸杞子蒸鸡等。粉蒸是指将加工好的食物原料放于容器内，用适量调料和少量汤汁调味，拌匀，放入药汁和适量米粉再拌匀，上笼蒸熟的制法，如荷叶粉蒸鸡、二黄蒸牛肉、银杏粉蒸鸭等。

由于原料不同，蒸制的药膳菜肴一般可以形成两种质感，一种是酥烂，另一种是软嫩，但均具有形态比较完整、原汁原味的特点。

### (八)烩法

**1. 烩法的概念**

烩法是将易熟的两种或两种以上的小型食物原料,或是经过初步熟处理的食物原料,刀工处理后与药物同置于锅内,加汤汁及调味品,用中火烧沸至原料入味,再勾芡稠汁成菜的加工方法。

**2. 烩法的用料与初加工**

烩法所用食物原料多初加工成片、条、小段、小块、茸、泥等,如鸡片、猪肚条、笋段、山药块、虾茸、肉泥等;而小型食物原料多整用,如鸽蛋、鲍鱼、乌鱼蛋、虾仁、银杏、蘑菇、蚕豆等。大多数食物原料在加工成型后,都要进行初步熟处理,如焯水、煮、蒸、油炸等,使其成熟或成为半成品,少数细小易熟的食物原料可以直接烩制。

**3. 烩的方法**

烩法通常要用好汤,同时要勾芡,勾芡的黏稠度应根据菜肴的质感要求而定,以食用时清爽不糊、不掩盖菜肴的色泽和形状为宜。

烩制的药膳菜肴具有汤菜合一、色泽淡雅、清鲜爽口的特点,如枸杞子烩虾丸、银耳烩鸽蛋、杜仲烩酥腰等。

### (九)炒法

**1. 炒法的概念**

炒法是将经过前期加工处理后的小型原料放入盛有少量油的锅内,用武火加热,快速翻炒至原料成熟的加工方法。

**2. 炒法的用料与初加工**

炒法所用食物原料多加工成丁、条、丝、片等形状。生的动物性食物原料在炒制前一般都要上浆,熟料则无须上浆;植物性食物原料一般都不上浆。大多数炒菜都要勾芡,只有部分干煸的荤菜和生炒的蔬菜无须勾芡。

 **知识链接**

#### 上　浆

1. 上浆的概念:上浆是将切制成丁、条、丝、片等形状的动物性原料置于容器内,加入淀粉及适量调料,抓匀上劲,使原料表面均匀地裹上一层粉浆的方法。

2. 上浆的方法:上浆具体有以下三种。

(1)水淀粉浆:是将调好的湿淀粉直接与原料拌匀即可,主要适用于含水量较大的一些动物内脏,如猪腰、猪肝等。上浆时无须加盐,也无须抓拌上劲,在原料下锅前用湿淀粉直接拌匀即可。

(2)蛋清淀粉浆:是将原料先用适量的盐、味精、黄酒等调料调味,再抓拌上劲,然后加入蛋清和干淀粉抓匀即可。

(3)苏打淀粉浆:是将原料先用适量的盐、味精、糖、黄酒、小苏打、清水等调匀,抓拌上劲,然后加入湿淀粉抓匀即可。

3.上浆的作用:上浆能保持甚至增加原料中的水分,保护原料中的营养成分少受损失,同时能使原料饱满光润而具有滑嫩的质感。

4.上浆的注意事项:用蛋清淀粉浆和苏打淀粉浆浆制的原料,上浆后的原料不宜立即下锅滑油,应在5℃的冰箱中静置30~60分钟,使原料进一步地膨胀吸水,以增加粉浆的黏附性,避免原料划油时脱浆。上浆时要准确掌握盐的用量,避免底味过重而无法调整,以致影响菜肴的口味。

**3. 炒的方法**

炒法一般可分为生炒、熟炒和滑炒三种。

(1)生炒:又称生煸、煸炒,是将加工成丝、片、丁、条等形状的原料直接放入热油锅中,用武火炒至原料成熟的烹调方法。主料一般不上浆,在热油锅内翻炒至六成熟时,加入调料,继续翻炒至原料成熟即可。生炒时锅要滑、火要旺、油要热。要掌握好投料的顺序和时间。单一料的生炒,可一次下锅;多种料的生炒,应先下主料或质老的料,待其断生时,再下配料,以保证原料成熟时间一致。药膳有桃仁炒韭菜、猪油炒苦瓜、炒竹笋等。

(2)熟炒:是将动物性原料先进行初步熟处理,使其成为熟料,然后切制、组配成形,再放入热油锅中,用武火速炒而成的烹调方法。熟炒的主料必须为熟料,配料可以是易熟的生料,如青椒、芹菜、蒜薹、大葱等。在刀工切制时,除要求大小一致、厚薄均匀外,丝要切得粗一些、短一些,片要切得大一些、厚一些。熟炒的菜有些需要勾芡,有些无须勾芡,视具体菜肴而定。药膳有砂仁炒肚片、香菜炒肥肠、烤鸭丝炒冬笋丝等。

(3)滑炒:是将动物性原料加工成片、丝、丁等形状,经上浆,放入四成热(约120℃)的温油锅中滑油至断生后滤油,再用少量油在武火上速炒并调味成菜的烹调方法。本法适用于质嫩无骨的动物性原料,如鸡脯肉、猪里脊肉、虾仁等。滑炒的原料基本都要上浆,可用蛋清浆、水粉浆、苏打浆等。上浆时,要用适量的盐、黄酒、姜葱汁等对原料进行预先调味,反复抓拌,使原料上劲,否则原料易出水或脱浆。滑炒菜肴一般具有色泽光亮、质感滑嫩的特点,如菊花炒鸡片、银杏炒鸡丁、首乌炒猪肝等。

炒制的药膳菜肴因是武火速成的,故一般具有汁少汁浓、质感爽脆滑嫩、口味鲜香浓郁的特点。

**(十)油爆法**

**1. 油爆法的概念**

油爆法又称爆炒,是将经过刀工或上浆处理后的动物性原料,放入五成热(约150℃)的油锅中加热至原料刚熟后滤油,用武火热油炒制配料,然后再倒入主料,兑入汁芡快速颠炒成菜的加工方法。

**2. 油爆法的用料与初加工**

油爆法的原料多选用动物性食物原料。

油爆法一般需将食物原料初加工成花刀块、片、丁等形状。

**3. 油爆的方法**

用于油爆的原料有些需要上浆,如腰花;有些不需要上浆,如鱿鱼卷,但菜肴出锅前都要勾兑汁芡。

油爆的药膳菜肴多是武火速成的,具有色泽光亮、脆嫩爽滑、汁紧味浓的特点,如骨爆两样、翠皮爆鳝鱼、杜仲爆羊腰等。

### (十一)熘法

**1. 熘法的概念**

熘法是将经过前期加工处理后的原料通过油炸,或滑油,或蒸,或煮的方法加热成熟,再浇淋调味滋汁成菜的烹调方法。

**2. 熘法的用料与初加工**

熘法所用原料既可以是动物性原料,也可以是植物性原料。

熘法食物原料一般需加工成丁、片、块等,有些原料(如鱼、虾之类)则可整用。

**3. 熘的方法**

根据原料成熟的方法,熘法可分为脆熘、滑熘和软熘三种。

(1)脆熘:是将经过前期加工处理后的原料油炸成熟后,趁热淋上黏稠味汁的方法。成菜外脆里嫩、口味酸甜,如桃仁咕噜鸡等。

(2)滑熘:是将动物性原料加工成片、丝、丁等形状,经上浆,放入温油锅中滑油至断生,滤油后,再倒入经勾芡的调味汁中,在武火上快速搅炒均匀的成菜方法。滑熘与滑炒的方法基本相同,所不同的是滑熘菜肴口味多酸甜、滋汁也多,如北芪汁熘鲈鱼片等。

(3)软熘:是将质地柔软细嫩的原料经过前期加工处理后,或蒸熟,或氽熟,再浇上烹制后的黏稠味汁的方法。软熘药膳菜肴具有质感软嫩、口味鲜嫩的特点,如香菜熘肥肠等。

### (十二)炸法

**1. 炸法的概念**

炸法是将经过前期加工处理后的原料放入盛有多油量的热油锅中,经初炸、复炸两次加热,使原料里面成熟、表面酥脆的加工方法。

**2. 炸法的用料与初加工**

炸法的原料一般需加工成片、条、段、块等形状,小型原料(如小鱼、虾、花生仁等)可以整用。炸的原料有些需要提前用姜、葱、黄酒、盐、酱油、糖、香料等调味料腌制入味。不好提前腌制的,可以在菜肴炸熟后,配麻酱油、花椒盐、番茄沙司等调料蘸食。

**3. 炸的方法**

初炸使原料里面成熟,其油温多控制在 120～150℃;复炸使原料表面酥脆,其油温多控制180～210℃。通过两次油炸,使原料形成外脆里嫩的口感。在炸制过程中,要经常用勺翻动原料,使原料受热均匀,防止原料焦底。

根据原料表面是否需要挂糊或拍粉,炸法又分为清炸、挂糊炸两种。

(1)清炸:又称干炸,是将经过前期加工处理后的原料不挂糊、不拍粉,直接放入热油锅内炸至原料成熟的方法。

(2)挂糊炸:是将经过前期加工处理后的原料经挂糊或拍粉,再放入热油锅内炸至原料成熟的方法。

炸制的药膳菜肴一般具有香气浓郁、外脆里嫩的特点,如山楂肉干杞菊香肝、韭花面拖虾等。

## 二、凉菜药膳的制作技术

凉菜药膳是用食物、药物原料,进行生品加工制作,或是用原料经制熟处理后,再经加工后冷食的药膳菜肴。凉菜药膳常用制作方法主要有拌、炝、腌、冻、卤、酱等方法。

### (一)拌法

**1. 拌法的概念**

拌法是将可以生食的蔬菜、水果等原料辅以不能生食的动物、植物性原料经加热成熟、再放凉的熟料,切制加工成一定的形状,放入容器中用调味品拌制成菜的加工方法。

**2. 拌法的用料**

拌法所用原料很多,可荤可素,也可荤素结合。

**3. 拌的方法**

拌法可分为生拌、熟拌与凉拌等。

大多数生拌、凉拌的原料都要用清水洗净,控水后,切制成所需形状,再进行调味、拌匀即可。熟拌的原料一般采用煮、蒸、酱、卤等方法进行加热,原料成熟后,要将其放凉,然后切制成片、丝、条、丁等形状,再用调料调味、拌匀即可;也可将切制后的熟料在盘内码放整齐,浇上调味汁后食用。

拌制的药膳菜肴具有清爽利口、理气开胃的特点,如蒜泥拌马齿苋、葱油拌莴苣、陈皮汁拌牛肚等。

### (二)炝法

**1. 炝法的概念**

炝法是将可以生食的蔬菜和不能生食但经加热成熟并放凉的熟料,切制加工成所需形状,放容器中用调味品拌制,并淋上适量热花椒油或热辣椒油成菜的加工方法。

**2. 炝法的用料**

适合于炝法的原料很多,可荤可素,也可荤素结合。

**3. 炝的方法**

炝法可分为生炝、熟炝两种。

(1)生炝:是把可以生食的蔬菜,在清洗、控水、切制后,用调料直接炝拌的方法,蒜泥炝黄瓜、麻油炝海蜇等。

(2)熟炝:是先将不能生食的动物、植物性原料加热成熟,并放凉,然后切制成所需形状,再用调料炝拌的方法,如姜末炝菠菜、芥末炝腰片等。

炝法与拌法在原料选用、切制加工及调味方法上有很多相似之处,但炝法所用调味品口味要比拌法稍浓一些,同时还要淋上热花椒油及或热辣椒油,因此其特点为辛香爽口、理气开胃。

### (三)腌法

**1. 腌法的概念**

腌法又称腌渍法,是将可以生食的蔬菜、水果等原料浸在调味卤汁中,或用调味品拌匀,腌制一定时间以排出原料中的部分水分,使原料入味的成菜方法。

**2.腌法的用料**

适合于腌法的原料很多,可荤可素,也可荤素结合。

**3.腌的方法**

腌法根据所用主要调料的不同,又可分为盐腌、糖腌、醋渍、酒腌和糟腌法等。

(1)盐腌:是利用盐的渗透作用使原料入味的加工方法。盐腌比较适用于一些有特殊气味的生食原料,如白萝卜、洋花小萝卜等,经盐腌后,原料中的部分水分被排出,这样可以带出一些异味,使原料具有更好的风味。其制作方法是:将可以生食的植物性原料摘剔、洗净后,切制成片、丝、条、丁、小块等形状,置于容器内,加适量盐拌匀,腌制一定时间后,取出原料,挤去水分,再用香油、葱油、姜汁、糖、味精等调料调味、拌匀即可。药膳有葱油萝卜丝、盐腌白菜等。

(2)糖腌:是利用糖的渗透作用使原料入味的加工方法。糖腌比较适用于部分生食蔬菜和水果类原料,如胡萝卜、西红柿、芒果、鄂梨等。糖腌主要用糖,也可用蜜,有时也可加少许盐以体现"味的对比",有时也可加少量的醋或鲜柠檬汁而使成菜甜酸可口、果香浓郁。与盐腌不同的是,糖腌后的凉菜无须挤水,也不用咸鲜味、辛辣味的调味品,多数也不用油,只有少部分的凉菜可使用适量橄榄油增味。药膳有蜜汁番茄、糖渍鲜龙眼等。

(3)醋渍:是利用食醋浸渍原料使其入味的加工方法。所用食醋以酿造醋为佳。醋渍的凉菜具有特殊的风味。为了缓解醋的酸味,也可在醋渍的凉菜中添加适量的糖。药膳有糖醋黄瓜、糖醋大蒜等。

(4)酒腌:又称醉腌,是利用白酒或黄酒、盐等调料浸渍原料,使其入味或发酵成熟的加工方法。酒腌主要依赖酒精的发酵作用和盐腌的渗透作用,在容器密封的条件下,经过一段时间的浸渍,使原料入味或发酵成熟。醉腌按原料的生熟与否,可分为生醉、熟醉两种。生醉用时较长,为5~15天,多选用质嫩味鲜的河鲜、海鲜原料,如醉蟹、醉虾、醉泥螺等。熟醉用时很短,为1~5小时,多选用质嫩味鲜的熟料,如醉鸡、醉豌豆苗等。

(5)糟腌:是将原料置于酒、糟、盐等调料混合的浸渍液中,密闭发酵至原料成熟的加工方法。糟腌与酒腌的加工方法基本相同。由于糟是生产酒之后留下的副产品,因此糟也有酒的某些口味。在糟中添加适量的八角、桂皮、花椒等香料(实为调料),再以盐、糖、味精等调料进行调味,可使糟香更加突出,这也是糟腌与酒腌的区别。烹饪加工中的糟腌与食品加工中的糟腌不同。烹饪加工中的糟腌是利用自制的糟汁浸泡原料,无须发酵。其制作过程是将酒糟和黄酒以1∶3的比例调拌均匀,加入经煮制、调味、放凉后的香料水,搅匀后,浸泡、静置1~2小时,使糟味、酒味与香料水融合,然后再将其搅匀,取一块纱布折成双层,蒙在一个容器上,倒入糟、酒、香料水的混合物,包起纱布进行吊制,使糟汁流入容器中,澄清后,再将加工好的原料浸泡其中,至原料入味即成。药膳有糟香猪肚、糟香毛豆等。

腌法制成的药膳凉菜大多具有新鲜脆嫩、清爽利口的特点。

(四)冻法

**1.冻法的概念**

冻法是将富含胶原蛋白的原料,经煮制、卤制或酱制,在原料成熟、酥烂的过程中,原料中的胶原蛋白会逐渐析出与汤融和,待其冷却后,汤汁即凝固成冻的加工方法。

**2. 冻法的用料**

冻法多用富含胶原蛋白的动物原料,如猪皮、蹄筋等。

**3. 冻的方法**

冻,只是凉菜的一种特殊成型的状态,而非制作方法,其实质的制法应为煮、卤、酱等制法。食用时,将制成的冻切成所需的形状,放于盘内,添加适量调料调味即可。凝胶类的冻菜大都具有晶莹剔透、质感柔滑、清新爽口的特点。药膳有牛筋冻、猪蹄冻等。

(五)卤法

**1. 卤法的概念**

卤法是将经过腌制、焯水、过油等前期加工处理后的原料,放入已制好的卤水中(老卤尤香,所用药物用布袋扎好后也可同置于卤水中),用武火煮沸,撇去汤面浮沫,改用中文火煮至原料成熟或酥烂的方法。

 **知识链接**

卤水的配制与保管

1. 卤水的配制:首先将八角 20g、桂皮 15g、小茴香 15g、甘草 10g、甘松 5g、花椒 20g、砂仁 10g、草豆蔻 5g、草果 15g、丁香 10g、大葱 150g、生姜 100g,分别洗净,装入纱布袋中用细绳扎紧。然后将锅置文火上,放豆油 80g 烧热,下碎冰糖 300g 熬成糖色,加鲜汤 5000g、黄酒 100g、盐 150g、酱油 200g、味精 15g,再放入调料包,用武火烧沸,撇去浮沫后,改用文火熬至香味四溢时,即成新的卤水。配方中加有糖色和酱油制成的卤水为红卤水,是卤法最常用的卤水。若不用糖色和酱油,适当增加盐的用量而制成的卤水则为白卤水。若在卤水中放入干辣椒,又为辣卤水。

2. 卤水的保管:制作卤菜的卤水可在一定时间内重复使用,但必须保持其清洁,每次使用后,要去除卤水中的原料残渣,并重新烧沸,放入容器中,待其冷却后,置于冰箱或冰柜中保藏,以防变质。

**2. 卤法的用料**

适合卤法的原料除大多数肉类、禽类等动物性原料外,也可用少数植物性原料(如豆腐、腐竹、竹笋、蚕豆、花生、黄豆、芸豆等)。

**3. 卤的方法**

卤制时间需根据原料质地老嫩而定。当原料卤制成熟或酥烂时,取出原料放凉,再切制成所需形状,如片、块、段等,装盘即成。如果卤菜口味合适,则不必浇上卤汁;如果卤菜口味偏淡,则可以浇上少许卤汁。

卤制的药膳菜肴大多作为冷菜使用,具有质感酥烂、香气浓郁、滋味醇厚的特点。药膳有丁香鸭、卤羊肝等。

另外,烹饪界常有"南卤北酱"之说,即酱法与卤法(红卤法)制作方法基本相同,所用原料又都以肉禽类动物性原料为主。相比较而言,北方人多用酱法,南方人多用卤法;从菜肴外观上看,酱制的菜肴多色重味浓,红卤制的菜肴常色浅味轻。酱制的药膳有陈皮酱牛肉、豆豉酱猪心等。

# 第二节　药膳汤羹的制作技术

药膳汤羹是最常见的药膳菜肴之一,其便于制作,营养成分不易损失,药效易于发挥,还利于脾、胃的消化吸收,因此汤羹是药膳菜肴中最重要的形式之一。

汤与羹虽均为汤水较多、连汤带水的菜肴,但仍有一定的差别。

汤是将经过前期加工处理后的动物、植物性原料,置于锅中,加适量清水、调料,采用炖、煨、煮、汆、涮等烹调方法,加热至原料酥烂或成熟的加工方法。汤中的原料可以是带骨的,也可以是无骨的;原料的形状可以是整形的,也可以加工成块、段、粗条、片、丝等形状。汤有浓汤、清汤之分,均无须勾芡。

羹是将经过前期加工处理后的动物、植物性原料,置于锅中,加适量清水、调料,采用炖、煨、煮、熬的烹调方法,加热至原料酥烂的加工方法。羹中的原料必须是无骨的,或是经过去骨处理的;原料的形状多以小丁、细丝、细条为主,不使用整形原料。羹在制作中常需勾芡,外观呈黏稠的糊状,汤汁与原料相互交融。

药膳汤羹是在普通汤羹的基础上,适当加入某些药物制成。若加入的药物是药食兼用的,可直接与主料混合同烹;若加入的药物不宜直接食用,可将其先行煎煮,去渣取汁后与主料同烹,或将药物用纱布袋包扎后与主料同烹,待料熟汤成时,捞出药包即可。无论是汤,还是羹,既可使用单一原料制作,也可添加适当的配料进行制作,可荤可素,也可荤素结合。为了使药膳汤羹也能如普通汤羹一样味美适口,在添加药物时要注意适当取舍和适量使用。

## 一、药膳汤的制作技术

药膳汤的制作大多采用炖、煨、煮、汆、涮等烹调方法。此处仅介绍汆、涮两种制法。

### (一)汆法

**1. 汆法的概念**

汆法是将经过前期加工处理后的小型易熟的动物、植物性原料,放入沸水或沸汤中,用武火加热,使原料在短时间内很快成熟的一种烹调方法。

**2. 汆法的用料与初加工**

汆法的原料,无论是动物性的,还是植物性的,必须是新鲜、质嫩、易熟的小型原料。

小型原料可直接使用。大型或整只的原料,如鸡、肉、鱼、笋等,必须加工成薄片、细丝、细条、茸泥等,才能使用。根据所制汤菜的需要,切割好的原料有些可能需要上浆,如鸡片、鱼片、猪里脊片等;有些可能需要焯水,如笋片、菠菜、油菜心等,其目的主要是为了去除原料的异味,保证原料的嫩度、口感和汤汁的纯净度。

**3. 汆的方法**

原料汆制时,既可以用水,也可以用汤,但必须在汤、水煮沸后方可下料。汆制的原料因形小易熟,故不宜久煮,汤沸料熟即成;调味时,通常使用无色或白色的咸鲜味类的调味品调味,如盐、味精等,有些汤还需要使用葱、姜、黄酒、胡椒粉、香油等调味品调味。一般说来,浓汤宜白,清汤宜清。

余制的药膳汤大多具有汤宽量多、口感细嫩、汤鲜味美的特点。药膳有茉莉花氽鸡片、菠菜猪肝汤、杜仲腰片汤等。

### (二)涮法

**1. 涮法的概念**

涮法是利用火锅中的沸汤对原料进行加热并使其成熟的一种烹调方法。虽然一年四季均可使用涮法,但最宜于秋冬季节使用。

**2. 涮法的用料与初加工**

涮法的原料多选用新鲜、质嫩、易熟的动物、植物性原料。

涮法所用原料应先行洗涤后,再做刀工处理。动物性原料一般多加工成薄片、粗条、丸子等形状,如羊肉片、肥牛片、猪里脊片、鸡片、鱼片、鲜鱿鱼片、虾丸、鱼丸、肉丸等;植物性原料多加工成厚片、小段、小块等形状,小型易熟的叶茎类蔬菜也可整用,如山药、大白菜、腐竹、豆腐、蘑菇、黄豆芽、绿菜花、菠菜、小油菜等。

**3. 涮的方法**

取火锅一个,倒入预先制好的红汤、白汤或清汤等汤料,煮沸。将所要涮的原料分别装在盘中,围于火锅四周,并准备好相应的调料碟,即可涮食。

用涮法制作药膳,可将所用的药物或药物的汁液放入火锅汤中同煮,也可将药物的汁液与所蘸的调料混合。

涮制时,原料不可一次投放过多,通常先涮荤料,后涮素料,即涮即食。涮食时,可以用筷子夹住原料,将其浸放于火锅内的沸汤中烫至刚熟,然后再蘸以调料佐食;也可以取适量原料直接置于沸汤中,用筷子拨散,待汤沸料熟后,用小漏勺捞出,蘸以调料佐食。

涮制的药膳汤的特点是原料多样、即涮即食、宜菜宜汤、质嫩味鲜。药膳有天麻鱼头火锅、黄芪鲫鱼火锅、白果鸡火锅等。

 **知识链接**

**火锅基本知识**

1. 火锅的分类:火锅是我国传统的饮食方式之一,其常见分类如下。

(1)按品种分类:有羊肉、海鲜、菊花、毛肚、三鲜、什锦、野味、白肉、肥牛、牛杂、羊杂、鸳鸯、鱼头、野山菌及酸菜鱼火锅等。其中,北京羊肉涮锅、重庆麻辣火锅、广东海鲜火锅、山东肥牛火锅与江浙菊花火锅并称为"中国五武火锅"。

(2)按烹调方法分类:有涮制、煮制火锅等。

(3)按使用燃料分类:有木炭、燃气、酒精及电火锅等。

(4)按制造材料分类:有锡制、铜制、铝制、搪瓷和不锈钢火锅等。

(5)按构造样式分类:有连体式、分体式与鸳鸯式火锅等。

2. 火锅的组成

火锅由主料、汤料和蘸料三部分组成。

(1)火锅主料:是指涮制或煮制时所用的原料,凡是能用来制作菜肴的原料几乎都能作为火锅主料使用,主要有家禽类、家畜类、海鲜类、河鲜类、食用菌类、豆制品及部分粮食类原料等。

（2）火锅汤料:是指火锅中的底汤,一般可分为红汤、白汤和清汤三种。红汤即辣味汤,多咸鲜香辣,用浓汤与辣椒、豆瓣酱、醪糟汁、冰糖、盐、葱、姜、黄酒及多种香料等熬制而成。白汤即清汤,多咸鲜香浓,用老母鸡、肥鸭、猪骨头、猪肘子、葱、姜、料酒等熬制而成。清汤有时是指白汤,而传统的涮羊肉用的清汤是由最普通的清水加姜、葱,或再加虾仁、鲜菇等配料煮制而成。

（3）火锅蘸料:是指涮制或煮制后的主料食用时所用的调味料,主要有麻油蒜泥味、花椒油辣酱味、红油味、韭花麻酱味蘸料等。因主料经涮制或煮制后,刚出锅时很烫,直接食用易烫伤口腔,故需要将其在味碟中蘸一下,既可降温,又可增加风味。

## 二、药膳羹的制作技术

### (一)药膳羹的用料与初加工

药膳羹所用的原料以胶质含量丰富的动物性原料为主,如鸡肉、鸭肉、羊肉、牛肉、甲鱼、鲈鱼等,也可使用部分植物性原料,如百合、莲子、豆腐、冬瓜、银耳等。

从制羹的工艺来看,炖、煨、煮、熬的方法应属于原料成熟及酥烂的加热方法,也是获取汤、水的重要步骤。带骨头的原料,如鸡肉、鸭肉、甲鱼、鲈鱼等,在加热至八成烂时,往往要将其取出,待其稍凉后,拆剔去骨,去骨后,再将其切制成丁、条、丝等形状的小型料。炖制或煨制的原料的原汤通常需要过滤,有些则无须过滤。制作有配料的羹时,所添加的配料应与主料形状基本相符,应符合“丁配丁,条配条,丝配丝”的要求。有些配料在制羹前,还需经过焯水、蒸煮等初步熟处理,使配料与主料的酥烂程度能够保持一致。

### (二)药膳羹的制法

将前期加工好的所需原料,包括主料、配料和辅助性原料,放入锅内,倒入原汤,加入预先处理好的适量药物或药物成分,用文火将其煮沸,煮沸约15分钟后,加入适量调料进行调味,并用水淀粉勾芡至汤汁黏稠时即成羹。用动物性原料制成的羹,以咸鲜味为主;用植物性原料制成的羹,可以是咸鲜味的,也可以是甜味的。

制羹时,原料与汤水的比例要恰当;羹汤勾芡后,火不宜大,并要用勺不时地搅动,以防粘底。

炖、煨、煮、熬而成的药膳羹,具有汤汁与原料交融合一,汁稠味浓,质感酥烂,易于咀嚼、消化和吸收的特点。药膳有良姜羊肉羹、归参鳝鱼羹、银耳羹等。

## 第三节　药膳面点的制作技术

面点即面食与点心的合称,是用面粉、米粉等粮食类原料为主料制成的用于正餐或正餐之外的米面类食品,如面条、包子、饺子、馒头、花卷、馄饨、烧卖、松糕、馅饼、元宵、米线、面疙瘩等。

📖 **知识链接**

**面粉的种类与选用**

面粉按其蛋白质含量的高低，可分为以下三类。

（1）高筋粉：高筋粉蛋白质含量为 12%～15%，颜色较深，细腻光滑，筋力强，适用于面包、油条、酥点等面点的制作。

（2）中筋粉：中筋粉蛋白质含量为 9%～11%，颜色乳白，质地松散，筋力中等，适用于包子、饺子、馒头、面条、蛋糕等面点的制作。

（3）低筋粉：低筋粉蛋白质含量为 7%～9%，颜色较白，手抓易成团，筋力弱，适用于松糕、蛋糕、饼干、桃酥等混酥类糕点的制作。

制作面点时，除了使用面粉、米粉等主料外，有些面点还需要加配料，有些面点则需要有馅心，所用配料或馅心可以是动物性原料，也可以是植物性原料，还可以将动物性原料和植物性原料按比例混合使用。

面点制作所用的面团主要有面粉类、米粉类和其他面团三类。面粉类面团可分为水调、蛋调、膨松、油酥等面团；米粉类面团可分为糕团、发酵粉团等；其他面团包括杂粮、澄粉、果蔬和鱼虾茸等面团。

面点制作一般要经过面团调制、配料或馅心制作、成型和成熟加工等程序。面点的成型方法主要有包捏、卷叠、抻拉、搓按等，亦可使用相应的辅助工具成型等。面点的成熟加工方法主要有煮、蒸、煎、炸、烤和烙等。

药膳面点是在普通面点制作的基础上，在面团、配料、馅心及部分面点的汤汁中添加适量的药物或药物成分所制成的特殊面点。

面点的品种很多，制作方法多样，以下介绍几种常见药膳面点的品种与制法。

# 一、药膳面条的制作技术

## （一）面条的概念

面条指用面粉加水和成面团，之后压制或擀制成片，再切或压，或使用搓、拉、捏等方法，制成条状或小片状，最后经煮、蒸、炒、烩、拌等烹调方法加工的一种食品。

面条一般可分为机制、手工面条，干（挂面）、湿面条，以及单纯、花色面条三类。其制法可分为擀压、拉抻、挤压与刀削等。面条的烹调以煮为主，也可采用蒸、炒、烩、拌等方法加工。面条可以热食，也可以冷食；可以是汤面，也可以是干拌面；可以是光面，也可以是加有不同配料的面。面条口味随个人喜好而异，随地方风味特点而不同，可以通过添加不同的调料和辅料制成咸鲜、香辣、酸辣和酸甜等多种特色风味。

药膳面条主要是在面条的配料、汤汁或面粉中添加适量的药物或药物成分烹制而成，属花色面条的范畴。在制作药膳面条时，若使用市场上供应的成品面条，可将所要添加的药物煎汤取汁后，与面条的高汤混合使用；药食兼用的食物经炖、焖、煨、煮等预先处理后，可直接作为面条的配料和高汤一起使用。如人参鸡汤面、羊杂面、山药面等。

另外，很多药膳汤都可以作为煮面条的高汤，药膳汤中的原料只要是无骨的或经过去骨处理的，也都可以作为汤面的配料。如果要将所添加的某些药食兼用的原料加于面粉中，可将其洗净、晾干,研磨成粉后与面粉拌匀,用水和面;也可煎汤取汁后,放凉,再用其和面,但面条需要手工擀制。

### (二)面条的制法

现以手擀面条中的鸡蛋面为例,介绍面条的制法。

**1. 面团调制**

取中筋面粉 500g 置于盆内,加鸡蛋清 3 只、冷水约 110ml(冷水中可加少许盐和匀,可使面条劲道并有味),调制成稍硬一些的面团,并用力揉匀、揉透至面团光滑,盖上洁净的湿布,饧30~50 分钟。在和面时,蛋清一次性加入,冷水宜分次加入为好。若不用蛋清,冷水的用量约为 210ml。若将冷水和面改为鸡清汤(也可用牛肉清汤、羊肉清汤、鲫鱼汤等)和面,面条的营养价值更高、口味更好。

**2. 面条擀制**

将饧好的面团置于案板上,撒少许干面粉,稍揉后,用稍长、稍粗一点的擀面杖将其擀压成厚薄均匀(2~3mm)的面皮,扑少许干面粉,再叠成"Z"字形,用刀切成宽窄适宜的面条。面皮切条后,将其抖开,即成手擀面条。

**3. 面条煮制**

将锅置于武火上,倒入足量开水(即所谓"宽汤窄面",以防止煮面时糊汤)煮沸,将面条抖去余粉,放入锅中,用筷子拨散,煮沸后,面条即成熟,如果面条较宽,可加少许冷水,略养,然后将面条捞出,放入大碗中,加入预先制好的调辅料、汤料、配料等,用筷子拌匀即可。

在夏季,若要制作凉拌面,可将煮熟的面条捞入冷开水中,最好在冷开水中加适量冰块,使面条迅速变凉,过凉后捞出面条,控去水,先用适量香油拌匀,再添加相应的调辅料、配料等拌匀即可。

## 二、药膳包子的制作技术

### (一)包子的概念

包子指一类用发面做皮,用菜、肉或糖等做馅,通过蒸制或煎制而成的外形为半球形的食品。

药膳包子是在普通包子的馅料中,添加适量的药物或药物成分制作而成。所添加的药物可以煎汤取汁,也可以研磨成粉,有的也可以直接作馅,如山药茯苓包子、豆沙包子、当归羊肉包子等。

### (二)包子的制法

现以当归羊肉包子为例,介绍包子的制法。

**1. 面团调制**

取面粉 500g 置于盆内,加酵母粉 10g、白砂糖 8g,先和匀,再加温水 250ml,和成面团,并用力揉匀、揉透,使面团光滑,然后盖上洁净的湿布,放在较为温暖的地方,饧发至面团发酵。鉴别面团是否发酵成功,可揭开湿布,用手指轻按面团,面团有弹性,并略有下陷,柔软光滑;或用手拍打面团,"嘭嘭"作响;或用刀切开面团,剖面孔洞小且多均匀分布,说明面已发好。

**2. 馅料制作**

取羊后腿肉 500g，洗净，加工成肉泥，放盆内，加入预先加工好的当归汁 50g、黄酒 25g、花椒水 15g、姜末 25g、葱花 50g、酱油 15g、盐 5g、鸡精 5g、白砂糖 15g、胡椒粉 3g、豆油 25g，搅拌上劲，再放入韭黄末 150g、香油 15g 搅拌均匀，即成当归汁韭黄羊肉馅。若无韭黄，可用韭菜、香菜等代替。

**3. 包皮制作**

将饧发好的面团置于案板上，撒少许干面粉，稍揉后，搓成粗条，摘成 12 个面剂，用手掌按扁，再用擀面杖将其擀成直径约 10cm、四周稍薄中间稍厚的包子皮，也可用手掌直接按压成皮。

**4. 包馅成型**

取包子皮 1 张，左手托皮，掌心略凹，用竹刮子或汤匙上馅后稍加按压，然后用右手拇指、食指和中指捏、托住包子皮的边缘，按逆时针方向将其逐一捏出约 30 个褶皱，每捏一道褶子时，右手的中指要紧顶住拇指的边缘，让捏出褶皱以后的包皮从中间通过，夹出一道包子的"嘴边"，同时每捏一道褶子时，拇指和食指要将包子皮的边缘微微向外拉一拉，使包子形成"颈项"，收口捏成"鲫鱼嘴"，即成包子生坯。另外，包包子时，左、右手的动作要相互协调，右手按逆时针方向包捏，左手托带馅的包子皮，按顺时针方向转动，以利于包子的包捏成型。

**5. 烹制成熟**

将包子生坯整齐地放于笼中，盖上盖，饧发约 10 分钟（夏季饧发约 5 分钟，冬季饧发约 15 分钟）。在包子饧发时，将蒸锅放武火上，倒入开水烧沸，然后将放在笼中饧发好的包子放在蒸锅上，蒸 10～15 分钟即成。蒸包子时，要求武火、沸水、热笼、足汽。蒸好的包子一般以色白、渲松、馅美为准。

包子除了蒸制以外，也可以生煎，但生煎包子的个头要比蒸的略小一些。生煎包子的做法是：将平底煎锅置于中火上，烧热，放适量油滑锅后，将包子生坯整齐地排放在煎锅内，盖上盖，煎至包子底部微黄时，均匀地淋入适量开水，迅速地盖上盖，焖 7 分钟左右，至包子成熟时，开盖，再淋入适量油，用锅铲沿包子底部将包子铲动，文火煎至底部金黄时，出锅装盘即可。

## 三、药膳饺子的制作技术

### (一)饺子的概念

饺子指一种用水调面做皮，用菜、肉等做馅，通过煮制、蒸制或煎制等而成的外形为微扁、半圆形的食品，有些地方亦称"扁食"。

饺子多以面粉制皮（如水饺），也偶有使用澄粉、糯米粉制皮（如广东虾饺、苏式油饺等）。饺子的馅料与包子的馅料大致相同，可荤可素，或荤素结合。饺子按成熟方法可分为水饺、蒸饺与煎饺三类。一般情况下，水饺面团以冷水或温水和面；蒸饺面团以温水或热水烫面；煎饺分生煎、熟煎两种，生煎饺子有时又称锅贴，熟煎饺子就是将煮熟的饺子油煎后再食用。

药膳饺子是在普通饺子的馅料中，添加适量的药物或药物成分制作而成。药物或药物成分添加的方法与包子相同，如茯苓肉饺、枸杞子鲜虾饺、大葱猪肉饺子等。

（二）饺子的制法

现以大葱猪肉水饺为例，介绍饺子的制法。

**1. 面团调制**

取中筋面粉 500g 置于盆内，放少许盐，用冷水约 250ml 调制成面团，并用力揉匀、揉透至面团光滑，盖上洁净的湿布，饧 30 分钟。冬天可用温水和面，以缩短饧面的时间。

**2. 馅料制作**

将猪前腿肉 500g 洗净，加工成肉泥，放盆内，加鸡蛋 2 个、黄酒 25g、姜末 15g、酱油 30g、盐 5g、鸡精 5g、白砂糖 15g、胡椒粉 2g、精炼油 25g，搅拌上劲。取大葱 250g 择洗干净，切成葱末，放入肉泥内，加香油 30g 搅拌均匀，即成大葱猪肉馅。为了便于包制，可将馅料置于冰箱的保鲜室内保藏，使其进一步上劲。

**3. 饺皮制作**

将饧好的面团放在案板上，撒少许干面粉，稍揉后，搓成直径约 2.5cm 的长条，摘成或切成 60～70 个剂子，逐一用手压扁，再用擀面杖将其擀成直径 6～7cm、厚约 1mm、边缘稍薄中心稍厚的饺皮。

**4. 包馅成型**

取饺皮 1 张，左手托皮，掌心略凹，用竹刮子或汤匙上适量馅料并稍加按压，将带馅饺皮对折后，先捏紧饺皮边缘的中间部分，然后再捏紧饺皮边缘的两边，即成饺子生坯。将饺子生坯整齐排放，待煮。

**5. 烹制成熟**

将锅置于武火上，倒入足量开水（以防煮饺子时糊汤）煮沸，放入饺子，立即用锅铲贴锅底将其划散，使饺子既不粘底，也不互相粘连，盖上锅盖，待煮沸后，揭开锅盖，改用文火将饺子煮熟，也可继续用武火加热，但必须分 2 次或 3 次加入适量冷水，将饺子养熟，待再沸时，即可用漏勺将饺子捞出，放在盘内，供食。吃饺子时，可以配蒜蓉、香醋蘸食，也可根据个人喜好配其他调料佐食。

## 四、药膳糕团的制作技术

（一）糕团的概念

糕团是糕与团的统称，泛指以米粉为主料，或掺和面粉，或添加其他原料，经加工、熟制而成的米粉类食品。一些淀粉含量高的豆粉、板栗粉、山药粉、菱粉等亦可作为主料用于制作糕团。

糕多采用蒸制的方法加工而成，也有少数采用烘烤之法，故大多数的糕具有松软、黏糯、香甜的特点。团即团子，有时也称圆子，泛指球形或圆形的米粉类食品，一般情况下，有馅者称团子，无馅者称圆子。团子多采用蒸、煮的方法加工而成，有时亦可采用油炸的制法制作，因其常用煮法制成，故亦称汤团或汤圆。汤圆有时也叫元宵，但南方多称汤圆，北方多称元宵；实际就制作方法讲，汤圆是包出来的，元宵是滚出来的。

药膳糕团是在普通糕团的基础上添加适量药物或药物成分所制成的糕团。以药食兼用的食物原料所制成的糕团与普通糕团无异,如莲子糕、枣泥山药糕、八珍糕等、芝麻汤团、人参鸡油汤圆、油炸麻团等。

### (二)糕团的制法

以下仅就莲子糕和芝麻汤团的制法作以介绍。

**1. 莲子糕的制法**

(1)莲子加工:取干莲子 250g,洗净,放入不锈钢锅内,加足量开水浸泡至莲子胀开,倒去水,再加足量开水,上武火煮沸后,离火,待其稍凉,去除莲子皮,洗净,是否去莲心,可根据需要而定。莲子去皮后,放入锅内,加适量水煮至酥烂,并收干多余汤汁,倒入容器中,用饭勺将莲子揭成细泥,加糖桂花 3g、白砂糖 40g,拌匀,待用。

(2)糯米加工:取糯米 250g,淘洗干净,放入容器内,加适量冷水浸泡约 20 分钟,控去水,放蒸锅内蒸成糯米饭,取出,趁热用擀面杖将糯米饭捣烂,越细越好,放入莲子泥,搅拌均匀,即成莲子糕的半成品。

(3)成型蒸制:取长方形不锈钢饭盒 1 个,在饭盒内抹上少许香油,将莲子糕的半成品放入饭盒,用饭勺将其按实、按平,扣在案板上,用刀切成方块或菱形块,放入盘内,上笼蒸热即可。

**2. 芝麻汤团的制法**

(1)馅料加工:取黑芝麻或白芝麻 300g,淘洗干净,控去水,晾干,放炒锅内,用文火炒熟、炒香,绝不可炒焦,然后碾磨成末,放入容器内,加适量绵白砂糖和化开的熟猪油,搅拌均匀,放冰箱内冷藏,使化开的熟猪油凝固,即成黑芝麻糖油馅。

(2)面团调制:取糯米粉 500g 放入容器内,用适量的 70～80℃ 的热水烫粉,用擀面杖搅拌,和成面团,再用手揉匀、揉透,盖上热的湿布,以防表面吹干。

(3)包捏成型:揪一小块和好的糯米粉面团,用手掌搓成球状,再用右手拇指在球状面团的中间压出一个小窝,用小勺填装适量馅料,再轻轻捏拢口端并搓圆,即成汤团生坯。在包捏、搓圆、成型时,如果面团粘手,可使用适量干粉;如果面团稍干,出现裂缝时,可蘸一点热水于手掌中将其搓圆。将搓制好的汤团放在撒有少许干粉的面板上,并用较干的湿布盖好,以防汤团开裂。

(4)煮制成熟:将锅置于中火上,倒入足量的水,烧沸,下汤团,用勺轻轻转动,防止其粘底,待煮沸后,改用文火,并加少许冷水,养制,待再沸时,再点少许冷水养制,保持汤面微沸,直至汤团全部漂浮于汤面即可捞出食用。

## 五、药膳馅饼的制作技术

### (一)馅饼的概念

馅饼是由饼皮包裹馅料,经烙、煎、烤、炸等方法制作而成。馅饼按所用面团的性质可分为面粉类、米粉类和杂粮面类馅饼;按所用面团是否发酵可分为水调面、发酵面和油酥面馅饼;按馅料性质可分为荤馅饼、素馅饼和荤素结合馅饼;按馅料口味可分为咸味类、甜味类馅饼等。一般说来,馅饼以现做现食为宜,以皮薄、馅多、味美者为佳。

药膳馅饼是在普通馅饼的基础上添加适量药物或药物成分所制成的馅饼。添加的药物或药物成分要适量,并应以药食兼用的品种为主。药物可以煎汤取汁或研磨成粉,将其加在饼皮中,也可以将其加在馅料内;药食兼用品种可以直接做馅,如牛肉馅饼、萝卜丝馅饼、黄花菜肉饼等。

### (二)馅饼的制法

这里仅以萝卜丝馅饼为例,介绍药膳馅饼的制法。

**1. 面团调制**

取面粉 500g 置于盆内,加酵母粉 6g、白砂糖 10g 和匀,加温水 250ml 和成面团,并用力揉匀、揉透,用洁净的湿布盖好,也可盖上保鲜膜,饧发约 30 分钟。在和面时,宜分次加水,以免加水过多、面团太软。在面团揉制过程中,要求做到"三光",即面团光、手光、容器光。

**2. 馅料制作**

取白萝卜 750g,切去头尾,刨去皮,洗净,用刨子擦成细丝,加适量盐拌匀,腌渍约 15 分钟后,用双手手掌相合挤去萝卜丝中多余的水,但不宜挤得太干,放入盆内,加葱花 50g、姜末 15g、白胡椒粉 5g、白砂糖 15g、鸡精少许、香油 50g 拌匀,即成萝卜丝馅料。根据需要,馅料中也可添加适量的虾米(用水泡软,剁细)或猪肉泥等。

**3. 饼皮制作**

将饧发好的面团置于案板上,撒少许干面粉,稍揉后,搓成粗条,摘成 10～12 个面剂,用手掌按扁,再用擀面杖将其擀成直径 10～12cm、四周稍薄中间稍厚的饼皮。

**4. 包馅成型**

取饼皮 1 张,左手托皮,掌心略凹,用筷子或汤匙上馅,并稍加按压,然后用右手如包子包法制成包子状,放在案板上,用手掌轻轻按压成厚度约 1cm 的圆饼,即成馅饼生坯。

**5. 烹制成熟**

将平底煎锅置于中文火上烧热,放少许油滑锅(也可以不放油,放油为煎,不放油为烙),再放入生的馅饼,用文火煎制或烙制成熟即可。在煎制或烙制过程中,要适时翻动馅饼,使其两面都要成熟,颜色也基本相同,有时还需要盖上锅盖稍焖,使饼皮较为松软。

# 第四节　药膳粥、饭的制作技术

药膳粥、饭是利用粳米、糯米、小米等粮食类原料,再选配适当药物,经烹饪加工所制成的特殊的粥和饭。

## 一、药膳粥的制作技术

药膳粥是将部分药物的治疗作用和米粥健脾养胃、补中益气的食疗效果有机地结合起来,寓药物于米粥之中,具有扶正祛邪、不伤正气、易于消化的特点。

药膳粥制作方法有以下三种。

### (一)谷米与药物同煮法

**1. 制法**

一般先将粳米、糯米等谷米摘选淘洗干净;再将鲜品药物(如山药、莲藕、萝卜等),或一些易于煮烂、多具补益作用的干品药物(如枸杞子、莲子、芡实、百合等),清洗干净,有些原料还需要经过浸泡、刀工或焯水处理,之后与谷米同置锅内,加适量清水,用武火煮沸,再改用文火煮至米粒膨开、粥汤黏稠适中即可。如黑芝麻粥、核桃粥、酸枣粥等。

**2. 技术要求**

(1)米与水的比例:一般情况下,米与水的比例为 1∶6 或 1∶8。煮粥的水宜一次加足,一气煮成,才能达到稠稀均匀、米水交融的特点。

(2)煮粥的时间:以水沸腾开始计算,煮粥通常需 20～40 分钟,若要将米粒完全煮烂、煮化,如粤式煲粥,则可适当延长煮制的时间。另外,北方煮粥有加碱的习惯,此法易破坏米粥中的维生素 $B_1$、维生素 $B_2$ 和叶酸,故不可取。

(3)调味:煮粥时应视所用原料的情况和个人的口味习惯,有些需要调味,有些则无须调味。米粥中如果添加了羊肉、羊肾、鲤鱼等动物性原料,为了去除其腥膻异味,要酌加姜、葱、黄酒、盐等调料进行调味;米粥中如果添加了枸杞子、莲子、大枣等植物性原料,可以不调味,也可以加适量白砂糖、红糖或蜂蜜进行调味。

(二)先煮谷米,后下药物同煮法

**1. 制法**

一般先将谷米淘净,置锅内,加适量清水煮沸,待米粒煮至胀开时,再加入经过前期加工处理的药物或其他食物原料,煮至药味析出、原料酥烂、粥汤黏稠时即成。如何首乌粥、金银花粥、虾仁韭菜粥等。

**2. 技术要求**

米与水的比例、煮粥的时间、调味同前。后下的药物应以药粉、药汁为主,须前期将药物研磨成粉或煎汤取汁,如何首乌粉、板栗粉、当归汁、黄芪汁等;后下的食物原料,应以易于熟烂的小型原料为主,有些还需要切成丁、粒、丝等形状,如旱芹、韭菜、金银花等。

(三)先煮药物或药食兼用的原料,后下谷米同煮法

**1. 制法**

一般先将药物或难以煮烂的药食兼用的原料清洗干净,难以咀嚼和吞咽的药物需用布包扎紧,放入水中煮至药味析出,取出药包,留汤待用,有些药汤还需沉淀和过滤,然后放入谷米,煮制成粥;药食兼用的原料,有些需经过浸泡、刀工或焯水处理,然后入锅煮至原料酥烂,再放入谷米,煮制成粥。如果动物性原料是带骨头或是有骨刺的,在放入谷米前,必须取出原料,剔净骨头或骨刺,原汤还需过滤去渣。如芡实粥、茅根赤豆粥、肉苁蓉羊肉粥等。

**2. 技术要求**

煮制药物或药食兼用的原料时,加水量视药物煮制时间的长短和药食兼用原料熟烂的程度以及谷米的数量而定,比例大致同前,也可适当增加水量,以保证煮成的粥具有适中的黏稠度。

# 二、药膳饭的制作技术

药膳饭是在煮饭或蒸饭时添加适量补益类或性味平和的药物或药物成分所制成的特殊米

饭。根据所制药膳饭的需要,可选用粳米、糙米、糯米、黑米等作为米饭的主料,再配制适量的药物或药物成分以及亦药亦食的原料进行制作,制法有煮、蒸两种。

（一）煮制方法

**1.制法**

取适量的米置于容器内,先行摘选,摘去沙砾、稻壳及稗子,然后用冷水淘洗 2 次或 3 次,切勿久淘,也无须用力搓洗,以免损失米表层的营养成分。米淘净后,控去水,倒入电饭煲的内胆中,加入经预先处理过的药物或亦药亦食的原料,拌匀,再倒入开水(也可以用煎煮药物的汤水或炖鸡、煨肉的汤水),盖上盖,煮制成饭。如南瓜饭、野鸭菜饭、红糖粟米饭等。

**2.技术要求**

(1)米与水的比例:煮饭时,加水要适量,水多则饭烂;水少则饭硬,或夹生。一般情况下,粳米与水的比例约为 1：1.2,糙米与水的比例约为 1：1.3,糯米或黑米与水的比例约为 1：1。若米饭中所添加的其他原料(如新鲜蔬菜或莲子、大枣等),在煮制时出水或吸水,则米与水的比例要在上述范围内做适当微调,使煮好的米饭饭粒饱满、质地软糯。

(2)其他要求:刚煮好的米饭虽然可以即刻食用,但焖制数分钟后再食用,口感更佳。

（二）蒸制方法

**1.制法**

蒸饭在米的取用数量、摘选、淘洗上与煮饭相同,其具体做法是:将米放入容器内,加入经预先处理过的药物或亦药亦食的原料,拌匀,再倒入开水(也可以用煎煮药物的汤水或炖鸡、煨肉的汤水),再将其置于蒸锅或蒸笼内,盖上盖,用武火、沸水、热锅(笼)蒸 30 分钟左右至米饭成熟、软糯即可。如姜汁牛肉饭、八宝糯米饭、党参大枣饭等。

**2.技术要求**

(1)米与水的比例:蒸饭时,因蒸汽充足,故米与水的比例较煮饭要略少一些。

(2)其他要求:若年长者或幼儿要吃软烂一些的米饭,而年轻者要吃稍硬一些的米饭时,在蒸饭前,可将容器内的米有意地堆出一个适度的斜坡,使坡下的米浸水多,坡上的米浸水少,如此蒸制好的米饭就会一边软、一边硬,各得所需。某些地方的人习惯将米先煮至半熟,然后再将其捞出,放入蒸锅、蒸箱或蒸笼内蒸饭,俗称"捞蒸饭",因其丢弃了米汤,使米饭中原有的营养物质受到较大的损失,故不可取。

# 第五节 药膳茶饮的制作技术

药膳茶饮一般按制作技术可分为药茶、药膳饮品和药膳鲜汁三类,由于使用方法均同日常饮茶,因此统称为茶饮。药膳茶饮取材容易、使用方便、节省原料,是传统药膳中深受人们喜爱的种类之一。

## 一、药茶的制作技术

药茶指含有茶叶或不含茶叶的食物与药物经干燥或粉碎混合制成的粗末制品,或加入黏合剂制成的块状制品,前者称为粗末茶,后者称为块状茶。药茶常无须煎煮,用时用沸水冲沏即可像日常饮茶一样频频饮服,故名代茶饮。

以下以粗末茶、块状茶为例,介绍药茶的制法。

**1. 粗末茶制法**

将药茶方的各味经晒干或烘干,或切小,或制粗末,然后搅拌均匀,最后用防潮性能好的纸张或聚乙烯薄膜袋分剂包装。简单做法是,按药茶方要求,将茶叶等食物与药材(市售食物与药材已经过干燥、切制)一同放入茶杯中,用沸水冲沏代茶饮服。如清气化痰茶、清宫减肥仙药茶、桑菊茶、山楂麦芽茶等,前两者为含茶叶的药茶,后两者为不含茶叶的药茶。

另外,粗末茶制成后用滤纸或纱布分装成 3～6g 的小袋,即为袋泡茶,是目前最流行、最有发展前途的药茶。如西洋参茶、绞股蓝茶、清热明目茶等。

**2. 块状茶制法**

将药茶方的各味晒干或烘干,研成粗粉,加入黏合剂(如稀面粉,或将方中无挥发成分的食物与药材浓煎成膏后作为黏合剂),混合均匀,揉成团块,再制成小方块形或长方块形,亦可制成饼状,置通风阴凉处晾至半干,再晒干或低温烘干,最后用防潮性能好的纸张分块包装。如午时茶、神曲茶、苦丁药茶等。

## 二、药膳饮品的制作技术

药膳饮品指以食物、药材、水等为原料,用煎煮的方法制成的饮品。用时可像平常饮用饮料一样服用。

药膳饮品的制法是将药膳方的各味原料用水浸泡,通过加水煎煮的方法提取药液,药液经沉淀、过滤、澄清后即可。根据要求,有些药膳饮品可加入白砂糖、冰糖或蜂蜜矫味,如橘茹饮、龙眼枣仁饮、荷叶菖蒲饮等。

## 三、药膳鲜汁的制作技术

药膳鲜汁指新鲜果菜或药材榨得的汁液。用时可像日常喝茶、饮用饮料一样服用。

药膳鲜汁的制法是将药膳方的各味用水洗净,捣烂,压榨取得汁液,或直接用榨汁机榨汁获取汁液,如白萝卜汁、鲜姜萝卜汁、鲜藕柏叶汁等。

# 第六节　药膳酒剂的制作技术

药膳酒剂是一类含有酒精的药膳,一般按制作技术分可为药酒、药膳醪糟和醴酒等。药膳酒剂制作简单、起效迅速、保存期长、使用便捷。

## 一、药酒的制作技术

药酒即将食物、药材用酒浸渍制成的液体,在传统制法中也有加入食物、药材酿造制成的药酒。

### (一)浸渍法

浸渍法即用酒直接浸渍食物、药材制作药酒的方法,具体又分为冷浸法与热浸法两种,前者制法简单,尤其适合家庭药酒配制;后者是一种古老而有效的药酒制法。

(1)冷浸法:以酒为基料,无须加热,浸渍食物、药材制成的酒剂。适用于有效成分容易浸出的单味或味数不多的药酒,以及含有挥发性成分的药酒的制作。

(2)热浸法:以酒为基料,需经加热,浸渍食物、药材制成的酒剂。适用于味数较多的药酒,以及用冷浸法有效成分不易浸出的药酒的制作。

**1. 制法**

(1)冷浸法制法:将准备好的食物、药材置于容器中,或以绢袋盛放原料再置于容器中,按要求放入基料酒后密封,浸泡一定时间。浸泡期间需经常晃动酒器,使原料与酒充分接触而溶出有效成分。至规定时间,取上清液,压榨药渣,压榨液与上清液混合、静置、过滤即可。如三仙酒、养生酒、人参枸杞子酒等。

(2)热浸法制法:将准备好的食物、药材置于容器中,按要求放入基料酒后密封,然后把装有原料和酒的容器放在水锅中炖煮,至沸后立即取出置常温下浸泡一定时间。浸泡期间需经常晃动酒器,至规定时间,取上清液,压榨药渣,压榨液与上清液混合、静置、过滤即可。如八珍酒、百岁酒、白花蛇酒等。

**2. 技术要求**

(1)基酒的要求:白酒、黄酒、米酒皆可,而以白酒、黄酒最为常用。白酒一般以50°～60°为宜,黄酒一般以30°～50°为宜,而滋补类药酒浓度应稍低一些,祛风除湿类、活血祛瘀类药酒以及温里祛寒类药酒浓度应稍高一些。

(2)原料的要求:食物或药材原料经过适当加工处理,如拣去杂质、洗净泥沙、切制碾磨、装袋扎口等。原料一般要切成薄片、碎片、小块,或碾成粗末,有的矿石类与介壳类原料还需磨成细粉,但不可过碎过细。粗末原料泡酒,一定要用绢袋或纱布袋盛装并扎紧袋口。

(3)酒与原料的比例:食物或药材吸水量多的,酒与原料的比例是100g原料用800～1000ml酒;食物或药材吸水量少的,酒与原料的比例是100g原料用500～700ml酒。一般来说,以浸泡后的原料约占全部药酒体积的1/3较为合适。

(4)药酒浸渍的时间:冷浸法一般需浸泡2周左右,热浸法需浸泡1周左右。植物类原料的药酒浸泡1～2周即可,动物、矿物类原料的药酒需浸泡4周以上,有些贵重原料的药酒可反复浸泡2次或3次。一般而言,当药酒的颜色不再加深,表明原料的有效成分已经停止渗出,药酒泡好。另外,夏天用浸渍法制药酒的时间可稍短一些,冬天用浸渍法制药酒的时间可稍长一些。

(二)酿造法

酿造法即加入食物、药材酿造制作酒剂,属于传统药酒制法之一。

**1. 制法**

将谷米用水浸泡,使其吸水膨胀,再蒸煮成干粥状,冷却到30℃左右,之后加入食物、药材粗末或鲜汁或煎好的食物、药材提取液和酒曲,搅匀后置于陶瓷钵或搪瓷盆内加盖糖化发酵。1～2周发酵即可完成,然后经压榨、过滤取得澄清酒液。酒液应加热至70～80℃,以杀灭酵母菌及杂菌而方便贮存。如白术酒、茵陈酒、五加皮酒等。

**2. 技术要求**

(1)谷米:常用糯米或黄黏米。

（2）谷米与酒曲的比例：一般以谷米 2500g 加酒曲 100～150g 为宜。

## 二、药膳醪糟的制作技术

醪糟又称酒酿、江米酒、甜白酒，是用糯米（北方又称江米）加入酒曲发酵制成的。

醪糟本身即为亦食亦药的品种，而药膳醪糟则是加上药材或药食两用品种酿成的特殊醪糟，或普通醪糟加上药食两用品种或药材经烹制后的醪糟。

药膳醪糟的制法包括药膳醪糟及醪糟与食物、药材同煮等。

### 1. 药膳醪糟的制法

药膳醪糟的制法基本同药酒的酿造法。醪糟发酵完成后，无须压榨、过滤、澄清，即可按要求食用。如桑葚醪、薏苡仁醪、薏仁茯苓醪等。

### 2. 醪糟与食物、药材同煮的制法

醪糟与食物、药材同煮的制法，是药膳醪糟运用最多的形式，具体做法是按要求取醪糟适量，与食物或药材加水同煮，沸后加糖或不加糖食用。如酒酿银耳、鸡蛋红糖醪糟、大枣醪糟蛋花汤等。

## 三、醴酒的制作技术

醴酒即果酒、甜酒，是以水果为主料酿制的药膳酒剂。

醴酒是由水果酿制的酒，水果、酒本身均有养生保健、防病治病的作用，因此醴酒属于药膳范畴。

### 1. 制法

醴酒常用水果酿制，因水果表皮会有一些野生的酵母，加上一些糖，常无须再额外添加酵母或加用白酒也能有一定的发酵作用。但上法往往较费时，也容易被污染，所以也可添加白酒或加上酵母酿制。

醴酒的家庭制法：将水果洗净，沥干水，切碎或不切碎，一层水果一层糖放在容器内，加白酒或不加白酒，经 4 周左右即可发酵成酒。取上清液，药渣压榨，压榨液与上清液混合、静置、过滤即可。如杨梅醴、桂圆醴、桑葚醴等。

### 2. 技术要求

（1）水果的要求：须挑选新鲜且外表无损伤的成熟果实，软果类常用葡萄、桑葚、草莓、杨梅、猕猴桃等，硬果类常用苹果、桃子、李子、山楂、石榴等。水果必须洗净、沥干水，软果类常不用切碎，硬果类需切碎，石榴要去皮。

（2）酒与糖的要求：酒，用白酒、米酒皆可，浓度以 35° 为宜。糖，用白砂糖、冰糖均可，冰糖需打碎。

（3）水果、糖、酒的比例：水果、糖、酒的比例一般是 2∶2∶1，按一层水果一层糖的顺序放在容器内，最后倒入白酒。软果类因其表皮附有酵母菌，故制作醴酒时，亦可不加酒，水果、糖的比例一般以 1∶1 为宜。

（4）浸渍的时间：一般需浸泡 2 周以上，软果类醴酒需浸泡 2～3 周，硬果类醴酒需浸泡 3～4 周。浸泡 1 周糖化开后，尚需经常晃动容器，使原料与酒充分接触而溶出有效成分。

# 第七节　药膳膏滋的制作技术

膏滋又称"膏方"，是将食物或药材一起煎煮、浓缩，加入糖类或动物胶制成的稠厚、半流体状的膏状物。如桂圆参蜜膏、姜枣龙眼蜜膏为加入糖类制成的膏方，龟鹿二仙膏、秦伯未眩晕膏方为加入动物胶制成的膏方。

膏滋既不同于一般药剂侧重于疾病的治疗，又有别于普通药膳既可专业制作，亦可自制自用，而是一种需由医师处方、药师制作，并且主要用于虚证调补、慢性病调治的特殊药膳品种。

学习药膳膏滋制作技术，应了解以下一些常用术语。

素膏：是指在配伍中未加鹿茸、鞭类、紫河车等动物性药材，或未用阿胶、鹿角胶、龟板胶等动物胶来收膏的膏方。

荤膏：是指在配伍中加有鹿茸、鞭类、紫河车等动物性药材，或选用阿胶、鹿角胶、龟板胶等动物胶来收膏的膏方。

蜜膏：亦称"糖膏"，是指选用蜂蜜、冰糖、白砂糖、红糖和饴糖等糖类来收膏的膏方。

清膏：亦称"稠膏"，是指将食物或药材一起煎煮、浓缩后的膏状物，其经收膏后即成膏滋。

饮片：包括药材、食物，食物多为药食两用品种。

细料：是指膏方处方中参茸类等贵重药材的统称，是膏方中体现补益虚损的重要组成部分。

药胶：亦称"动物胶"，是指膏方中阿胶、鹿角胶、龟板胶、鳖甲胶等的统称，有补益虚损、收膏成型的作用。

辅料：膏方之中常指黄酒，其本身具有温中散寒、活血通络的功效，主要用于浸泡阿胶、鹿角胶等动物胶，使之软化、溶解，还能祛除药胶的腥膻气味，另外亦可加强药材或食物在体内的运化吸收。

挂旗：亦称"扯旗"，为膏滋制作过程中判断收膏效果的重要标准之一，指以木铲或搅棒铲取或取膏汁并水平提起，膏汁沿铲边或棒边呈片状垂下或滴下成三角旗形状。

滴水成珠：为膏滋制作过程中判断收膏效果的重要标准之一，指以木铲或搅棒铲取或蘸取膏汁，滴入清水，膏汁短时间内保持珠状而不马上散开溶解。

开路方：是针对脾胃功能欠佳，平时经常出现纳差纳少、腹胀腹泻、舌苔厚腻的膏方使用者，在使用膏方前由开具膏方的医师开具健脾、化湿、开胃的汤药供使用者服用，待脾胃运化功能复常后，然后再使用膏方综合调理。

## 一、原料准备

根据医师的处方，精选地道药材或食物，按饮片、细料、药胶、辅料、糖类等逐一分类，严格根据原料的不同加工要求分类处理，以确保效用。

### 1. 饮片

一般宜20～40味，重量为3000～5000g，在一些特殊情况下药味、药量可更多、更大。处方时如药味过少，易致效用不显，并且成膏不足；但若盲目追求大处方，药味过多、药量过大，则造成目的不明，原料浪费。

**2. 细料**

人参、枫斗、芝麻、桂圆肉、核桃仁、冬虫夏草、海马、海龙、鹿茸等贵重药物或食物须单用小锅另炖或另煎取汁,或研成极细的粉末,待收膏时再直接兑入或掺入反复煎煮、过滤后的药汁或清膏之中。另外,应根据个人实际需要、经济状况酌情选用细料,切勿滥用。

**3. 药胶**

可按不同药胶各自的功效特点,针对不同体质而辨证选用,可单选一味,或多胶合用。一般每料膏方参考用量为200~500g。在膏滋制作前,应先将选用的药胶用黄酒浸泡软化,隔水炖或蒸至烊化备用。

**4. 辅料**

膏方之中辅料常指黄酒,最好是质量上乘的绍兴黄酒(即老酒)。一般每500g药胶用250~500ml黄酒浸泡。

**5. 糖类**

常用的糖类有蜂蜜、冰糖、白砂糖、红糖和饴糖等,其既可改善膏方的口感,还有一定的补益作用,也有助于膏方的固定成型。一般用量为250~500g,制膏前需做预加工。糖尿病患者等特殊人群可用一些低热量的甜味剂代替,常用的有元贞糖、木糖醇、甜菊糖、阿斯巴甜等,但具体选择、用量、比例等应严格按其产品使用说明进行换算,不可滥用,作为糖类替代品的甜味剂在制膏时可直接加入,无须预加工。

## 二、制作方法

膏滋的制作方法包括浸泡饮片、煎煮药汁、浓缩清膏、收膏成型与存放储存等。

**1. 浸泡饮片**

(1)容器:砂锅,或搪瓷、不锈钢等材质的桶、盆或锅。

(2)浸泡:将药材饮片(药胶除外)、食物(多为药食两用品种)放入容量相当的容器内,加适量清水,令其充分吸收膨胀,稍后再加水使水面高出原料10cm左右,继续浸泡。

(3)时间:浸泡时间不少于6小时。

**2. 煎取药汁**

(1)容器:陶锅、砂锅为好,搪瓷、不锈钢等材质的盆、桶、锅亦可。

(2)煎汁:先以武火煮沸,继以文火保持微沸,持续煮沸不少于2小时,取出药汁,此为头煎;另加水淹过原料,武火煮沸后再以文火持续煮沸1小时,取出药汁,此为二煎;根据需要,亦可再煎煮1次或2次,分别称为三煎、四煎。煎煮次数以原料无硬心、煎液味淡为宜。将数次药汁合并,加上压榨汁,静置、沉淀、过滤,药汁备用。

(3)时间:煎煮时间为2~5小时。

**3. 浓缩清膏**

(1)浓缩:将反复煎煮、过滤后的药汁置于锅内,加入另炖或另煎取汁的细料药液(也可在收膏时加入),武火煮沸,之后改用文火,不断搅拌至药液呈稠糊状,使其浓缩,取少许药汁滴在能吸水的纸上,以不渗水为度,此为清膏。

(2)标准:清膏浓缩成功的标准是取少许药汁滴在能吸水的纸上,以不渗水为度。

**4. 收膏成型**

（1）收膏：在清膏中加入炼糖、炼蜜或已炖或蒸至烊化的药胶，放在文火上慢慢熬炼，不断用木铲或搅棒搅拌，直至能"挂旗"或"滴水成珠"，及时加入另炖或另煎取汁的细料药液或研成极细粉末的细料粉末，充分搅拌，熄火停煮，即成膏滋。

（2）标准：收膏成型成功的标准是"挂旗"或"滴水成珠"。

**5. 盛放与储存**

（1）盛放：待收好的膏冷却后，装入清洁、干净的瓷质容器内，先不加盖，用干净纱布将容器口遮盖上，放置一夜，待完全冷却后，再加盖。

（2）储存：膏滋应在干燥、避光、通风处储存。由于其使用时间较长，因此对膏方的储存要求较高。每次使用膏方时宜用干净、干燥的固定汤勺，以免把污物、水分带入膏方引起霉变。若储存一段时间后膏面出现霉点，可去霉点，重新熬透，如上法装瓶、罐继续使用。若膏面出现霉点较多且在膏方深处亦见霉点或口感有异味时，说明膏方已变质，就不能再使用了。

 **目标检测**

一、选择题

（一）单项选择题

1. 下列烹饪原料中，在滑炒前通常需要上浆的是（　　）
　　A. 猪肚片　　　　　　　　　　B. 鸡脯肉片
　　C. 水发鱿鱼片　　　　　　　　D. 烤鸭片

2. 下列菜肴中，属于熟炒的菜肴是（　　）
　　A. 砂仁炒肚片　　　　　　　　B. 银杏炒鸡丁
　　C. 桃仁炒韭菜　　　　　　　　D. 猪油炒苦瓜

3. 下列烹饪原料中，采用熟炝方法烹制的菜肴是（　　）
　　A. 麻油炝海蜇　　　　　　　　B. 蒜泥炝黄瓜
　　C. 姜末炝莴笋　　　　　　　　D. 芥末炝肚片

4. 下列烹饪原料中，适用于冷水锅焯水的原料是（　　）
　　A. 鸡肉　　　　　　　　　　　B. 芹菜
　　C. 山药　　　　　　　　　　　D. 油菜

5. 下列烹饪原料中，适合于直接涮制的原料是（　　）
　　A. 小排骨　　　　　　　　　　B. 鸡块
　　C. 肉片　　　　　　　　　　　D. 鱼块

6. 制羹时，原料最适宜于加工的形状是（　　）
　　A. 块　　　　　　　　　　　　B. 丁
　　C. 段　　　　　　　　　　　　D. 片

7. 适合于制作豆沙包子的面团是（　　）
　　A. 油酥面团　　　　　　　　　B. 水调面团
　　C. 膨松面团　　　　　　　　　D. 米粉面团

8. 适合于制作水饺的面团是（　　）

    A. 油酥面团　　　　　　　　　B. 水调面团

    C. 膨松面团　　　　　　　　　D. 米粉面团

9. 适合于制作糕团的面团是(　　　)

    A. 油酥面团　　　　　　　　　B. 水调面团

    C. 膨松面团　　　　　　　　　D. 米粉面团

10. 下列药膳粥中,可以用糖进行调味的是(　　　)

    A. 莴苣粥　　　　　　　　　　B. 鲤鱼粥

    C. 生姜大枣粥　　　　　　　　D. 海参粥

(二)多项选择题

1. 以水作为传热介质烹制热菜药膳的方法有(　　　)

    A. 蒸　　　　　　　　　　　　B. 炒

    C. 焖　　　　　　　　　　　　D. 煨

    E. 煮

2. 适宜炖制的原料有(　　　)

    A. 莲藕　　　　　　　　　　　B. 菠菜

    C. 牛肉　　　　　　　　　　　D. 黄豆

    E. 芹菜

3. 药膳菜肴在调味时适宜使用的味型有(　　　)

    A. 咸鲜味　　　　　　　　　　B. 麻辣味

    C. 纯甜味　　　　　　　　　　D. 怪味

    E. 酸甜味

4. 药膳芡实煮老鸭,除了煮之外,还可采用的烹调方法有(　　　)

    A. 红烧　　　　　　　　　　　B. 红焖

    C. 油炸　　　　　　　　　　　D. 脆熘

    E. 红扒

5. 下列药膳菜肴在红烧收汤时,无须勾芡的有(　　　)

    A. 蒜瓣烧茄子　　　　　　　　B. 板栗烧仔鸡

    C. 木瓜烧带鱼　　　　　　　　D. 紫蔻烧鲫鱼

    E. 黄芪烧鲤鱼

6. 下列烹饪原料中,适合粉蒸的原料有(　　　)

    A. 甲鱼　　　　　　　　　　　B. 排骨

    C. 茄子　　　　　　　　　　　D. 山药

    E. 南瓜

7. 烩菜所用的原料在加工成型后多数都要进行初步熟处理,初步熟处理的方法有(　　　)

    A. 走油　　　　　　　　　　　B. 水煮

    C. 焯水　　　　　　　　　　　D. 蒸

    E. 卤

8. 下列烹饪原料中,适合生炒的原料有(　　　)

    A. 猪肚　　　　　　　　　　　B. 猪肝

C. 猪大肠        D. 猪心

E. 猪肺

9. 爆炒的原料在切制成型时,所适宜的形状有( )

A. 粗段        B. 小花刀块

C. 厚片        D. 细条

E. 小丁

10. 下列烹饪原料中,适合于熟拌的原料有( )

A. 马齿苋        B. 菠菜

C. 黄豆芽        D. 黄瓜

E. 白萝卜

二、简答题

1. 焯水的方法与作用分别是什么?

2. 上浆的方法与注意事项分别是什么?

3. 热菜药膳制作的要点有哪些?

4. 汤与羹的异同点有哪些?

三、案例分析题

1. 分析制作虫草炖鸭时,如何去除鸭肉的膻味?

2. 分析如何将杜仲腰片汤做得美味可口?

3. 分析药膳面条所用高汤的制作与使用方法。

# 参考答案

一、选择题

(一)单项选择题

1. B    2. A    3. D    4. C    5. C    6. B    7. C    8. B    9. D    10. C

(二)多项选择题

1. CDE    2. ACD    3. ACE    4. ABE    5. BCDE    6. AB    7. ABCDE    8. BD    9. BDE

10. ABC

二、简答题

略。

三、案例分析题

略。

# 第四章　现代药膳的制作技术

## 学习目标

**【学习目的】**①通过对现代药膳制作技术的学习,体会在传统药膳制作基础上,利用现代食品制作技术生产的现代药膳,使药膳品种更加丰富,在养生保健、防病治病方面亦占有一定地位。②熟悉现代药膳的制作要求及其常用制法的制作技术。

**【知识要求】**熟悉药膳糕点、药膳糖果、药膳蜜饯的制作要求及常用制作技术。

**【能力要求】**通过实践,初步掌握现代药膳常用制法的制作技术。

现代药膳是在中医药理论指导下,将中药与相应的食物原料相配,利用现代食品制作技术制成的具有养生保健、防病治病作用的特殊膳食。其在保持传统药膳色、香、味、形、效特点的基础上,兼具食用方便、易于存贮运输、适于批量生产和市场推广等特点。本章主要围绕药膳糕点、药膳糖果、药膳蜜饯等具备成熟生产工艺且市场受众较广的现代药膳展开。

由于现代药膳具有现代工业产品的固有属性,只有提高产量才能降低成本,因此要求现代药膳在产品设计开发初始即突出产品功能,主要功效不超过两项,功效应尽可能满足较大人群的保健需求,这样的产品才利于大批量生产。同时,配方应简单,原料和配料的采购应方便,最好不用需长途运输的原料,以降低成本。

## 第一节　药膳糕点的制作技术

药膳糕点指以五谷为主要原料,搭配药食两用的中药以及糖类、油脂、蛋、奶、果料等其他辅料,经过调制、成型、熟制等加工工序,制成的特殊膳食品。药膳糕点具有营养丰富、造型精美、味美可口、食用方便等特点。

### 一、药膳糕点的制法

#### (一)原料准备

首先将面粉、米粉或其他粮食类粉料与油、糖、蛋、水等调和成适合加工各种糕点的面团或面糊。其次将药物煎水,滤去药渣,取澄清液代替清水调制面团,或将药物打成细粉,以一定比例调配于粮食类粉料中。

#### (二)成型工艺

面团调制好后,进行成型工序。先将面团摘坯,分成等份的小团或小块。再用手搓成各种形状的糕点坯,或将面坯填入模具,冲压成糕点生坯。对于包馅类的糕点,则将摘坯后的小面团擀皮,放上馅料,卷或包制成型。

若调制的是面糊或面浆,则将面糊或面浆装入下端装有铜质花嘴的布袋,花嘴朝下,将面糊或面浆均匀地挤压在烤盘上。有条件者,可利用机械方法完成成型工序。

### (三)熟制工艺

糕点生坯成型后,转入熟制工序。

#### 1.烘烤

将糕点生坯均匀地盛放在0.5～0.75mm厚的铁板上,送入烤炉内,选择合适的炉温,调整炉内湿度,经过一定时间的烘烤,生坯就成为具有特定风味和色泽的成品。烘烤类的糕点色、香、味、形良好,且具有松、脆、酥、软的特点,如茯苓夹饼、怀山鲜奶饼等。

#### 2.蒸制

蒸制是把生坯放在蒸屉里,在常压或高压下利用水蒸气传递热量,制成糕点的方法。蒸制糕点水分能得到很好地保留,不会焦化,具有松、软、滑、糯的特点,如八珍糕、马蹄糕等。

如有需要,可在糕点成品上进行糖膏和油膏的装饰。待冷却后,进行包装和贮藏。

## 二、药膳糕点制作的技术要求

### (一)原料

制作糕点的原材料种类较多,需根据所制糕点预期的食疗功效、口感、风味、适宜人群选择相应的主料、辅料和药材。

#### 1.主料、辅料

糕点主料主要选用麦粉(面粉)和米粉,若要制作疏松、柔软有弹性的糕点,应选择麦粉,若要制作入口细腻黏糯的糕点,则要选择米粉。

辅料用于增加糕点风味、突出花色、提高质量,如糖、盐、醋、八角茴香、花椒等调味料可以去除原料中的不良异味,增加成品的色泽、香气和滋味;油脂、酵母等用于调节面团的性质。

无论是主料还是辅料都应注意食品安全,对腐烂、发霉、变味、虫蛀、鼠咬以及带有病菌、毒素的主料和辅料都不得选用。

#### 2.药材

选择药材时,应以味道口感较好、不影响糕点风味的甘甜或酸甘的药物为主,尽量不要选择苦、辛味药物。若选择山药、葛根、薏苡仁、茯苓、芡实等以淀粉成分为主的药物,在配方上,也应适量加入米粉、面粉,以增加糕点的可塑性和口感。以粉状掺入米粉、面粉中的药材需预先处理,将霉烂变质的中药材和杂质去除,洗净、晒干,再将干燥的药材碾成粉末,依据需要过箩过筛后,即可用于制作药膳糕点。有的药材在碾碎前需经炒制,炒制时使用文火。

### (二)调制

在一个配方中,各种原料的量要互成比例,才能达到产品的质量要求。

#### 1.加水

(1)水量、水温:应根据药膳糕点具体情况选择相应的加水量。加水量应结合选用原料的情况而定,如面筋含量高的面粉,加水量相对较多。用同一种面粉制作不同的药膳糕点时,应根据具体情况选择合适的水量,如制成相同软硬程度的面团,鸡蛋、糖浆、油脂用量多,则加水量需相应下调;又如遇到天气干燥或面粉自身含水量少的时候,加水量应增加。

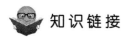 **知识链接**

### 面 筋

面筋是一种植物性蛋白质,在各类谷物面粉中,只有小麦面粉中的蛋白质能吸水形成面筋。小麦面粉含有多种蛋白质,麦胶蛋白和麦谷蛋白是其中最主要的蛋白质,这两种蛋白质均不溶于水,但对水有较强的亲和作用,遇水后吸水膨胀,形成面筋的网络结构,又称面筋性蛋白。

面筋富有弹性、韧性、延展性和可塑性。正因为面筋的各种特性,才使面团可以随意抻、擀、揉、捏,而不致松散。

水温 30℃时,面粉中的蛋白质才能充分形成面筋,有利于发酵,当水温上升到 70℃时,淀粉易糊化,面团弹性减弱。同时,水温还会影响糖的溶解、油与面粉的混合程度。因此,水温应根据产品需要灵活调节。米粉一般用热水调制,才能使其中的淀粉糊化,产生黏性,方便制作糕点。

(2)加水方法:在调制面团时,根据形成面团的性质确定是否要一次性加水。对面团的延伸性要求较高、需要形成较多面筋时,可分次加水;反之,不需要形成太多面筋时,可一次性加水。

**2. 加糖**

面粉的吸水率会因加糖量的增加而降低。由于面团吸收的水分减少,形成的面筋也相应减少,因此含糖量越高的面团弹性和延伸性越低,糕点成品较干燥、疏松。糕点加糖量的多少可依据需要而定,但总体而言,加糖量应低于总液体量(即面团中添加的蛋、奶、糖浆中含有的水分和添加的水的总和),这样才能保证糖的充分溶解,否则糕点表面易出现黑色斑点。

**3. 加油脂**

和糖一样,油脂也影响面粉的吸水率,加入的油脂越多,面团越松散,成品也越酥脆,反之,成品较松软。

**4. 加盐**

适量的盐可使面筋的弹性增加,但加盐并非越多越好。由于盐能溶解蛋白质,因此过多的盐会使面团变质,反而破坏了面团的弹性和延伸性。

**5. 投料次序**

严格按照先油、水、糖、蛋等材料,最后面粉的顺序投料。将油、水、糖、蛋等材料充分搅拌使之乳化后,再加入面粉,否则影响面团质量。

**6. 静置时间**

根据面团特性确定静置时间。调制酥性面团,要求调制速度快、时间短,在和成面团后迅速成型,以减少面筋的生成,一般用机械搅拌,时间为 6~12 分钟,夏季为 3~4 分钟。相反,调制延伸性大的筋性面团,则需要长时间静置、慢速度搅拌,时间长达 30~40 分钟,且需静置一段时间,才能使水和面粉有足够的时间发生反应,形成面筋。但静置时间也不宜过长,否则面筋会遭到面团中蛋白酶的破坏,使面团软烂不成型。

## （三）成型

摘坯要求摘口整齐不毛，摘出的小团或小块重量接近。在糕点生坯成型过程中，无论是手搓还是利用擀面棍等工具，均要求用力均匀，保证产品形状一致，外表光滑，内部组织均匀细腻，夹馅者不能露馅。

## （四）熟制

根据糕点品种特点确定熟制方法。

### 1. 烘烤

烘烤前，需将生坯装盘，应选用导热性能良好的金属烤盘，我国目前多选用 0.5～0.75mm 厚的铁板。生坯在烤盘内摆放应均匀，不疏不密。若过于稀疏，烤盘裸露的地方火力集中，会使糕点表面干燥，甚至焦煳；若过于紧密，则生坯接受的火力不足，影响糕点的成熟，且易引起粘连，破坏糕点外形。

烘烤过程中，应掌握合适的炉温、烘烤时间及炉内湿度。炉温越高，糕点成品表面的色泽越重。烘烤的时间应根据炉温高低相应调整，一般情况下，炉温高则烘烤的时间短，炉温低则烘烤时间长。炉内湿度对糕点品质的好坏有着直接的影响，炉内湿度太大，易使糕点表面出现斑点；炉内湿度太低，糕点上色差，表面粗糙，无光泽。

### 2. 蒸制

水沸后上笼，盖严笼盖，武火足汽蒸制，中途不可断汽、不可减少汽量、不可揭盖。根据需要掌握蒸制时间，成熟后立即下笼，时间过长则制品形态坍塌、色泽不佳。

## （五）包装

一定要待糕点凉透后才能包装。刚制熟的糕点质地偏软，冷却后包装可以保持糕点造型，更重要的是为了防止糕点霉变。冷却的方式一是自然冷却，二是吹风加速冷却。自然冷却时应尽量减少搬动，保持成品间的距离。吹风冷却不适用于带酥皮糕点或是酥性糕点，以防掉皮、掉渣。包装时要求包装物清洁、干燥，包装物大小与糕点的装入量相符，最好严密封口，并在外包装上标明生产日期和限用时间。

# 第二节　药膳糖果的制作技术

药膳糖果是以蔗糖、液体糖浆（饴糖、淀粉糖浆）等为主要原料，经过熬煮，加入药材或药材的浓缩液以及香料、色素、果料等食品添加剂，经过调和、冷却、成型等工艺，制成具有不同形态、结构和香味的耐保存的甜味固体食品。

糖果的花色品种繁多，如熬煮糖果、焦香糖果、充气糖果、凝胶糖果、胶基糖果等。药膳糖果最常见的品种为熬煮糖果。

熬煮糖果是以砂糖、淀粉糖浆为主要原料，添加一些香味料，经过熬煮而成的脆性糖果。由于此种糖果含水量较低（＜2％），因此又称为硬糖。制作硬糖主要包括配料、化糖、熬糖、冷却、调和、成型、拣选、包装等工序。

现以熬煮糖果为例介绍药膳糖果的制作。

## 一、药膳糖果的制法

一般熬煮糖果的制作方法为：在锅内放适量水，加入白砂糖或其他甜味原料（如饴糖、麦芽糖等），搅拌使之完全溶于水中，形成糖溶液。将糖溶液置于武火上熬制，不断搅拌，至用铲子挑起糖汁即成丝状而不黏手为宜，端锅离火。经熬煮的糖膏出锅后，在糖膏失去流动性前加入色素、香料等配料，充分搅拌，使这些物料在糖膏中均匀分散。将糖液倒在冷却盘上，稍凉后，将糖制成所需形状，即成。

制作熬煮糖果时，添加药材的方法主要有以下几种。

### （一）单煎药汁，溶糖熬膏

将药物洗净，去除杂质，加水煎煮。将煎取的药汁代替清水，溶解白砂糖，进行糖膏的熬煮。适宜久煎的药物可采用此种制法，如止咳梨膏糖、人参糖等。

### （二）混煎药汁，兑入糖膏

将药物洗净，去除杂质，与其他辅料混合后加水熬煮，将药汁浓缩，备用。当熬煮好的糖膏出锅后，在糖膏失去流动性前兑入浓缩药汁，不断搅拌，使其在糖膏中均匀分散。一般性药物或不宜久煎的药物适用于此种制法，如苦丁茶润喉糖、乌梅紫苏叶糖等。

### （三）固体原料，拌入糖膏

某些以原料形态呈现在糖果中的药食两用的药材品种，如花生、芝麻、核桃、陈皮、乌梅、生姜等，在彻底清洁之后，可根据实际情况粉碎成所需的大小，花生、芝麻、核桃一类的干果应经油炸或炒熟。在糖膏出锅后，投入糖膏中，充分拌匀混合，如芝麻糖、花生糖等。

## 二、药膳糖果制作的技术要求

### （一）配料

根据配方确定糖果中各种成分的固形物含量，对含湿量较大的物料要进行固形物白粉含量的换算，以便获得精确的物料含量。

### （二）化糖

化糖即将糖溶于水或药液的工序。化糖时也可以使用文火加热，但化糖的最高温度不能超过100℃，并要经常搅拌，促使糖分布均匀，并避免粘锅和焦化。

### （三）熬糖

熬糖指将糖液中多余的水分去除，浓缩糖液，以便形成透明坚硬的硬糖，即熬制糖膏的过程。在熬制的过程中，要注意随时搅拌，使糖和其他甜味原料全部溶于水中。锅内温度一般控制在160℃左右，若火势太猛，砂糖容易出现返砂，即重新结成砂糖颗粒，饴糖容易出现深色影响成品色泽，并容易出现糖煳味。

### （四）调和与冷却

调和是在糖膏失去流动性前，加入药物浓缩汁、色素、香料等，并使之在糖膏中均匀分散的过程。调和与冷却是相伴而生的，在糖膏的调和过程中，糖膏逐渐冷却。调和应掌握适当的时机。温度太低，糖膏黏度太大，加入的物料不容易调和均匀。若添加的物料中有香料，温度太高,香料容易挥发,造成糖果中香气成分减少,糖液温度降至85℃左右时加入香料比较合适。

将药物浓缩汁、色素、香料等加入糖膏后,需要立即进行混合搅拌,使加入的物料分散均匀。冷却后糖膏从流动性很大的液态转变为缺乏流动性的半固态,使糖膏具有最大的黏度和可塑性。

(五)成型

成型指将半固态的糖膏进行切割、拉条、压制等操作,形成最终产品的过程。为避免糖膏温度过低,出锅困难,在调和完成后,应立即倒入表面涂抹有油脂的冷却盘中。成型应在糖膏冷却到80℃左右时进行,因为此时的糖膏软硬适中,可塑性最强。成型后的糖果应继续留在案板上,待凉透后再行包装,以保证糖果的形态及存放时间。

# 第三节　药膳蜜饯的制作技术

药膳蜜饯是以蔬果或药材为原料,用蔗糖或蜂蜜腌制加工制成的特殊膳食品,多具有补益性质。

 **知识链接**

### 蜜饯的主要品种

蜜饯主要分为以下七类。

(1)糖渍类:原料经糖或蜂蜜熬煮或浸渍、干燥(或不干燥)等工艺制成的带有湿润糖液面或浸渍在浓糖液中的制品,如糖青梅、蜜樱桃、蜜金橘、红绿瓜、糖桂花、糖玫瑰、炒红果等。

(2)糖霜类:原料经加糖熬煮、干燥等工艺制成的表面附有白色糖霜的制品,如糖冬瓜条、糖橘饼、红绿丝、金橘饼、姜片等。

(3)果脯类:原料经糖渍、干燥等工艺制成的略有透明感、表面无糖霜析出的制品,如杏脯、桃脯、苹果脯、梨脯、枣脯、海棠脯、地瓜脯、胡萝卜脯、番茄脯等。

(4)凉果类:原料经盐渍、糖渍、干燥等工艺制成的半干态制品,如加应子、西梅、黄梅、雪花梅、陈皮梅、八珍梅、丁香榄、福果、丁香李等。

(5)话化类:原料经盐渍、糖渍或不糖渍、干燥等工艺制成的制品,分为加糖和不加糖两类,如话梅、话李、话杏、九制陈皮、甘草榄、甘草金橘、相思梅、杨梅干、佛手果、芒果干、陈皮丹、盐津葡萄等。

(6)果糕类:原料加工成酱状,经成型、干燥(或不干燥)等工艺制成的制品,分为糕类、条类和片类,如山楂糕、山楂条、果丹皮、山楂片、陈皮糕、酸枣糕等。

(7)其他类:上述六类以外的蜜饯产品。

## 一、药膳蜜饯的制法

药膳蜜饯种类繁多,制作工艺个别环节的差异是药膳蜜饯分类的主要依据。总体来说,药膳蜜饯的主要制作工序有以下几个步骤。

(一)鲜品初步处理

鲜品初步处理即对用于加工的蔬果或药材进行分级、洗净、去皮、切分或切缝、刺孔、划线等处理。这一系列工序可使糖分及其他调料易于渗入,避免原料失水干缩,并可缩短煮制时间。

### (二)硬化处理和果坯腌制

**1. 硬化处理**

硬化处理是将原料置于石灰、氯化钙、亚硫酸氢钙等稀溶液中,浸泡一段时间,使原料硬化的处理方法。原料经过硬化处理后,蜜饯口感硬脆,也可避免有些果料在糖煮过程中软烂不成型而影响成品外观。

**2. 果坯腌制**

果坯腌制主要用于凉果类、话化类蜜饯的制作,如九制陈皮、丁香榄、甘草金橘等。果坯腌制包括腌渍、暴晒、回软、复晒等工序,其中腌渍是主要工序。腌渍就是将盐加入原料中,静置一段时间,腌渍后的原料称为果坯。根据需要,有时加盐腌渍和加明矾、石灰硬化保脆工序可同时进行。腌渍完成后,将果坯置于阳光下暴晒制成干坯,或做水坯保存。

 **知识链接**

着 色

由于蔬果内存在的天然色素在加工过程中容易被破坏,为了让药膳蜜饯保持良好的品相,可以适当进行人工染色。人工染色需在腌制、糖制等工序前进行。

人工染色最好使用天然的植物色素,如姜黄、胡萝卜素等,但其取用不便,着色效果也不理想。目前越来越多的人工色素被运用到食品工业中,但人工色素对人体健康有一定威胁。世界各国对人工色素的使用都做出了严格的限制和明确的规定,使用时应严格按照法律法规进行。

### (三)硫处理

在硬化、腌制之后,需要将果坯进行硫处理,即用硫黄熏蒸或用亚硫酸溶液浸泡果坯。硫处理的主要目的在于保证蜜饯成品的色泽明亮,同时亦可在糖煮过程中促进原料对糖液的渗透吸收。

### (四)漂洗和预煮

经过硬化、着色、腌制、硫处理等任何一道工序处理的原料,在糖制前都需漂洗或预煮。进行这一工序的目的在于去除经以上步骤处理后果料中残留的各种添加剂,避免对制品外观和口感产生不良影响,同时预煮还有排氧、钝化酶活性和防止制品氧化变色等作用。如果果坯经硫处理后,未充分漂洗脱硫即进入糖制工序,用马口铁罐包装成品时,过量的二氧化硫会腐蚀铁皮而产生氢胀。

### (五)糖制或蜜制

糖制或蜜制是蜜饯生产过程中的关键环节,直接决定成品的品质和产量。糖制或蜜制依据制作温度的不同,主要分为加热和冷浸两种。

**1. 加热糖渍**

此法适用于肉质紧密的原料的加工。加糖煮制加工迅速,但原料的色、香、味及维生素损失较多,可根据需要一次或多次煮成。

(1)一次煮成法:是将预处理的原料放入锅中,加入砂糖,一次煮成成品的方法。本法工艺简单,浸泡设备的占用量小,适用于含糖量较高、肉质坚实、耐煮的原料,如苹果、沙枣等,但煮制时间长,原料容易被煮烂,糖分的渗入不均匀,原料失水过多而出现干缩现象。

(2)多次煮成法:是通过加热和冷却交替进行,促进糖分渗透的加糖煮制法。本法能使糖分充分、均匀地渗入原料内部,由于煮制时间短,原料的营养成分能够得到较好的保存,且不易煮烂变形,因此产品饱满肥厚、透明美观。本法适用于细胞壁较厚难于渗糖、固形物含量高而含糖量少、易于煮烂的柔嫩及含水量大的原料。本方法的缺点是多次煮制费工、费时,需要容器较多,加工周期较长。

**2. 冷浸糖渍或蜜制**

冷浸糖渍或蜜制即加糖或加蜂蜜腌制,但制作过程不需加热的糖制方法。本法适用于肉质柔嫩,高温处理后容易软烂破裂,不能保持一定形状,或加热后产生涩味的原料。因不受热处理,产品原料的营养成分、色泽风味和原有形态都能得到较好的保存。此外,大多数以药物为辅料的药膳蜜饯常在冷浸糖渍这一工序添加药物。

(六)烘干和上糖衣

烘干和上糖衣是蜜饯制品成品前的最后一道工序。

**1. 烘干**

烘干是指在糖煮后,将果实从糖液中捞出,沥干,置于竹篱或烘盘中,送入烘房进行烘干的过程。

**2. 上糖衣**

制作带糖衣的果脯蜜饯时,在烘干后需进行上糖衣处理。将烘干后的产品放入糖液中浸渍片刻,取出,散放在筛盘上,再行烘干即可。

(七)整理和包装

干态蜜饯在烘干完成后,常出现收缩变形甚至破碎的现象,因此待蜜饯冷却后,需经过整形和分级,再装入包装容器内。

湿态蜜饯在完成糖煮工序后,沥去糖液,按质量分拣后,进行装瓶,然后倒入一定浓度的糖液,封盖杀菌保存。

## 二、药膳蜜饯制作的技术要求

药膳蜜饯成品的整体要求是:形态完整饱满,糖分完全渗透至组织内部,透明或半透明,本色或染色,质地柔嫩无硬渣,含糖量在60%～70%。

(一)原料选择

应选择果实肉质紧密、可食部分多、煮制时不易腐烂、不易变色、成熟度在八九成、糖酸比适宜的品种。果实过生,制成的蜜饯达不到应有的色泽和风味,产品容易出现干缩现象;果实太熟,容易煮烂,不便于加工。

药膳蜜饯中无论药物为主料还是辅料,其风味应和其他调料相一致,柔和爽口,没有明显刺激性,药味不宜过重。

### (二)原料预处理

**1. 原料分级**

原料大小不同,预处理时所用的加工工艺有所区别,因此需根据原料大小对原料进行分级。在分级的过程中,应剔除病虫和霉烂等不符合加工要求的原料,还应拣出残次和损伤不重的原料,加以修整,分别处理。

**2. 去皮、切分、切缝、刺孔、划线**

去皮、切分等工序主要用于体积较大而外皮粗厚的原料,切分后的原料大小应基本一致。切缝、刺孔、划线等加工工艺主要用于不用去皮的小型果蔬和药材。

**3. 硬化保脆**

硬化所需的添加剂为钙、铝的盐类,如石灰、明矾、氯化钙等,它们可以与原料中的果胶物质生成不溶性的盐类,从而增强原料组织的硬度。对硬化剂的选择、用量和浸渍时间,依据加工原料的具体情况而定。如用石灰处理原料时,一般所需浓度为 2%～10%,取上清液浸泡8～12小时。总体而言,硬化剂用量不宜过多,用量过多会生成过多的含果胶物质的钙盐,或引起部分纤维素的钙化,影响果实对糖分的吸收,使制品质地粗糙。

**4. 果坯腌渍**

果坯腌渍分为干盐法和盐水法两种。干盐法就是直接用盐腌渍果料,适用于成熟度和果汁含量较高的原料。盐水法是以 10%浓度的盐水将原料淹没,加盖竹帘及重物,使之不上浮,适用于未成熟或果汁少、肉质密、酸涩味较强的原料。加盐腌渍以果实呈半透明状为宜。

**5. 硫处理**

硫处理的方法有两种:一是熏蒸法,即将原料重量 0.1%～0.2%的硫黄,在密闭的容器或房间里点燃,对处理好的原料进行熏蒸。二是浸泡法,即将处理好的原料投入 0.1%～0.15%的亚硫酸溶液,浸泡数分钟即可。一般加工新鲜原料都采用熏硫法。

**6. 漂洗和预煮**

漂洗和预煮关系到产品的质量和安全,是制作药膳蜜饯不可或缺的步骤。先用清水充分漂洗原料,再将洗净的原料放入沸水锅中,以武火预煮,10～20分钟后捞出,准备糖制或蜜制。

### (三)糖制或蜜制

糖制的作用是使糖分更好地渗透到原料里,使原料吃饱糖。糖制时间的长短,加糖的浓度、次数应当与加工的原料相匹配,不同的原料有着不同的要求。

**1. 加热糖渍**

(1)一次煮成法:将预处理的原料放入已煮沸的浓度为 40%～50%的糖液中,加大火力使糖液沸腾,在糖液沸腾过程中,分 4～6 次向锅内加入砂糖和浓度为 50%左右的糖浆,煮制 1～2 小时,糖液浓度达 60%左右时取出,将原料和糖液一同放入容器中浸泡 48 小时,捞出,沥净糖液,送去烘烤,烘干后即成成品。

(2)多次煮成法:将浓度在 30%～40%的糖液煮沸,放入预处理好的原料热烫 2～5 分钟,至原料开始变软时连同糖液一同倒入其他容器中浸渍 10～24 小时,使糖液缓慢渗入到原料中。第二次糖煮时,准备浓度高于第一次浓度 10%～20%的糖液,煮沸后放入原料热烫 5～

10 分钟,再倒出浸渍 10～24 小时,使原料内的糖液浓度进一步提高。反复进行 2 次或 3 次,将糖液浓度提高到 50％左右,煮沸后倒入原料,等再煮沸时,分 2 次或 4 次加入砂糖和浓糖浆,直至原料透明且糖液浓度达到 60％左右时停止煮制。将原料倒入容器中冷却,当温度降至 65℃时,捞出原料,沥干糖液后送去烘烤,烘干后即成成品。

(3)快速煮制法:将预处理的原料放在浓度为 25％～30％的煮沸的稀糖液中,煮沸 4～8 分钟后捞出原料浸入 15℃冷糖液中迅速冷却。提高原煮糖液的浓度 10％煮沸,将浸入冷糖液中已经冷却的原料捞出放入其中,再次煮沸数分钟,以同样的方法冷却。如此反复进行 4 次或 5 次,直至达到要求的糖液浓度。快速煮制法也是一种加热和冷却交替多次煮制的方法,其利用热胀冷缩的原理,促进糖液的吸收,加速渗糖过程。本法与多次煮成法的区别是,在加热后原料不是自然冷却,而是利用 15℃的冷糖液使之迅速冷却,缩短了糖制工序的时间。

**2. 冷浸糖渍或蜜制**

冷浸糖渍或蜜制需分次加糖,以逐步提高糖的浓度,使糖分充分、均匀地渗入果肉组织中。在加糖的同时,还需伴以日晒,或在糖腌过程中,分期将糖液倒出加热浓缩,再将热糖液倒回原料中,通过温度的提升,加强糖的渗透作用。

制作以药物为辅料的药膳蜜饯时,将所选择的药物熬煮成浓缩的药液加入糖渍的原料中,拌匀,然后在日光下加以晒制,脱去部分水分,使之达到一定的干燥程度,即可以半干态进行包装和储存。

(四)烘干和上糖衣

**1. 烘干**

烘房内的温度应控制在 50～65℃,温度过高容易引起糖分结块或焦化。烘干后的果品水分含量应保持在 18％～20％,蜜饯表面不黏手,果品保持完整和饱满的状态。

**2. 上糖衣**

上糖衣所用的糖浆为过饱和糖液,由 3 份蔗糖、1 份淀粉糖浆和 2 份水组成,将三者混合煮至 113～114.5℃后,离火冷却,温度降到 93℃时,将烘干后的产品放入糖液中浸渍 1 分钟,取出散放在筛盘上,在 50℃下烘干,产品表面形成一层透明的糖质薄膜。上糖衣可以提高产品的保存品质,减少保存期间的返砂和吸湿现象。

(五)整理和包装

蜜饯在包装前,应剔除在制作工艺中遗漏在蜜饯上的残皮、虫蛀及其他杂质,整理产品形态,使外观尽量整齐一致,将产品按照规格质量的要求进行分级分类包装。

浸渍在浓糖液中的糖渍类蜜饯一般需另外配制新鲜糖液装瓶,这样糖液的色泽和透明度较好,产品美观。装好瓶后立即封盖,在 90℃下杀菌 20～40 分钟。如果在 88～96℃下装瓶封盖,则不经过杀菌处理也可储存。

 **知识链接**

**茶源于中国,传于世界**

茶源于我国,传于世界,形成了中华民族优秀传统文化组成部分,体现我国人民对美好生活的向往和对健康追求,对今天共建生态文明及人类命运共同体,也可给我们很多有益的启示。

　　首先,茶文化作为我国传统文化中最具代表的文化之一;其次,茶是中医药膳最重要的物质载体之一,极其贴近生活,茶文化将其勤俭节约、吃苦耐劳的育人精神灌输到每一个中华儿女的身上,在茶文化的影响下,很多人遇到困难不再退缩、不畏生活艰辛,勇往直前地生活;最后,茶文化借助融合诗词歌赋等其他文化的精髓发展自身,在我国传统文化中独树一帜,将茶文化与大学生思政教育相互渗透,做到文化育人,在高校中使人人都有较高的思想道德素质。

# 第三篇

药膳配方

# 第一章　解表药膳

## 学习目标

【学习目的】通过对解表药膳的学习，为合理使用解表药膳奠定基础。

【知识要求】①掌握荆芥薄荷粥、鲜葱白粥、五神汤、薄荷粥、菊苣茶膏粥、桑菊茅竹饮、五果茶、人参薄荷饮的组成、制作、用法、功效与主治等。②熟悉解表药膳的配方规律。

【能力要求】①运用药膳学有关知识，学会初步制作解表药膳，了解药物和食物的结合方式。②通过实践，学会分析解表药膳方剂的组方意义，掌握制作方法。

解表药膳由辛散发表的药物与食物组成，具有发散表邪的作用，主要用于治疗感冒的药膳。

感冒属于祖国医学的表证。其成因多为六淫邪气入侵，卫气不固，肺气失宣。以恶寒发热、头痛、身痛、有汗或无汗、脉浮为主要临床表现。解表药膳可使病邪外出，表证得解。

根据表证的病因和患者体质的不同，分为风寒、风热以及兼见气、血、阴阳不足之表证三种证型。因此，解表药膳亦相应地分为发散风寒药膳、发散风热药膳及扶正解表药膳三类。

发散风寒药膳是具有发散风寒邪气作用，主治外感风寒表证的药膳。风寒表证以恶寒发热、头项强痛、肢体酸痛、口不渴、无汗或有汗等为主要症状，治宜辛温解表。所以，发散风寒药膳多由性味辛温，发散风寒之品组成，药食常选荆芥、紫苏、生姜、麻黄等，药膳方有鲜葱白粥、麻黄豆豉粥、五神汤等。

发散风热药膳是具有发散风热邪气作用，主治外感风热表证的药膳。风热表证以发热、微恶风寒、有汗、口渴、咽痛为主要症状，治宜辛凉解表。所以，发散风热药膳多由性味辛凉、发散风热之品组成，药食常选薄荷、桑叶、菊花、葛根等，药膳方有薄荷粥、菊苣茶膏粥、桑菊茅竹饮等。

扶正解表药膳是具有培补正气、解除表邪作用，主治虚人感冒的药膳。这类感冒既有表证的临床表现，又有气虚、血虚、阴虚、阳虚的症状，治宜扶正解表。所以，扶正解表药膳多由补虚、解表之品组成，药膳方有人参薄荷饮、葱豉炖豆腐等。

解表药膳多由辛散轻扬之品组成，故不宜久煎久炖，否则药性耗散，功效减弱。本章药膳以温服为宜。服用解表药膳时，宜避风寒，或增加衣被，以保暖助汗。取汗，以遍身微汗为佳。汗出不能遍身，或大汗淋漓，都不可取，因汗出不彻，病邪不解，汗出太多，易耗气伤津，重者可导致亡阴亡阳之变。饮食上宜忌酸涩之品，如话梅、杏、柠檬、醋等，以免敛邪于内，使病程迁延难愈。

## 第一节　发散风寒药膳

### 荆芥薄荷粥

【组成】荆芥、淡豆豉各 10g，薄荷 5g，粳米 100g。

【制作】取荆芥、薄荷、淡豆豉煮沸 5 分钟,取汁,去渣;取粳米煮粥,待粥将熟时,加入药汁,同煮为稀粥。

【用法用量】温热服,每日 2 次,2～3 日为 1 个疗程。

【功效与主治】发汗解表,清利咽喉,退热去烦。适用于外感风寒表证,兼有化热之象。症见感冒初期发热恶寒、头痛、烦热不眠、咽喉牙痛以及面瘫等。

【方解】本方所治之证,为外感风寒表证,兼有化热之象。方中荆芥发汗祛风解表,为主药。薄荷疏散风热,清利咽喉;淡豆豉解表除烦,共为辅药。粳米益胃护津。四药配伍,共奏发汗解表、清利咽喉、退热去烦之功。

【临床应用】用于上呼吸道感染、面神经炎等属于风邪外侵者。

【附方】川芎荆穗露:由川芎 100g,荆芥穗 200g 组成。先将川芎饮片、荆芥穗洗择干净,置锅内加适量水,中火共沸,文火蒸馏收集馏出液,约 1000ml 即可。每次服 20ml,每日 2 次。本功效为解表散风。适用于外感风寒,偏、正头痛等症。

## 鲜葱白粥

【组成】新鲜连根葱白 2 茎,淡豆豉 10g,粳米 60g,盐少许。

【制作】将连根葱白洗净,切成 3cm 长的节段,粳米淘洗干净,备用;将粳米放入砂锅内,加适量水,置武火上烧沸,再用文火熬煮至五成熟时,加入新鲜连根葱白、盐、淡豆豉,继续煮至粳米熟烂,即成。

【用法用量】温热服,每日 2 次,2～3 日为 1 个疗程。

【功效与主治】发汗解表。适用于外感风寒表证初起,症见恶寒发热、无汗头痛、鼻塞等。

【方解】本方所治之证,为风寒外束肌表所致。方中葱白味辛性温,归肺、胃经,有发汗解表、散寒通阳之功,为本方的主药。淡豆豉解表,除烦,为辅药。佐以粳米益护胃气,盐调味。诸药配伍,共奏发汗解表之功。

【临床应用】用于上呼吸道感染属于风寒证型者。

【附方】

(1)葱豉酒:由葱白 3 茎,豆豉 15g,白酒 300ml 组成。先取葱白洗净,切成 2cm 长的段,与豆豉一同置锅内,加白酒,文火煮至沸,保持 30 分钟,过滤留汁去渣,即可。每日分早、晚 2 次温服,每 2 日 1 剂。本药膳功效为宣通卫气,发散风寒。适用于外感风寒,无汗,头痛等症。

(2)豉汤:由豆豉 30g,葱白 3 茎,生姜 10g 组成。先将葱、姜分别洗净,拍破与豆豉同置砂锅内,加水 500ml,同煮至 200ml 为止,取汁。每剂分 2 次温服。本药膳功效为解表散寒。适用于妊娠外感风寒,头身疼痛,恶寒发热之轻症。使用时应中病即止。

## 姜糖紫苏叶饮

【组成】生姜 15g,紫苏叶、红糖各 10g。

【制作】将生姜洗净、切丝,紫苏叶洗净,合并装入茶杯中,开水冲泡,盖上盖,闷 10 分钟,调入红糖搅匀,即可。

【用法用量】趁热顿服,每日 2 次,2～3 日为 1 个疗程。

【功效与主治】解表散寒,温中和胃。适用于外感风寒,脾胃不和所致的头痛、恶寒发热、胸闷不舒、脘腹胀满、恶心呕吐等。

【方解】本方所治之证,为外感风寒、脾胃气滞、胃气上逆所致。方中生姜辛温,既能发汗解表以散风寒,又具温中和胃、降逆止呕之功,且止呕之功优良,孙思邈称之为"呕家圣药",本方重用为主药;辅以辛温之紫苏叶行气宽中,和胃止呕。佐以红糖温中暖胃并调味。三品合用,共奏解表散寒、温中和胃之功。

【临床应用】用于上呼吸道感染属于风寒表证者,对胃肠型感冒尤为适宜。

【使用注意】宜温服。

【附方】姜糖饮:由生姜 10g,红糖 15g 组成。先将生姜洗净,切丝,开水闷泡 15 分钟,文火熬 2～3 分钟,加红糖调味。趁热顿饮,饮后盖被取微汗。本药膳功效为发汗解表,祛风散寒。适用于风寒感冒初起,发热恶寒、头痛身疼、鼻流清涕、无汗等症。

### 五神汤

【组成】紫苏叶、荆芥、茶叶各 6g,生姜 2g,冰糖 25g。

【制作】取生姜洗净,切成薄片,同荆芥、紫苏叶、茶叶一起放入干净的砂锅内,加入清水约 500ml,用文火烧沸约 5 分钟,滗出汁,再加清水煎煮一次,两次取汁约 500ml,用 4 层纱布过滤,取得澄清药液装在洁净的容器内;另取砂锅添加清水约 50ml,文火烧沸后加入冰糖溶化,趁热用 4 层纱布过滤,再把糖汁兑入药液内,搅匀即成。

【用法用量】温服,每日 1 剂,分 3 次服,2～3 日为 1 个疗程。

【功效与主治】解表散寒,行气止呕。适用于外感风寒,脾胃不和所致的恶寒发热、头痛、鼻塞、呕吐、咳嗽等症。

【方解】本方所治之证,为风寒袭表,卫阳被遏,脾胃失和所致。方中紫苏叶、生姜、荆芥皆为辛温之品,其中紫苏叶、生姜既能发散风寒,又能行气宽中止呕,为本方的主药。荆芥长于祛风解表,为本方的辅药。佐以冰糖调味,助发汗,入茶叶利用其寒下之性,使温而不燥,升而有降,又可悦神爽志。诸品合用,共奏解表散寒、行气止呕之功。

【临床应用】用于上呼吸道感染属于风寒表证者,对胃肠型感冒尤为适宜。

### 生姜粥

【组成】鲜姜 6g,大枣 2 枚,粳米 60g。

【制作】将生姜、大枣、粳米洗净,生姜切片;淘洗干净的粳米置于砂锅内武火烧沸,再用文火熬煮至七分熟烂,加入生姜、大枣继续烧沸,至熟烂为止。

【用法用量】温热服,每日 2 次,2～3 日为 1 个疗程。

【功效与主治】发散风寒,补气和中。适用于脾胃虚弱之人外感风寒所致的头痛鼻塞、反胃、呕吐清水等症。

【方解】本方所治之证,为脾胃虚弱之人外感风寒,胃失和降所致。方中生姜味辛性温,归肺、脾经,可发汗解表、温中止呕,为方中主药。大枣补脾益胃为辅,佐以粳米护胃气。三药共用,可使风寒邪气得祛,脾胃之气得补,诸症可除。

【临床应用】用于胃肠型感冒属于外感风寒证型者。

【附方】

(1)姜茶:由生姜、草茶各 6g 组成。取生姜洗净切片,与草茶共置砂锅内,加水适量共煎,沸后保持 20 分钟,过滤去渣留汁。代茶频饮,每日 1 剂。本药膳功效为发汗解表,温中止呕。适用于感受风寒或雨淋水浸之后引起的畏寒发热、腹部冷痛等症。

(2)五合茶:由生姜 6g,葱白(连须)2 茎,核桃 3g,红糖 20g,霍山茶适量组成。取生姜、葱白(连须)洗净,捣烂,核桃捣碎,置一适宜容器内,加红糖、霍山茶,用滚开水冲泡。趁热代茶饮用,取微汗即可。本药膳功效为发散风寒。适用于感受风寒、头痛鼻塞、身体困痛等症。

## 麻黄豆豉粥

【组成】麻黄、荆芥、栀子各3g,葛根、生石膏各10g,淡豆豉15g,生姜(切片)10g,葱白2茎,粳米100g。

【制作】取生石膏打碎,先煎30分钟,再加入栀子、淡豆豉、荆芥、葛根共煎20分钟,最后加入麻黄、葱白、生姜同煎10分钟,去渣留汁;取粳米置于锅内,加适量水,先用武火烧沸,再用文火保持微沸,熬至八成熟时,加入上述药汁,继续煮至熟烂即成。

【用法用量】趁热服用,每日2次,2~3日为1个疗程。

【功效与主治】解表散寒,内清郁热。适用于外感风寒表实兼有内热之证,症见恶寒发热、无汗、头痛、咽痛、烦躁。

【方解】本方所治之证,为风寒束表,内有郁热所致。方中以麻黄、淡豆豉为主药,发汗解表,宣散郁热。辅以荆芥、葛根、生姜、葱白祛风解表,栀子、生石膏清热除烦。佐以粳米甘平益胃和中。诸药配伍,共奏解表散寒、内清郁热之功。

【临床应用】用于上呼吸道感染属于外寒内热证型者。

【附方】

(1)三拗粥:由麻黄、甘草各3g,杏仁9g,粳米100g,红糖适量组成。取麻黄、杏仁、甘草水煎,取汁去渣,备用;取粳米淘洗干净,加水熬粥至五分熟烂后,兑入药汁,继续熬至熟烂即可。温热服食。服时兑入红糖,每日2~3次,3~5日为1个疗程。本药膳功效为疏风散寒,宣肺止咳。适用于外感风寒之感冒、咳嗽等症。使用时外感风热咳嗽者忌用。

(2)青椒炒豆豉:由青椒、豆豉各250g,食油、盐适量组成。先分别炒青椒、豆豉,再将青椒与豆豉拌匀略炒,佐餐食用。本药膳功效为辛温解表。适用于风寒感冒者。制作时青椒不可过炒。

## 薏米防风饮

【组成】薏苡仁30g,防风10g。

【制作】将薏苡仁淘洗干净,置砂锅内,加水适量,武火烧沸,文火熬至七八成熟;取防风洗净,切片,放入已七八成熟的粥锅内,沸后,用文火熬至熟烂,去渣,稍晾凉,即成。

【用法用量】温热服,每日2次,2~3日为1个疗程。

【功效与主治】解表祛湿。适用于外感风寒湿邪所致的恶寒发热、无汗、头痛身重等症。

【方解】本方所治之证,为风寒湿邪入侵,外邪束表,卫阳被遏,皮毛闭塞所致。方中防风味辛甘,性温,长于祛风解表,胜湿止痛,为主药。"治湿不利小便,非其治也",故配以薏苡仁利水渗湿,使湿从小便而去。制成粥饮,更有助散寒解表除湿之药。二药合用,共奏祛风解表、散寒祛湿之功。

【临床应用】用于上属于风寒挟湿者。

【附方】防风粥:由防风10g,葱白2茎,粳米100g组成。先取防风、葱白煎煮至沸,改用文火,保持微沸30分钟,去渣留汁;再取粳米熬粥,待熬至八成熟时将上述药汁兑入,煮至熟烂即可。趁热服用。每日2次,2~3日为1个疗程。本药膳功效为祛风解表,胜湿解痉。适用于风寒感冒,风寒湿痹。

# 第二节　发散风热药膳

## 薄荷粥

【组成】鲜薄荷 30g,粳米 100g。

【制作】将薄荷洗净,放入砂锅内,加水适量,煎煮 5～10 分钟,去渣,留汁待用;将粳米淘洗干净,置砂锅中加入清水适量,武火上烧沸,用文火煮至七八成熟时加入薄荷汁,继续煮至熟烂即成。

【用法用量】温服,每日 2 次,2～3 日为 1 个疗程。

【功效与主治】疏散风热,清利头目。适用于外感风热所致的发热、头痛、目赤、咽喉肿痛等症。

【方解】本方所治之证,为风热上犯所致。方中薄荷性味辛凉,气味芳香,质轻上浮,归肝、肺二经,长于疏散风热,清利头目,为本方的主药。配以粳米益气护胃,并助药势,可视为辅佐之品。二者合用,共奏疏散风热、清利头目之功。

【临床应用】用于上呼吸道感染属于风热证型者。

【使用注意】薄荷不可久煮。

## 菊芎茶膏粥

【组成】菊花、川芎、石膏、茉莉花茶各 3g,粳米 50g。

【制作】石膏先煎 40 分钟,再加入川芎煎煮 30 分钟,分取煎液,备用;取淘洗干净的粳米置砂锅内,加入上述煎煮之药液武火烧沸,文火煮至五成熟烂时,加入菊花、茉莉花茶,再保持微沸至熟烂,滤去花渣即得。

【用法用量】温热服,每日 2 次,2～3 日为 1 个疗程。

【功效与主治】疏风止痛,清利头目。适用于外感风热所致的头痛、发热、头晕目眩等症。

【方解】本方所治之证,为风热上犯头部、清阳之气被阻遏所致。方中菊花轻清疏散,长于疏风清热,清利头目。川芎有祛风止痛之功,为治头痛的要药。菊花、川芎共为主药。石膏辛甘大寒,助清热之力,为本方的辅药。佐以茉莉花茶芳香上达,清利头目。粳米甘平养胃,以防寒凉太过伤脾胃。诸品合用,共奏疏风止痛、清利头目之功。

【临床应用】用于偏头痛、血管神经性头痛等属于风热证型者。

【使用注意】石膏为矿物类药材,应先煎。

【附方】

(1)菊花粥:由菊花末 15g,粳米 60g 组成。将菊花去蒂,蒸后晒干或阴干,然后磨成细末,备用;将粳米淘洗干净,放入砂锅内,加水适量,用武火烧沸,用文火熬煮至半熟,再加入菊花细末,继续用文火熬熟,趁温热服,每日 2 次,2～3 日为 1 个疗程。本药膳功效为疏散风热,清肝明目。适用于外感风热所致的发热、头痛、鼻塞流涕、目赤肿痛等症。

(2)菊花茶:由干菊花 5 枚,冰糖适量组成。将干菊花用适量沸水闷泡 25～30 分钟,加入适量冰糖,即可代茶频饮。本药膳功效为祛风,清热,解毒,明目。适用于外感风热之感冒。

## 桑菊酒

【组成】桑叶、菊花、杏仁、连翘各 30g,薄荷 10g,桔梗 20g,芦根 35g,甘草 10g。

【制作】取上述诸药酌情捣碎,用米酒 1000ml 浸于瓶中,封口。5 天后去渣取汁即可。

【用法用量】早、晚各服 1 次,每次约 15ml。

【功效与主治】疏散风热,宣肺止咳。适用于外感风热所致的咳嗽、身微热、口微渴等症。

【方解】本方所治之证,为风热犯肺,肺气失宣所致。方中桑叶味甘苦,性寒,主归肺经,能透毛窍,散风热,宣肺止咳;菊花气清上浮,清散上焦风热,二者共为主药。杏仁肃肺止咳,桔梗宣肺止咳,二者一降一升,使肺气的宣发肃降正常。薄荷辛凉发散,助桑叶、菊花散上焦风热,三者共为臣药。连翘疏散风热并清热解毒,芦根清热生津而止渴,共为佐药。甘草调和药性,是作使药之用。诸品合用,共奏疏散风热、宣肺止咳之功。

【临床应用】用于流行性感冒、急性支气管炎、上呼吸道感染等属于风热犯肺证型者。

【使用注意】本方为酒剂,身热较甚、目赤肿痛者不宜服用。

### 桑菊茅竹饮

【组成】桑叶、菊花各 5g,竹叶、白茅根、薄荷各 30g。

【制作】取桑叶、竹叶、白茅根三味水煎至沸,取沸水冲泡菊花、薄荷即得。服时加白砂糖等调味品于上述制得的菊花、薄荷与水混合液中,即可服用。

【用法用量】作饮料不拘时服。

【功效与主治】疏散风热,清肝明目,清心利尿。适用于外感风热,心肝火热所致的发热、头痛、目赤肿痛、咽痛、烦热口渴、小便短赤涩痛等症。

【方解】本方所治之证,为风热上扰,清阳郁遏,肝经风热,兼有心经火热所致。方中桑叶、菊花皆性凉,归肺、肝经,有发散风热,清肝明目之功,为主药。辅以薄荷发散风热,清头目,利咽喉。竹叶甘淡,有清心除烦、利尿之功;白茅根清热利尿,与竹叶共用,能引热从小便而去,为佐药。诸药配伍,共奏疏散风热、清肝明目、清心利尿之功。

【临床应用】用于上呼吸道感染、急性咽喉炎、急性扁桃体炎、红眼病、泌尿系统感染等属于风热上犯或心肝热盛证型者。

【附方】

(1)银花饮:由薄荷、金银花各 10g,蜂蜜 250g 组成。将金银花、薄荷置于砂锅内,加清水烧沸 3 分钟取汁,如此方法再取汁 1 次,合并两次药汁,放入砂锅内烧沸,兑入蜂蜜,搅匀代茶频饮。本药膳功效为辛凉解表,清热解毒。适用于风热感冒。

(2)银花芦根饮:由金银花 30g,鲜芦根 60g,薄荷 10g 组成。将金银花、鲜芦根置于砂锅内,加水 500ml,先煎 15 分钟,入薄荷再煮沸 3 分钟,滤去渣,加白砂糖调味温服。每日 2 次,2～3 日为 1 个疗程。本药膳功效为疏风解表,清热止渴。适用于风热感冒者。

### 桑菊浙贝茶

【组成】桑叶 100g,菊花、浙贝母各 50g。

【制作】桑叶、菊花、浙贝母三药共研为粗末,用纱布袋分装,每袋 15g。沸水冲泡即可。

【用法用量】温服,每次 1 袋。

【功效与主治】疏散风热,化痰止咳。适用于外感风热所致的发热、头痛、鼻塞流涕、咳嗽痰多等症。

【方解】本方所治之证,为外感风热,肺失清肃所致。方中桑叶发散风热,清肺止咳,为主药。菊花助桑叶宣散肺经风热,为辅药。更佐苦泄寒清之浙贝母化痰止咳。诸药配伍,共奏疏散风热、化痰止咳之功。

【临床应用】用于上呼吸道感染、急性气管-支气管炎等属于风热犯肺证型者。

【附方】薄荷桑叶酒：由鲜薄荷 20g，桑叶 10g，葛根 3g，黄酒 1000ml 组成。将鲜薄荷、桑叶、葛根酌情捣碎，加水适量，煎煮 30 分钟，加入黄酒继续煎煮至沸，过滤去渣，留汁，置密闭容器内，浸泡 3～5 天，过滤去渣，取汁即可。每次服 30ml，每日 2 次。本药膳功效为疏散风热，解肌明目。适用于流行性感冒者。

### 葛根粥

【组成】葛根粉 30g，粳米 50g。

【制作】粳米洗净浸泡一夜，与葛根粉同入砂锅内，加水 500ml，用文火煮至米熟粥稠即可。

【用法用量】不拘时稍温食用。

【功效与主治】解肌透表，清热生津。适用于伤风感冒、发热恶寒、头痛项强、心烦口渴等症。

【方解】本方所治之证，为外感风寒表证所致。方中重用性凉、味辛，归脾、胃经之葛根，其具有发表解肌、解热生津之功，为方中之主药。粳米护益胃气，葛根配伍，共奏清热除烦、生津止渴、解肌透表之功。

【临床应用】用于外感发热头痛，风寒所致的项背强痛；脾胃阳气不足之湿热泻痢或脾虚泄泻；热病所致的心烦口渴；麻疹初期的发热畏寒，疹出不畅等症。

### 清热止嗽茶

【组成】桑叶、菊花、炙枇杷叶(包)各 6g，酒黄芩 3g，鲜芦根 10g，陈皮 3g，焦枳壳 4.5g。

【制作】将枇杷叶用纱布包，其余共制粗末，水煎取汁即可。

【用法用量】代茶不拘时频频温饮。

【功效与主治】疏散风热，清泄肺热，化痰止咳。适用于外感肺热所致的发热咳嗽、色黄黏稠痰、口渴咽痛、大便干结、舌尖红、苔薄白、脉浮数等症。

【方解】本方所治之证，为外感风热，风热犯肺所致。方中桑叶、菊花辛凉解表，疏散风热，为主药。辅以枇杷叶苦泻清肺，化痰止咳；黄芩、芦根清解肺热，生津利咽。更佐以陈皮、枳壳理气化痰。诸药配伍，共奏疏散风热、清泻肺热、化痰止咳之功。

【临床应用】用于上呼吸道感染、急性气管-支气管炎或慢性支气管炎急性发作、急性肺炎早期的辅助治疗。

# 第三节　扶正解表药膳

### 五果茶

【组成】核桃 10 个，银杏 15 个，大枣 7 枚，生板栗(留外皮)7 个，生姜 5g。

【制作】将上述各物洗净，生姜切丝。先将核桃、银杏、生板栗(带皮)置砂锅内，沸水煮20 分钟；然后放入大枣、生姜于沸水砂锅内浸泡 10 分钟，即得。

【用法用量】取上述制品，滤取汁液代茶频饮。

【功效与主治】扶正解表，宣肺止咳。适用于年老体虚之人外感风邪所致的咳嗽、气喘等症。

【方解】本方所治之证，为年老体虚之人外感风邪，肺气失宣所致。年老体虚之人以肾虚、气血不足多见，治宜扶正祛邪兼顾。方中核桃补肺气，定喘嗽，为本方的主药。银杏敛肺止咳平喘，生板栗补肾固本，大枣补气养血，生姜发汗解表、温肺止咳。诸药配伍，共奏扶正解表、宣肺止咳之功。

【临床应用】用于急、慢性支气管炎而有正虚者。

### 葱白香菇乳汁汤

【组成】葱白 1 茎，香菇 1 枚，乳汁 30ml。

【制作】葱白、香菇洗净切段，放于砂锅中，加适量水先用武火烧沸，然后文火保持微沸，至葱白、香菇熟烂，去渣，取汁，兑入乳汁内，即成。

【用法用量】温服，每日 1 剂，2 日为 1 个疗程。

【功效与主治】扶正解表散寒。适用于新生儿外感风寒所致的鼻塞流涕、气粗等症。

【方解】本方所治之证，为新生儿感受风寒，鼻窍受阻，通气不畅所致。治宜解表散寒以通窍。方中葱白为主药，其味辛、性温，有解表散寒之功。新生儿脏腑娇嫩，形气未充，抗御外邪之力弱，宜扶正以托邪外出。故辅以香菇补气健脾，和胃益肾，先、后天同补；乳汁滋补强壮。三品合用，共奏扶正、解表、散寒之功。

【临床应用】用于新生儿感冒属于风寒证型者。

【使用注意】宜现制现用。

【附方】糯米人参粥：由人参 3g，葱白 2 茎，薄荷 5g，糯米 250g 组成。取人参去芦头，适当破碎，置砂锅内，加水适量，煎煮至沸 30 分钟，加入切成 2cm 长的葱段、薄荷至微沸，保持 5 分钟，过滤弃渣留汁，备用；取淘洗干净的糯米，加水适量熬煮至八成熟，兑入上述药汁，继续熬至熟烂即成。温热服用，每日早、晚各服 1 次。本药膳功效为散寒解表，扶正补虚。适用于体虚者外感风寒或风热所致感冒者。

### 人参薄荷饮

【组成】鲜薄荷叶 60 片，生姜 3g，人参 5g，生石膏 30g，麻黄 2g。

【制作】取生石膏打碎，置砂锅内，加水适量，武火至沸，文火保持微沸 30 分钟；再加入去掉芦头的、经适当破碎的人参和切成薄片的生姜，共沸 20 分钟；最后加入麻黄和鲜薄荷叶共沸 5 分钟即成。

【用法用量】趁热代茶频饮。

【功效与主治】益气解表，疏风清热。适用于气虚之人外感风热所致的发热头痛、咽喉肿痛、咳嗽不爽等症。

【方解】本方所治之证，为气虚之人外感风热，邪郁肌表，肺中热盛所致。方中薄荷发散风热，清头目，利咽喉，用量最重，为主药。人参补气，扶正以祛邪；石膏清肺热，二者共为辅药。麻黄、生姜解表宣肺止咳，且二药辛温，与辛寒之薄荷、生石膏相配，相反相成，可防寒凉太过伤正，为佐药。诸品合用，共奏益气解表、疏风清热之功。

【临床应用】用于气虚之人上呼吸道感染、流行性感冒、急性支气管炎、肺炎等属于风热犯肺者。

【使用注意】脾胃虚寒及外感无虚者勿用。

### 葱豉炖豆腐

【组成】葱白 3 茎,淡豆豉 20g,鲜豆腐 250g。

【制作】葱白洗净,切成 2cm 长的段,备用;取鲜豆腐置锅内,加水适量,武火至沸,文火保持微沸 30 分钟,加入葱白和淡豆豉,保持微沸 5 分钟即成。

【用法用量】趁热服食,服后覆被取微汗。

【功效与主治】祛风解表,益气和中。适用于脾胃虚弱者感受风邪所致的头痛、恶寒微热、鼻塞流涕等症。

【方解】本方所治之证,为脾胃虚弱者感受风邪,卫气被郁,开合失司所致。方中葱白、淡豆豉均入肺经,为发汗解表而设,可视为主药。鲜豆腐益气和中,为脾胃虚弱而设,可视为辅品。主辅合用,辛散而不燥烈,无过汗伤津之弊;扶正而不滞邪,无闭门留寇之虑。三者合用,共奏祛风解表、益气和中之功。

【临床应用】用于脾胃虚弱者之伤风感冒。

【使用注意】本方药力较弱,感冒重症不宜用。

 **目标检测**

1.什么是解表药膳? 其可分为几类?

2.请说出鲜葱白粥、菊苣茶膏粥、葱豉炖豆腐的功效及主治、方解和使用注意。

3.请为一位外感风寒患者设计一个药膳配方,列出此方的组成、制作方法、方解、使用注意,并自己烹制出此药膳。

# 第二章　清热药膳

## 学习目标

【学习目的】通过对清热药膳的学习，为合理使用清热药膳治疗各类热性病证奠定基础。

【知识要求】①掌握翠衣凉茶、竹叶粥、七鲜汤、生石膏粥、银翘甘草露、鲜马齿苋粥、灯心竹叶饮、青蒿鳖甲粥、银连知母粥、地骨皮饮、双母蒸甲鱼的组成、制作、用法、功效与主治、方解、临床应用等知识。②熟悉清热药膳的配方规律。

【能力要求】①运用药膳学有关知识，学会初步制作清热药膳，了解药物和食物的结合方式。②通过实践，学会分析清热药膳方剂的组方意义，掌握制作方法。

清热药膳是以寒凉的药物和食物组成，具有清解暑热、清退里热作用，主要用于治疗热性病证的药膳。

"热"乃中医之术语。中医理论认为，温盛为热，热极为火，温、热、火三者同属一性，只是程度不同而已。清热药膳治疗的热证多属里热证。其成因无非外感、内生两类，外感六淫，入里化热；五志过极，脏腑偏盛，均可化火，从而引起里热证。

里热证的治疗根据"热者寒之""温者清之"立法，由于热证的致病因素、疾病表现阶段和所在部位不同，疾病的性质尚有虚、实之异，因此，清热药膳可分为清热祛暑药膳、清热解毒药膳、清脏腑热药膳、清退虚热药膳四类。

清热祛暑药膳是具有祛除暑邪作用，治疗盛夏感暑所致的暑病的药膳。暑为夏季的主气，乃火热所化，古人指出："暑本夏月之热病"。暑病以身热烦渴、汗出体倦为主症，并常挟有气津两伤，或挟湿、挟表寒的临床表现；治宜清热祛暑，兼以益气生津、利湿、解表。因此，清热祛暑药膳多由清热祛暑、祛暑益气、祛暑利湿、祛暑解表之品组成，药食常选竹叶、荷叶、藿香、苦瓜、梨等，药膳方如翠衣凉茶、竹叶粥、七鲜汤等。

清热解毒药膳是具有清解火邪热毒作用，治疗瘟疫、温毒或疮疡疔毒等热深毒生之证的药膳。其主要表现为烦躁，吐衄发斑，或头面红肿，或口糜咽痛等；或为外科之痈疽疔疮等。治宜清热泻火解毒。因此，清热解毒药膳多由清热泻火、清热解毒之品组成，药食常选绿豆、金银花、连翘等，药膳方如银花绿豆茶、绿豆粥、银翘甘草露、银花青叶饮等。

清脏腑热药膳是具有清泻脏腑火热作用，治疗热邪偏盛于某一脏腑而产生的火热证的药膳。其临床表现根据热邪偏盛某一脏腑而有所不同，故治法也因热在不同脏腑而有所区别。药膳多由清泻肺胃火热、清心利尿、清热止痢之品组成，药食常选石膏、竹叶、马齿苋、苦瓜、金银花等，药膳方如连梅止痢茶、生石膏粥、鲜马齿苋粥、灯心竹叶饮等。

清退虚热药膳是具有清虚热、退骨蒸作用，治疗热病后期，邪热未尽，阴液已伤，热留阴分，或肝肾阴虚所致的虚热证的药膳。其主要临床表现为夜热早凉、热退无汗、骨蒸潮热、手足心热或久热不退、舌红少苔等。治宜养阴清热。因此，清退虚热药膳多由滋阴透热之品组成，药食常选青蒿、鳖甲、地骨皮、生地黄、知母等,药膳方如青蒿鳖甲粥、银连知母粥、地骨皮饮、双母蒸甲鱼等。

本药膳的应用原则是一般应在表证已解、热已入里,或里热虽盛而尚未结实的情况下使用。例如,邪热在表,应当解表;里热已实,则宜攻下;表邪未解,里热已成,又宜表里双解。总之,应用本药膳时应辨证准确,方能奏效,否则不但无效,还可能变生他疾。

本药膳性质寒凉,易伤脾胃,脾胃虚弱、食少便溏者慎用,并应注意中病即止,以防克伐太过,损伤正气。

# 第一节　清热祛暑药膳

## 翠衣凉茶

【组成】鲜西瓜皮 9g,赤芍 6g,炒栀子 3.6g,黄连、甘草各 1g,白砂糖 10g。

【制作】将鲜西瓜皮、赤芍、炒栀子、甘草放入砂锅内,加入适量清水,武火加热至沸,换成文火微沸 20 分钟,加入白砂糖即可。

【用法用量】代茶饮,每日 1 剂。

【功效与主治】清解暑热。适用于中暑轻证,症见头昏脑痛、身热面红、精神不振、汗出、口渴等。

【方解】本方所治之证,为外感暑热,上犯清窍,内扰心神,蒸腾津液所致。方中西瓜皮既长于清热解暑,又有利尿之功,可引暑热从小便而去,故为主药。栀子、黄连均为苦寒之品,长于清心火,故为辅药。佐以赤芍清热凉血以助清解暑热。甘草调和药性,为使药。白砂糖调味。诸品合用,共奏清解暑热之功。

【临床应用】用于先兆中暑、轻证中暑者。

## 竹叶粥

【组成】竹叶 50 片,石膏 90g,白砂糖 50g,粳米 100g。

【制作】将竹叶用清水洗净后,切成 3～5cm 长的节段,备用。置石膏于砂锅内,加水约 2000ml,武火至沸,文火保持微沸 30 分钟,再下竹叶同煎 30 分钟,滤出药汁,静置、放冷、澄清后再过滤取汁,备用。将粳米淘洗干净后倒入砂锅内,加入上述药汁,用文火徐徐煮粥至烂熟即可。

【用法用量】食用时加入白砂糖搅匀即成。每日分 2 次或 3 次食用,病愈即止。

【功效与主治】清热祛暑,除烦止渴。适用于夏日伤暑所致的身热口渴、头目不清、昏眩微胀、心烦尿赤、小便不利或呕吐泄泻等。

【方解】本方所治之证,为夏感暑邪,暑热入里所致。方中竹叶甘润寒清,主归心经,长于清心火而除烦。暑气通于心,此处用之,甚为合拍。同时,竹叶尚有生津、利尿之功,兼治暑热伤津所致的口渴,并导热下行以祛暑,为方中主药。石膏辛、甘,大寒,为清热泻火、除烦止渴之要药,与主药相配,暑热得解,烦渴可止,为辅药。粳米、白砂糖均味甘,入脾胃,有养胃和中之功,防止主药、辅药寒凉太过伤脾胃。白砂糖还能调味、生津,与粳米共为方中佐药。诸品合用,共奏清热祛暑、除烦止渴之功。

【临床应用】用于外感高热、中暑者。

【使用注意】脾胃虚寒或阴虚发热者不宜用。制备时石膏应打碎先煎,竹叶应后下。

## 七鲜汤

【组成】鲜藿香、鲜佩兰、鲜荷叶、鲜地黄、鲜石斛各 6g,鲜何首乌 5g,鲜梨汁 10g,白砂糖适量。

【制作】将鲜藿香、鲜佩兰、鲜荷叶、鲜地黄、鲜何首乌、鲜石斛洗净,分别切片、节,备用;先将鲜地黄、鲜何首乌放入砂锅内,加入清水,武火至沸,换成文火微沸 15 分钟;再加入鲜藿香、鲜佩兰、鲜荷叶、鲜石斛等武火烧沸,换成文火微沸 5 分钟,滤汁,兑入梨汁中,搅匀,加入白砂糖即可。

【用法用量】每日 2 次,2 日或 3 日为 1 个疗程。

【功效与主治】解暑化湿,生津止渴。适用于暑热挟湿证,症见身热汗出、烦渴引饮、精神疲惫、四肢困倦、胸满气短、不思饮食、大便溏泻、脉洪而缓等。

【方解】本方主治之证,为暑热挟湿,暑热伤津,湿困脾胃所致。方中藿香、佩兰皆辛散芳香入脾胃,长于解暑化湿,为主药。荷叶清暑利湿,引暑湿从小便而去;生地黄清热养阴,生津止渴,与荷叶共为辅药。石斛、梨汁为清热养阴生津而设,何首乌助散暑热,白砂糖调味,共为佐药。诸品合用,共奏解暑化湿、生津止渴之功。

【临床应用】用于夏日中暑属于湿热困脾证型者。

【使用注意】该药膳宜现用现配,不可放置过久。

【附方】

(1)藿香粥:由藿香 15g,粳米 100g 组成。将藿香洗净,放入锅内,煎熬 5 分钟,取藿香汁待用;将粳米淘洗干净,加入砂锅内,加水适量,置武火上烧沸,再用文火熬煮,待粥将熟时,加入藿香汁,再煮沸后即成。每日 2 次,2 日或 3 日为 1 个疗程。功效:解暑,止呕。适用于暑湿所致的呕吐、泄泻。

(2)藿香甘菊茶:由藿香、甘菊花、生甘草各 10g,茶叶 9g 组成。取上述各药料,洗择干净,置适宜容器内,用开水冲泡,代茶频饮。本药膳功效为解暑清热,化湿止呕;适用于预防中暑及暑湿证。

## 荷叶冬瓜汤

【组成】鲜荷叶 50g,鲜冬瓜 250g,盐适量。

【制作】取鲜荷叶、鲜冬瓜洗净,共同置锅内,加水适量,熬汤至熟,加盐调味即可。

【用法用量】食冬瓜,饮汤,每日 2 次,1～3 日为 1 个疗程。

【功效与主治】祛暑利湿。适用于暑温、湿温病所致的发热烦闷、头痛口渴、尿赤或小便不利等症。

【方解】本方所治之证,为暑温、湿温入侵,心经热盛,水湿内停,膀胱气化不利所致。方中荷叶以清暑利湿见长,为主药。冬瓜甘、淡,性凉,功善清热利尿,为辅佐药。二者合用,共奏祛暑利湿之功。

【临床应用】用于中暑受湿证,以及泌尿系感染属于湿热者。

【使用注意】荷叶、冬瓜均应新鲜。

【附方】荷叶粥:由鲜荷叶 1 张,粳米 100g,冰糖适量组成。将鲜荷叶洗净,切成 3cm×3cm 的方块,放入砂锅内,加水适量,置武火上烧沸,移文火上煎煮 10～15 分钟,去渣,留汁待用;粳米淘洗后,放入砂锅内,将荷叶汁倒入锅中,加入冰糖、水适量,熬煮成粥,即成。每日 2 次,2 日或 3 日为 1 个疗程。本药膳功效为解暑热,降血脂;适用于夏天感受暑热、胸闷烦渴、小便短赤等症以及高脂血症。

### 双衣茶

【组成】绿豆衣、扁豆衣各 5g。

【制作】取绿豆衣、扁豆衣置砂锅内,加水适量,中火煎煮,煮沸 5 分钟,过滤弃渣留汁即可。

【用法用量】代茶频饮。

【功效与主治】清热解暑,化湿利尿。适用于预防中暑或暑温、暑湿证,症见烦渴、尿赤、食欲不振、呕吐、泄泻等。

【方解】本方所治之证,为暑热所伤或暑湿内停所致。方中绿豆衣清解暑热,利尿泻热;扁豆衣消暑化湿。二药合用,共奏清热解暑、化湿利尿之功。

【临床应用】用于预防中暑及中暑挟湿者。

# 第二节　清热解毒药膳

### 金银花绿豆茶

【组成】金银花 30g,绿豆 15g,甘草 3g。

【制作】将绿豆淘洗干净,放入砂锅内,加水适量,用武火烧沸,再用文火煎熬,直至烂熟;加入金银花、甘草继续微沸 10 分钟,去渣留汁即可。

【用法用量】代茶频饮。

【功效与主治】清热祛暑,解毒消肿。适用于热毒壅盛所致的疮痈肿毒,尤其是暑疖、烦渴等症。

【方解】本方所治之证,为感受暑湿,湿性郁遏,暑热不得外达,郁闭于内,气血壅滞,腐血坏肉所致。方中主药金银花为清热解毒的要药,对金黄色葡萄球菌等有明显的抑制作用,可用于痈肿疔毒的治疗。绿豆清解暑湿,是治暑病的绝好食品,在方中起辅药的作用。甘草具清热解毒之功,与金银花有协同作用,是佐使之药。上三味,共奏清热祛暑、解毒消肿之功。

【临床应用】临床既用于暑疖初期、化脓期的治疗,也用于复发性暑疖的预防。

### 绿豆粥

【组成】绿豆 25g,粳米 100g,冰糖适量。

【制作】将绿豆、粳米淘洗干净,放入砂锅内,加水适量,用武火烧沸,再用文火煎熬,直至烂熟;将冰糖汁兑入粥内,搅拌均匀即成。

【用法用量】早、晚各服 1 次,2 日或 3 日为 1 个疗程。

【功效与主治】清热解毒。适用于热毒壅盛所致的疮痈肿毒及暑热烦渴等症。

【方解】本方所治之证,为热毒壅盛,营卫不和,经络阻塞,气血凝滞于皮肉之间;或为暑热内扰心神所致。方中绿豆味甘性寒,归心、胃二经,具有清热解毒、消暑之功。粳米护益胃气,冰糖补中调味,清热解毒而不伤正。诸品合用,共奏清热解毒之功。

【临床应用】用于脓肿以及预防中暑、中暑轻证者。

## 防疫清咽茶

【组成】板蓝根 20g,金银花、桔梗各 15g,杭菊花、麦冬各 10g,甘草 3g,茶叶 6g,冰糖适量。

【制作】上药共为细末,用纱布袋分装成 3 包。每服 1 包,沸水冲泡,放入冰糖溶解即成。

【用法用量】代茶频饮,每日 2 包,3～5 日为 1 个疗程。

【功效与主治】清热解毒。适用于热盛伤津所致的咽喉肿痛、烦渴引饮等症。

【方解】本方所治之证,为热毒壅盛,结于咽喉,热盛伤津所致。方中板蓝根苦寒清降,功善清热解毒,利咽散结,在本方重用,为主药。金银花清热解毒,桔梗宣肺利咽,辅助主药针对热盛咽喉肿痛起效。佐以杭菊花、茶叶清热解毒,麦冬养阴清热生津。甘草既清热解毒,又调和药性,为佐使药。冰糖性凉可助清热,味甘又能调味。诸品合用,共奏清热解毒之功。

【临床应用】用于急、慢性咽喉炎,扁桃体炎属于热盛伤津者。

## 橄榄萝卜饮

【组成】鲜橄榄 7 枚,鲜萝卜 250g,冰糖适量。

【制作】取鲜橄榄洗净,备用;鲜萝卜洗净,切成长 1cm、宽 0.2cm、厚 0.2cm 的块,备用;将鲜橄榄、鲜萝卜块一同投入砂锅,加水适量,煎熬至烂熟,用四层纱布过滤,取滤液,调整体积为投料量的 2 倍,兑入冰糖即可。

【用法用量】代茶频饮,每日 1 剂,3～5 日为 1 个疗程。

【功效与主治】清热解毒,利咽生津。适用于热毒壅盛所致的咽喉肿痛等症。

【方解】本方所治之证,为热毒壅盛,气道不利所致。方中橄榄专入肺经,功善清热解毒,利咽生津,鲜品更增其清热生津之效,为主药。萝卜味辛、甘,性凉,入肺、胃二经,鲜用更为甘凉多汁,功偏清热解毒生津,为辅药。佐以冰糖润肺生津,调味。三药相配,共奏清热解毒、利咽生津之功。

【临床应用】用于咽喉炎、扁桃体炎等属于热毒壅盛者。

【使用注意】方中鲜橄榄和鲜萝卜均不可过煎,否则会影响疗效。

## 银翘甘草露

【组成】金银花、连翘、芦根各 5g,甘草 3g。

【制作】取金银花、连翘置于砂锅内,加水适量,武火至沸,文火微沸 15 分钟,滤出煎液,另器收装;药渣兑入芦根、甘草,加水适量共煎,文火微沸 30 分钟,共煎 2 次,合并滤液,浓缩滤液至 100ml 时,兑入另器收装的金银花和连翘的滤液即可。

【用法用量】每日 2 次,3～7 日为 1 个疗程。

【功效与主治】疏风透热,清热解毒。适用于外感温热病所致的发热汗出、心烦、头痛、口渴、咽痛等症。

【方解】本方所治之证,为温热病邪犯肺,卫气同病所致。方中金银花味甘性寒,芳香疏散,长于清透表热;连翘味苦性寒,功偏清泻里热。二者皆主归肺经,均有疏散风热、清热解毒之功效,相须为用,更增药力,共为主药。芦根清热泻火,生津止渴,为辅药。甘草清热解毒、调和药味,为佐使药。诸药合用,共奏疏风透热、清热解毒之功。

【临床应用】用于流行性感冒、流行性乙型脑炎、流行性脑脊髓膜炎、腮腺炎、急性扁桃体炎等属于邪在卫分、气分者。

### 银花青叶饮

【组成】金银花、大青叶、板蓝根各 10g，薄荷 5g。

【制作】取板蓝根，适当破碎，与大青叶加水适量煎煮，文火保持微沸 30 分钟，加入金银花、薄荷继续微沸 10 分钟，去渣留汁即可。

【用法用量】代茶频饮。

【功效与主治】疏风清热，散结消肿。适用于风温病邪所致的痄腮，症见腮部漫肿疼痛，或伴有发热、恶寒、头痛等症。

【方解】本方所治之证，为外感风温毒邪，病邪壅阻少阳经络，郁而不散，气滞血瘀，结于腮部所致。方中用甘寒轻清之金银花疏风透邪，清热解毒，为主药。板蓝根、大青叶清热解毒，凉血消肿，为辅药。薄荷芳香上达以疏风散热，为佐药。四药合用，既可疏散风温毒邪，又能散解壅结肿胀，共奏疏风清热、散结消肿之功。

【临床应用】用于流行性腮腺炎、化脓性腮腺炎初期及中期的治疗。

【附方】

（1）大青三七茶：由大青叶、三七叶各 6g 组成。取大青叶、三七叶用沸水冲泡，不拘时代茶频饮。本药膳功效为清热解毒；适用于热盛咽喉肿痛，或中暑烦热、热痱等。

（2）地丁金花茶：由紫花地丁、金银花各 10g，茉莉花茶适量组成。取上述三料，用沸水冲泡，代茶频饮。本药膳功效为清热解毒；适用于热毒壅结所致的疮疡、乳痈等。

# 第三节　清脏腑热药膳

### 连梅止痢茶

【组成】胡黄连、乌梅肉、灶心土各 10g。

【制作】上药共研为末。

【用法用量】每次取 3～5g，以茶叶 5g 煎汤，候温送服。每日 2 次。

【功效与主治】清热燥湿，收敛止泻。适用于久泻、久痢而腹痛绵绵，大便带有黏液或有脓血，或下鲜血，虚坐努责，发热，口黏，舌淡苔腻，脉濡滑无力等症。

【方解】本方所治之证，为湿热泄泻、痢疾之失治、误治，或湿邪本重，致使病邪难除，日久伤及脾胃所致。方中以胡黄连为主药，清热解毒，燥湿止痢。乌梅肉、灶心土为辅药，二者可制约胡黄连过速之沉降，又可于清泻之中寓收敛，起到收敛止泻的作用。同时，乌梅味酸收敛止血，灶心土温中收涩止血。茶叶清热解毒，燥湿止痢（泻），还可利尿，寓"利小便以实大便"之意。四者合用，共奏清热燥湿、收敛止泻、止血之功。

【临床应用】用于湿热泄泻、痢疾日久不止，便下脓血等症的治疗。

### 生地黄粥

【组成】生地黄汁 50g，生姜 2 片，粳米 60g。

【制作】取生地黄洗净切段，绞汁备用；另取生姜切片备用；再取淘净的粳米置砂锅内，加水煮粥，待粥至五成烂熟时加入生地黄汁与生姜片，继续煮成稀粥即可。

【用法用量】分 2 次服，2 日或 3 日为 1 个疗程。

【功效与主治】清营凉血，养阴生津。适用于热入营血，血热妄行所致的高热心烦、吐衄发斑、口渴引饮以及热病伤阴所致的潮热、虚烦、口渴等症。

【方解】本方所治之证，为热入营血，心神被扰，或血热妄行，灼伤血络，或热伤阴液，阴虚内热所致。方中生地黄甘、苦，性寒，善清营分、血分之热邪，具有清热凉血、止血等功效，是治疗热入营血证和血热出血证的要药；又能养阴生津止渴，对阴虚内热证亦十分合拍；在本方重用，为主药。生姜辛散，温中和胃，可防止生地黄之性寒滋腻、易伤胃阳之弊；粳米护益胃气，共为佐品。三物合用，使全方寒而不凝，滋而不滞，共奏清营凉血、养阴生津之功。

【临床应用】用于流行性乙型脑炎、流行性脑脊髓膜炎等属于热入营血者，或结核病与其他消耗性疾病的低热属于阴虚内热者，以及出血证等属于血热者。

【使用注意】热病初起或湿温病患者不宜使用，否则容易恋邪滞湿。服用期间忌食葱、韭菜与薤白。

## 生石膏粥

【组成】生石膏、粳米各 60g。

【制作】将生石膏捣碎，置砂锅内，加水煎 15 分钟，滤去渣，备用；将粳米淘净，放入盛有生石膏汁的砂锅内，武火煮至沸，换文火熬煮至粳米熟烂，即成。

【用法用量】每日 2 次，2 日或 3 日为 1 个疗程。

【功效与主治】清热泻火，除烦止渴。适用于热邪内盛所致的头痛、高热不退、汗出、牙龈肿痛、口渴多饮等症。

【方解】本方所治之证，为肺、胃火热亢盛所致。方中生石膏辛甘大寒，归肺、胃二经，善清泻肺、胃实热，有清热泻火、除烦止渴之功，为主药。粳米护益胃气，使生石膏清泻实热而不伤正。二品同用，共奏清热泻火、除烦止渴之功。

【临床应用】用于感染性疾病，如大叶性肺炎、流行性乙型脑炎、流行性出血热、牙龈炎等属于肺胃之火亢盛者。

【使用注意】石膏应打碎先煎；石膏粥不宜久服。

## 银翘三仁酒

【组成】金银花、鲜芦根各 30g，连翘 20g，冬瓜仁 15g，瓜蒌仁 12g，杏仁、桑叶各 10g，薄荷、桔梗各 6g，生甘草 9g，黄酒 4000ml。

【制作】将各药适当破碎，加适量水煎煮，浓缩取汁，再加黄酒煮沸，离火，置密闭容器中，静置 3 天，过滤取汁，即成。

【用法用量】每次 30ml，每日 2 次。

【功效与主治】清热解毒，化痰排脓。适用于肺痈初期、中期，症见胸中作痛，咳嗽咳痰，甚时咳吐腥臭脓痰，可伴发热、恶寒、口渴、便秘等。

【方解】本方所治之证，为热毒壅肺，气血凝滞，灼津为痰，热盛肉腐成脓所致。方中金银花、芦根均甘寒入肺，其中金银花长于清热解毒，消散痈肿；芦根长于清泻肺热，祛痰排脓。二药皆重用，为主药。连翘有"疮家圣药"之称，功善清热解毒，消痈散结；冬瓜仁清肺化痰，消痈排脓；瓜蒌仁清热化痰，散结消肿。连翘、冬瓜仁、瓜蒌仁三者共为辅药。佐以杏仁、桔梗宣降肺气，止咳嗽。肺痈初期，兼见表证，又佐桑叶、薄荷轻宣透表解热。甘草调和药性，黄酒引药上行，同为使药。诸品合用，共奏清热解毒、化痰排脓之功。

【临床应用】用于肺脓疡初期、中期。

## 鲜马齿苋粥

【组成】鲜马齿苋、粳米各 60g。

【制作】取鲜马齿苋洗净，切成长 2cm 的节段，备用；另取粳米淘洗干净，放入砂锅内，加入马齿苋，加水适量，置武火上烧沸，再用文火熬煮到熟，即成。

【用法用量】每日 2 次，空腹服，2 日或 3 日为 1 个疗程。

【功效与主治】清热解毒，凉血止痢。适用于热毒所致的痢疾，症见腹痛、里急后重、下痢脓血、赤多白少等。

【方解】本方所治之证，为热毒内陷血分，下迫大肠所致。方中马齿苋味酸，性寒，入大肠经，功善清热解毒，凉血止血，止痢。粳米益胃和中。二者同用，共奏清热解毒、凉血止痢之功。

【临床应用】用于细菌性痢疾、阿米巴痢疾、溃疡性结肠炎等属于热毒内盛者。

【使用注意】鲜马齿苋宜现采现用。

【附方】马齿苋白砂糖汁：由鲜马齿苋 30g，白砂糖适量组成。取鲜马齿苋洗净，绞汁，加入冷开水约 100ml，调入白砂糖，搅匀，过滤弃渣留汁即可。每日 1 剂。本药膳功效为清热解毒，凉血消肿；适用于肠痈的治疗。脾胃虚寒、肠滑作泻者不宜服用。

## 灯心竹叶饮

【组成】灯心草 120g，竹叶 80g。

【制作】取择好的灯心草、竹叶，洗净，置砂锅内，加水适量，煎煮 2 次，每次 20 分钟，合并滤液，最后调整体积为药材量的 5 倍即可。

【用法用量】代茶频饮。

【功效与主治】清心利尿，除烦安神。适用于心火亢盛，下移小肠所致的小儿夜啼、成人心烦、小便短赤涩痛等症。

【方解】本方所治之证，为心火亢盛，热扰心神，心火下移小肠所致。方中用性寒凉，味甘淡，归心、小肠二经之灯心草，上清心火，下利小便，能使心火从下而去。配以性寒味甘之竹叶，清热除烦，利尿降火。二者相须为用，共奏清心利尿、除烦安神之功。

【临床应用】用于小儿夜啼、尿路感染等。

【使用注意】灯心草、竹叶不可过煎；所制之饮宜当天饮完。

## 平肝清热饮

【组成】龙胆草、夏枯草、甘菊花、生地黄、川芎各 3g，柴胡 2g。

【制作】取生地黄、川芎、柴胡三料，置砂锅内加水适量，武火至沸，文火保持微沸 30 分钟，加入龙胆草、夏枯草、甘菊花继续保持微沸 10 分钟，过滤弃渣留汁，即成。

【用法用量】代茶频饮，每日 1 剂。

【功效与主治】平肝阳，泻肝火。适用于肝阳上亢，肝火上炎所致的目赤肿痛、眵多黏结、头痛、口干口苦、尿赤、便秘等症。

【方解】本方所治之证，为肝阳上亢，肝火上炎，循经上扰所致。方中龙胆草、夏枯草皆苦降寒清，归肝经。其中，龙胆草大苦大寒，善泻肝火；夏枯草既长于平肝阳，又善清肝火，二者同为主药。甘菊花助夏枯草平肝阳，清肝火，为辅药。生地黄清热生津，川芎活血通滞，皆为佐药。柴胡引药入肝，为使药。诸药合用，共奏平肝阳、泻肝火之功。

【临床应用】用于急性卡他性眼结膜炎、病毒性肝炎、高血压等属于肝阳上亢或肝火上炎者。

# 第四节　清退虚热药膳

## 青蒿鳖甲粥

【组成】青蒿、知母各 6g,鳖甲 15g,生地黄 12g,牡丹皮 9g,粳米 100g。

【制作】取青蒿等五味药,置于砂锅内,水煎,武火至沸,文火保持微沸 30 分钟,滤出煎液备用;另取洗净之粳米,加入适量清水煮粥,至五成熟时,加入上述煎液,继续煮至熟烂即成。

【用法用量】根据症状轻重调整用量,重者每日 1 剂,分 2 次服;轻者减半。

【功效与主治】养阴透热。适用于温病后期,邪伏阴分证,症见夜热早凉、热退无汗、舌红少苔、能食形瘦、脉数等。

【方解】本方所治之证,为温病后期,邪热未尽,深伏阴分,阴液已伤所致。本方即青蒿鳖甲汤加粳米而成。方中鳖甲咸寒直入阴分,滋阴退虚热;青蒿芳香透散,清热透络,引邪外出,二者共为主药。生地黄、知母益阴清热,协助主药以退虚热,为辅药。牡丹皮凉血透热,协助青蒿以透泻阴分之伏热;粳米补益中气,扶正以助祛邪,共为佐药。诸品合用,共奏养阴透热之功。

【临床应用】用于不明原因的低热、慢性肾盂肾炎、结核病等属于阴虚内热者。

【使用注意】阴虚欲抽搐者不宜使用。

## 银连知母粥

【组成】银柴胡 5g,胡黄连、秦艽、鳖甲(醋炙)、地骨皮、青蒿、知母各 3g,甘草 2g,粳米 200g。

【制作】将银柴胡等八味药物置于砂锅内,水煎,武火至沸,文火保持微沸 30 分钟,滤出煎液备用;另取洗净之粳米,加入适量清水煮粥,至五成熟时,加入上述煎液,继续煮至熟烂即成。

【用法用量】根据症状轻重调整用量,重者每日 1 剂,分 2 次服;轻者减半。

【功效与主治】清虚热,退骨蒸。适用于阴虚内热证,症见骨蒸潮热或低热日久不退、唇红颧赤、形瘦盗汗、舌红少苔、脉细数等。

【方解】本方所治之证,为肝肾阴虚,虚火上炎所致。本方即清骨散加粳米而成。方中银柴胡味甘,性微寒,善退虚热而无苦泄之性,为主药。知母、胡黄连、地骨皮皆有清虚热之功,其中地骨皮尚为退热除蒸之佳品,善治有汗骨蒸,三者共为辅药。青蒿、秦艽清虚热,透邪外出,为佐药。鳖甲既滋阴清热,又有引药入阴分之意,并配粳米补益中气以扶正。使以少量甘草,调和诸药。诸品合用,共奏清虚热、退骨蒸之功。

【临床应用】用于结核病或其他慢性消耗性疾病而有骨蒸潮热者。

【使用注意】长期服用当遵医嘱。

【附方】

(1)枸杞叶粥:由鲜枸杞叶 250g,淡豆豉 60g,粳米 250g 组成。取豆豉置于砂锅内,加水适量,文火煎煮,微沸 30 分钟,去渣取汁;另取淘洗干净之粳米,加水煎煮至半熟,加入豆豉汁,继续煎煮至八分熟;加入枸杞叶,煮熟,用植物油、葱、盐等调味即可。温热服食,每日 2 次。本药膳功效为清退虚热,除烦止渴;适用于虚劳发热、心烦口渴等症。

(2)鲜地黄鲜地骨皮鲜桑葚露:由鲜地黄 50g,鲜地骨皮 50g,鲜桑葚 500g,冰糖 10g,黄酒 5g 组成。鲜地黄、鲜地骨皮、鲜桑葚择洗干净,共捣如泥,用纱布绞汁,沉淀后取清汁,调入冰糖、黄酒即成。每次 50ml,每日 2 次。本药膳功效为滋阴清热,适用于阴精亏损所致的虚劳发热、口干作渴、五心烦热、头晕目眩等症。

## 地骨皮饮

【组成】地骨皮 15g,麦冬、小麦各 6g,冰糖适量。

【制作】将地骨皮、麦冬、小麦加水煎煮,至麦熟为度,去渣取汁,兑入冰糖即可。

【用法用量】代茶频饮。

【功效与主治】清热,养阴,止汗。适用于热盛伤津,阴虚内热所致的低热、盗汗、烦渴多饮等症。

【方解】本方所治之证,为热伤阴液,阴虚内热,迫津外泄所致。方中地骨皮味甘,性寒,长于清虚热,止盗汗,为主药。麦冬养阴生津,清热除烦,为辅药。汗为心液,心气不足,心液不藏则汗出,故佐小麦养心敛汗。冰糖调味。诸品合用,共奏清热、养阴、止汗之功。

【临床应用】用于慢性消耗性疾病、糖尿病等属于阴虚内热者。

【使用注意】长期服用当遵医嘱。

【附方】地骨皮粥:由地骨皮 30g,桑白皮、麦冬各 15g,面粉 100g 组成。先将地骨皮、桑白皮、麦冬同煎,去渣取汁,备用;再将面粉与煎好的药汁共煮为稀粥。渴即食之,不拘时。本药膳功效为清肺泄热,生津止渴;适用于消渴(糖尿病)之多饮、身体消瘦者。

## 地骨爆两样

【组成】地骨皮 12g,陈皮、神曲各 10g,羊肉、羊肝各 250g,豆粉、生姜、豆豉、葱、白砂糖、黄酒、菜油均适量。

【制作】将地骨皮、陈皮、神曲放于锅内,加水适量,煎煮 40 分钟,去渣,加热浓缩成稠液,备用;将嫩羊肉洗净,切成丝;羊肝洗净,切丝,用豆粉汁拌匀;将锅烧热,加入菜油,烧开,将羊肝、羊肉倒入,爆炒至熟,加入药液、葱、豆豉、盐、白砂糖、黄酒,收汁即成。食用时,加味精少许。

【用法用量】分 3 次服,每日 2 次,3～5 日为 1 个疗程。

【功效与主治】补气养血,退虚热。适用于久病体弱之体所见的长期低热,烦劳则甚;虚劳羸瘦、少气自汗、倦怠乏力、食少纳呆等症。

【方解】本方所治之证,为气血亏虚,不能升发清阳,阳气不能正常升发敷布,郁于肌肤所致。方中以羊肉、羊肝为载体,以地骨皮味甘淡,性寒,归肺、肾经,凉血退蒸,清泻虚热,为主药。陈皮补气健脾,神曲善消积滞,共为辅药。生姜、豆豉、葱、黄酒升发阳气,豆粉助羊肉、羊肝之温中补益。机体生化之源得健,正气得充,气血调和,脾胃健运,虚热得清,方能起到清虚热、补气血之功。

【临床应用】用于血虚萎黄,肝血虚的目暗昏花,雀目、青盲、障翳等症的治疗。

【使用注意】平素肝阳偏盛、大便秘结者不宜使用。

## 双母蒸甲鱼

【组成】甲鱼 1 只,川贝母、知母、杏仁、前胡、银柴胡各 6g,葱、姜、花椒、盐、白砂糖、黄酒、味精均适量。

【制作】取甲鱼宰杀,放尽血水,剥去甲壳,弃除内脏,切去脚爪,洗净后切成大块;另取川贝母等五味药材洗净,切成薄片,放入纱布袋内,扎紧袋口,然后把甲鱼块与药袋一起放入蒸碗内,加水适量,再加葱、姜、花椒、盐、白砂糖、黄酒等调料,入蒸笼内蒸 1 小时,取出即可。

【用法用量】加味精调味后，分次食用。

【功效与主治】清热养阴，润肺止咳。适用于燥热伤肺，肺肾阴虚所致的低热不退、骨蒸潮热、咳嗽、咳痰等症。

【方解】本方所治之证，为燥热伤肺，肺肾阴虚，阴虚火旺所致。方中甲鱼为血肉有情之品，长于滋肾阴，退虚热；川贝母甘润性寒，长于润肺止咳，最宜用于燥热伤肺之咳嗽。二者共为主药。知母虚实两清，既能清肺热，润肺燥，又能滋肾阴，清虚热，与主药相配，寓金水相生之意，为辅药。佐以银柴胡清退虚热；杏仁、前胡宣降肺气，化痰止咳。诸品相伍，共奏清热养阴、润肺止咳之功。

【临床应用】用于肺结核等属于肺肾阴虚者。

【使用注意】长期服用当遵医嘱。

 目标检测

1. 何谓清热药膳？其可分为几类？

2. 请说出青蒿鳖甲粥使用时的注意事项。

3. 请说出竹叶粥使用时的注意事项。

# 第三章　通便药膳

## 学习目标

【学习目的】通过对通便药膳的学习，为合理使用通便药膳治疗各类便秘奠定基础。

【知识要求】①掌握紫苏麻仁粥、四仁通便饮、牛髓膏、番泻叶茶的组成、制作、用法、功效与主治、方解、临床应用等知识。②熟悉通便药膳的配方规律。

【能力要求】①运用药膳学有关知识，学会初步制作通便药膳，了解药物和食物的结合方式。②通过实践，学会分析通便药膳方剂的组方意义，掌握制作方法。

通便药膳是指以治疗便秘为目的的药膳。便秘多由胃肠传导失常、津液不足所致。因为饮食入胃，经过脾的运化、吸收，剩下糟粕，再经大肠传导而排出，故大便是否可正常传导，必赖津液濡润和阳气的推动。中医学治疗便秘时是通过辨证论治、治病求本的原则来施方用药的。其治疗方法是实者清热通下或行气导滞；虚者益气养血或生津润燥，或温通开闭。便秘虽然可通过饮食调节、体育锻炼、排便习惯的建立等方法来预防，但长期便秘者必须使用药物来治疗。

通便药膳是由能润滑大肠、促进排便的药物和食物组成，具有通利大便、排除积滞作用，适用于便秘、积滞、水饮及实热内结之证，可作为主要治疗手段，亦可作为辅助疗法。

本药膳适用于以大便不通为主要表现的里实病证。大便不通，除其他疾病引起者，多是肠道津液亏损，肠道失润，大便干结不通，邪气无外出之路所致。如需通便，必须借用药食的作用，促使大小便通畅，使邪气随二便排出，达到消除病痛的目的。本药膳属于下法范畴。

泻下法有攻下、峻下、润下的区别。其中，攻下、峻下类较少在药膳中使用。本药膳的作用机制是濡润肠道，促进肠道运动，故对实热结聚、寒水痛结的大实大积之证，药力尚显不足，须及时采用攻下或峻下类方药以攻逐病邪。若久病正虚，年老体弱，以及妇女月经期、胎前产后，也应慎用本药膳。

### 紫苏麻仁粥

【组成】紫苏子 10g，火麻仁 15g，粳米 100g。

【制作】先将紫苏子、火麻仁捣烂，加水研，滤取汁，与粳米同煮成粥。

【用法用量】任意服用。

【功效与主治】润肠通便。适用于老人、产后和热性病后血亏津液少的肠燥、大便秘结等症。

【方解】紫苏子性味辛、温，入肺经，有降气消痰、止咳平喘、润肠通便之功，适用于痰壅气逆、咳嗽气喘、肠燥便秘等。火麻仁味甘，性平，甘润滑利，能下乳催生，可治乳少难产。又因火麻仁滑润大肠的作用较著，兼能补虚。两药富含脂肪油，主要成分为亚油酸和亚麻酸，能刺激肠黏膜，使肠液分泌增多、蠕动加快，能滋阴补虚，无不良反应。

【临床应用】适用于老年人、产妇体虚肠燥、大便干结难解者。

【附方】

(1)郁李仁粥：郁李仁4份,以水8份,研滤取汁,以白米1份煮粥,空腹食之。有润肠通便、利水消肿的功效。主治小儿水气、腹痛胀满、面目肿、小便不利、大便不通。

(2)松子仁粥：由松子仁10g,大米100g,白砂糖适量组成。将松子仁择净、大米淘净,同放锅中,加清水适量煮粥,待熟时调入白砂糖,再煮一二沸即成。每日1剂,连服3～5日。本药膳功效为润肠通便,润肺止咳;适用于肺燥咳嗽,年老体虚大便无力及妇女产后大便秘结。

## 四仁通便饮

【组成】巴旦杏仁、松子仁、火麻仁、柏子仁各9g。

【制作】将以上四物捣烂,用500ml开水冲泡,加盖片刻即成。

【功效与主治】润汤通便。适用于阴虚、年老津枯、液少等所致便秘之症。

【方解】巴旦杏仁祛痰止咳,平喘,润肠,下气开闭。松子仁性平,味甘,具有补肾益气、养血润肠、滑肠通便的作用。火麻仁润燥滑肠通便。柏子仁性平,味甘,具有养心安神、润肠通便的功效。本方四药以润肠为先,兼有益气、养血、安神之功,合而用之,简便有效,尤其适合于长期便秘、体质虚弱者服用。

## 蜂蜜决明茶

【组成】生决明子20g,蜂蜜适量。

【制作】将生决明子捣碎,加200～300ml水,煎煮5分钟,加入蜂蜜搅匀。

【用法用量】随意饮用。

【功效与主治】润肠通便。本方还有清肝明目,润肺止咳,降血脂,降血压等作用。用于肠燥便秘而兼肝火上炎所致的目赤肿痛、头痛眩晕,或燥热咳嗽者较为适宜。

【方解】方中决明子富含油脂而质润,上清肝火,下润大肠,所含的蒽醌类物质有缓泻作用,故能用于肠燥便秘。蜂蜜功善润肠通便,润肺止咳,滋养和中。两药合用,润燥清热,泻热通便,且作用平和,不良反应较少。

【临床应用】适宜于习惯性便秘,老人肠燥便秘兼有高血压、高脂血症者。

【使用注意】决明子通便宜生用,打碎入药,煎煮时间不宜过久,否则有效成分会被破坏,影响药效。因其所含蒽醌类物质有缓泻作用,大剂量时可致泻,故应注意用量。

## 牛髓膏

【组成】人参、牛骨髓、桃仁、杏仁、山药各60g,蜂蜜240g,核桃仁9g(去皮,另研)。

【制作】将人参、桃仁、杏仁、山药、核桃仁研为细末,备用;将牛骨髓放入铁锅加热溶化,再加入蜂蜜熬炼,煮沸后滤去渣,加入诸药末,用竹片不断搅拌,至黄色,候冷,瓷器盛之。

【用法用量】每次5～10g,空腹时细嚼。

【功效与主治】益气补虚,润肠通便。适用于肠燥津亏、大便秘结、正气虚损、肺虚咳嗽、五劳七伤等体虚便秘患者。

【方解】本方的主药为牛骨髓,是牛科动物黄牛或水牛的骨髓,性平味甘,入肺、肾经,与核桃仁、桃仁、蜂蜜等共奏填精益髓、滋阴润肠之功。人参补脾益肺,与杏仁共奏益气理气之功。山药益肾气,健脾胃,止泻痢,化痰涎,应用于此更有同理三阴、滋补肺肾之功。全方以滋补为主,兼有益气理气之功,尤适宜年老、久病之便秘者服用。本方所治之证,为精气不足、肠道失濡、津液匮乏所致。

【使用注意】牛骨髓为滋腻之品,易助湿生痰,痰湿之体慎用。

【附方】牛髓膏:由牛骨髓 60g,天门冬 300g,生地黄、黄精各 500g,黄酒适量组成。先将牛骨砸碎取油髓,备用。取黄精、生地黄、天门冬,加适量的水,煎熬,浓缩成膏尚热时,加入牛骨髓,用银匙不断搅拌和匀,冷却即成。每日晨起空腹用黄酒调膏 10g 服食。本药膳功效为补精生血,养肝滋胃;对再生障碍性贫血以及化疗、放疗所致的骨髓造血功能损害有一定防治作用,但脾虚腹泻、胃纳不佳者忌服。

 **知识链接**

牛骨髓来源于牛科动物黄牛或水牛的骨髓,味甘性温,有滋肺补肾、填精益髓的功效。主治肾精不足所引起的虚劳羸瘦、骨痿无力,以及肺肾阴虚所致之口渴多饮、皮肤干燥、手足皲裂等。牛骨髓含有蛋白质、脂肪、维生素 $B_1$、维生素 $B_2$、烟酸,其脂肪酸含月桂酸、肉豆蔻酸、棕榈酸、硬脂酸、亚油酸等。《神农本草经》载:牛骨髓“补中,填骨髓”,《名医别录》谓“(牛骨髓)主安五脏,平三焦,温骨髓,补中,续绝,益气,止泻痢,消渴,以酒服之。”《本草纲目》载:“润肺补肾,泽肌,悦面,理折伤,擦损痛。”牛骨髓内服可煎汤或熬膏,外用可涂擦。

### 番泻叶茶

【组成】番泻叶 1.5~6g。

【制作】将番泻叶放入茶杯中,用开水浸泡片刻,一次饮用。缓下,每次 1.5~3g;攻下,每次5~10g。产褥期便秘者,可用 6g。

【功效与主治】泻下,通便。主治习惯性便秘或大便干结、口干口臭、面赤身热、小便短赤、心烦、腹部胀满或疼痛等症。

【方解】番泻叶味甘苦,性寒,有小毒,归大肠经,作用较广泛而强烈,用于急性便秘,但平素脾胃虚弱者不宜服用。番泻叶性寒,泻下的同时可伤正气,所以体虚津亏而长期便秘者不宜用此峻下。临床可见一些老年人长期自服番泻叶导泻,虽一时腹气通畅,但并非治本之法,而且会加重气阴虚损,不利于从根本上解决便秘问题。因此,体虚、孕妇及脾胃虚寒者忌服此方。

【临床应用】用于急、慢性便秘者。

# 第四章　温里祛寒药膳

## 学习目标

**【学习目的】**通过对温理祛寒药膳的学习,为合理使用温里祛寒药膳治疗里寒证奠定基础。

**【知识要求】**①掌握温里祛寒、温经散寒的概念以及干姜粥、茴香腰子、鹿茸酒、当归生姜羊肉汤的组方、适应证、方解、应用注意事项。②熟悉温里祛寒药膳的配方规律。

**【能力要求】**运用药膳学有关知识,学会初步制作温里祛寒药膳的方法。

脏腑阳气不足,阴寒内生,或寒邪直中脏腑,或寒邪由表传里,以形寒肢冷、面色苍白、口淡不渴、喜热饮、小便清长、大便溏泻、舌淡、苔白润、脉沉迟等为主症的证候称为里寒证。中医学将里寒类疾病分为两类,一类是指寒邪内侵,脾胃阳气被困,而见冷痛、呕吐、泻痢等实寒证;另一类为阳气衰弱,阴寒内盛,而见畏寒肢冷、面色苍白、小便清长、舌淡苔白、脉沉细等里寒证,或大汗亡阳而见四肢逆冷、脉微欲绝等。温里祛寒药膳指应用具有温里散寒作用的药物和食物为原料经烹调制成的药膳。此药膳一般具有温中助阳、散寒止痛、辛温通络等功效,能破阴凝,散寒邪,补阳气之不足,温病冷以通阳运。根据里寒所伤之处的不同,本药膳又分为温中祛寒和温经散寒两类。

本药膳辛热燥烈,可耗伤阴液,助火,故热证、阴虚证患者及孕妇慎用。应用时当中病即止,不可过服,否则有助热生火、伤阴灼液之弊。

## 第一节　温脏祛寒药膳

### 干姜粥

**【组成】**干姜 1～3g,高良姜 3～5g,粳米 50～100g。

**【制作】**将干姜、高良姜洗净切片,粳米淘净;加水适量,先煮姜片,去渣取汁,再入粳米于药汁中,文火煮烂成粥。

**【用法用量】**调味后早、晚趁温热服,随量食用,尤以秋冬季节服用为佳。

**【功效与主治】**温中和胃,祛寒止痛。适用于脾胃虚寒患者,症见脘腹冷痛、呕吐呃逆、泛吐清水、肠鸣腹泻等。

**【方解】**本方所治之证,为脾胃虚寒所致。方中干姜性味辛热,善入脾胃,既是调味佐餐之品,又是温中祛寒之药,具有能走能守的特点,能温里散寒,助阳通脉,尤长于祛脾胃之寒,专主温中止痛,降逆止泻。高良姜大辛大热,为纯阳之品,主入脾、胃二经,善于温脾暖胃而祛寒止痛,能除一切沉寒痼冷,疗一切冷物所伤,为中焦寒冷诸证之要药,其功用与干姜相似。二姜相伍,温里散寒,止痛止呕的效用更强。粳米性平味甘,功善补中益气,健脾益胃。两姜均为辛热之品,燥热之性较剧,且辛辣之味颇重,用二姜配伍粳米煮粥,不仅能以助阳温阳之力逐寒,增强温中止痛之功用,又能以益气健脾之功补中,调和燥热辛辣之性味,达到温中祛寒的目的,对于脾胃虚寒所引起的脘腹冷痛、呕吐清水、肠鸣泻痢等症确有良效。本方温热性质较强,久病脾胃虚寒之人,宜先从小剂量开始,逐渐增加。

【临床应用】用于胃痛、腹痛等属于受寒所致者。

【使用注意】凡急性热性病及久病阴虚内热者,不宜食用。

## 狗肉生姜粥

【组成】狗肉 200g,粳米 30g,生姜 10g。

【制作】将狗肉洗净,去掉血水,切成小块;随后将狗肉、生姜、粳米一起入锅,加水同煮为粥。

【用法用量】每日早、晚各服 1 次,尤以秋冬季服食为佳。

【功效与主治】温补脾肾。主治脾肾阳虚之证,症见胸腹胀满、腰膝软弱、畏寒肢冷、水肿、小便不利等;老年人体质虚寒之证,症见畏寒肢冷、小便频数等。本药膳亦可作为冬季御寒之用。

【方解】狗肉性温,是温补脾肾、祛寒助阳的滋补佳品,因其营养丰富,滋补力强,故有填精益髓之功。《本经逢原》曰:“犬肉,食之最宜,但食后必发燥,惟喂米汤以解之。”故狗肉煮粥,能减其燥热之性。狗肉生姜粥还能治疗脾胃虚弱及浮肿,实为冬季进补的一种有益食品。

【临床应用】用于肾阳不足所引起的阳痿不举、夜尿频多、头晕耳鸣、精神萎靡、畏寒肢冷、腰膝酸软、女子宫寒不孕等。

## 吴茱萸粥

【组成】吴茱萸 2g,粳米 50g,生姜 2 片,葱白 2 茎。

【制作】将吴茱萸研为细末;先煮粳米,待米熟后下吴茱萸末、生姜、葱白,同煮为粥。

【用法用量】每日早、晚各服 1 次。3～5 日为 1 个疗程。

【功效与主治】补脾暖胃,温中散寒,止痛止吐。

【方解】吴茱萸为芸香科灌木植物吴茱萸的近成熟果实。吴茱萸入药,在我国已有 2000 多年的历史。它的功能是温中散寒,降逆止呕;常应用于治疗肝胃不和所致的胃痛、呕吐或泛酸吞酸,以及脾虚胃寒引起的脘腹冷痛、肠鸣泄泻等症,尤以止痛、止呕的功效更为显著。《食鉴本草》中说:“治冷气心痛不止,腹胁胀满,坐卧不安,用吴茱萸二分,和米煮粥食之。”用吴茱萸煮粥,一方面,吴茱萸香气浓烈,味苦,微辛辣,含多种挥发油,煮粥服食可以减少对胃肠的刺激。另一方面,同煮为粥,可以延缓吴茱萸在胃肠内的吸收,缓缓发挥其温中暖胃的作用,不至于“移易而过”。佐以粳米和调味品生姜、葱白,既能补脾养胃,又可收温中补虚的效果。

【临床应用】适用于虚寒性痛经、脘腹冷痛、呕逆吞酸、胃炎、肠炎、疝气等属于肝胃有寒者。

【使用注意】因为吴茱萸气味浓烈,温中力强,所以用量不宜过大,应从小剂量开始。一切热证、实证或阴虚火旺的患者忌服。

## 茴香腰子

【组成】猪腰子 1 枚,小茴香 6g,卤汁适量。

【制作】在热锅内将小茴香略炒片刻,待脆后打成细末,将猪腰子撕去皮膜洗净,用尖刀从侧面划一条长约 3cm 的口子,再向里扩展成三角形,然后塞入小茴香末,并用麻绳将开口处缠紧待用;将锅置中火上,倒入卤汁,调好味,放入猪腰子煮沸约 30 分钟,即可起锅取出,解开绳子,剖成两瓣,再除去腰臊,切片装盘即成。

【功效与主治】温肾祛寒,止痛。主治胃脘冷痛,呕吐食少,寒疝腹痛,睾丸肿痛等。

【方解】方中猪腰子补肾止腰痛。小茴香性味辛温,入肝、肾、脾、胃经,有祛寒止痛、理气和胃、消食除胀、祛风解毒之功。本品能理气和胃,开胃进食而止呕吐,又入足厥阴肝经而止痛。

【临床应用】各种疾病出现腰痛属于肾虚寒凝者皆可应用,亦可用于遗精、早泄、盗汗、腰膝冷痛、耳聋、耳鸣、小便不利等疾病的调理。对肾虚腰痛、寒湿腰痛有一定疗效。本方可作为慢性肾炎及风湿腰痛患者之膳食。

### 鹿茸酒

【组成】鹿茸 50g,干山药 50g,白酒 1000ml。

【制作】将干山药研末,与鹿茸用布包,置于白酒中浸泡 7 日,之后即可饮用。

【功效与主治】温补肾阳。主治虚弱阳事不举、面色不明、小便频数、不思饮食等症。

【用法用量】每次饮 15ml,每日 3 次。酒将饮完之时,可再加酒浸泡,待浸泡酒无色之时,可将鹿茸片取出焙干,留作补药另用。

【方解】鹿茸味甘咸,性温,能壮肾阳,益精血,强筋骨,固崩止带。山药味甘,性平,入肺、脾、肾经,不燥不腻,具有健脾补肺,益胃补肾,固肾益精,聪耳明目,助五脏,强筋骨,定志安神,延年益寿的功效。《本草纲目》概括山药的五大功用为"益肾气,健脾胃,止泻痢,化痰涎,润皮毛"。本方以鹿茸补肾壮阳,山药补肾固精。二药相伍,共奏温补肾阳之功。

【临床应用】既可用于男子虚劳精衰、阳痿不举、腰膝酸痛、畏寒无力、虚弱神疲、遗尿、滑精、眩晕、耳聋,小儿发育不良,妇女宫冷不孕、崩漏、带下等虚寒证。还可应用于风湿性关节炎、类风湿性关节炎、强直性脊柱炎、腰椎间盘突出症、颈椎病等症治疗。

# 第二节　温经散寒药膳

### 当归生姜羊肉汤

【组成】当归 30g,生姜 30g,羊肉 500g。

【制作】砂锅内放入适量清水,将羊肉下入锅内,再下当归和生姜片,在武火上烧沸后,改用文火炖 1.5 小时至羊肉熟烂。

【用法用量】取出当归、姜片,喝汤食肉。

【功效与主治】温补肝血,散寒调经止痛。主治寒性的疝气、腹痛、两胁疼痛等,也可用于产后的调理,适用于妇女气血虚弱、阳虚失温所致的腹部凉痛、血虚乳少、恶露不止等。

【方解】羊肉肉嫩味美,味甘,性温,是滋补之佳品,含有丰富的蛋白质、脂肪、钙、磷、铁等成分,能养肝补虚,善治虚劳羸瘦、产后虚冷、腹痛、寒疝。当归补血调经,活血行滞,以增强羊肉补虚温肝之力,使该汤既补血活血,又能止痛。生姜温散,以助羊肉散寒暖胃,又可除羊肉之膻味。

【临床应用】作为药膳,当归生姜羊肉汤特别适用于体质虚寒的人日常食用。对于怕冷的贫血、年老体虚的慢性支气管炎患者,以及由慢性腹泻引起的营养不良者,此汤均可作为辅助调理的药膳。临床还可用于疝气属于血虚有寒者。

【使用注意】本方是医圣张仲景治疗虚寒腹痛之名方。张仲景提出，如寒多者，加重生姜的用量；痛多而呕者，加陈皮、白术，可作为本汤运用之参考。阴虚有热、湿盛中满、发热、咽喉疼痛者忌用。

### 桂浆粥

【组成】肉桂 3g，粳米 50g，红糖适量。

【制作】先将肉桂煎取浓汁，去渣，再用粳米煮粥，待煮沸后，调入肉桂汁及红糖，同煮为粥。或用肉桂末 1～2g 调入粥内同煮服食。

【用法用量】每日早、晚各服 1 次，一般以 3～5 日为 1 个疗程。

【功效与主治】补肾阳，暖脾胃，散寒止痛。主治阳痿、不孕、腰、痹症、痛经等。

【方解】方中肉桂辛甘大热，香气浓烈，性体纯阳，峻补命门，能益火消阴，行血中之滞而温经散寒，既为温补肾阳之要药，又是调味之佳品。同粳米、红糖煮粥，扶脾胃，实中气，益气血，调口味。该粥不仅具有补元阳、暖脾胃、止冷痛、通血脉之功，而且色味俱佳，香甜诱人，不失为温阳祛寒之良膳。

【临床应用】适用于肾阳不足而致的畏寒肢冷、腰膝酸软、小便频数清长、男子阳痿、女子宫寒不孕，或脾阳不振而致的脘腹冷痛、饮食减少、大便稀薄、呕吐、肠鸣腹胀，以及寒湿腰痛、风寒湿痹、妇人虚寒性痛经等。

【使用注意】本方属于温热之剂，凡实证、热证、阴虚火旺者均不宜食用。

### 砂锅羊头

【组成】羊头 1 个，生黄芪 40g，当归、何首乌各 20g，桂枝 10g，细辛 3g，牛奶半杯，调料适量。

【制作】将羊头洗净，入开水锅，加葱、姜、花椒、八角等，煮熟捞出，凉后劈开，去骨、筋及杂物，撕碎装碗，并加入压碎装袋的药材及葱、姜、料酒，上屉蒸烂取出；另取砂锅，加鸡汤、油、料酒、姜末适量，上火熬至乳白色时，倒入羊头，文火煨至软烂，入盐、味精、牛奶，撒入蒜末，即成。

【用法用量】服汤，每日 2 次。

【功效与主治】养血温经，祛寒通络。适用于血虚寒凝所致的四肢末端冷痛、皮色青紫发绀、指尖变细、面色苍白等症。

【方解】本方所治之证，为血虚寒凝，经络气血阻滞，四末失于温煦所致。方中当归甘补，辛散温通，功善补血、活血、散寒止痛，对血虚、血滞及寒凝所致诸痛十分适宜，故为主药。黄芪长于补气，并兼有一定的活血作用，在本方重用，实有气旺以助生血行血之意；何首乌为补血之佳品，可助主药补血之效，二者共为辅药。桂枝、细辛分别为温经通脉和祛寒止痛而设；牛奶有补气血之功，羊头能强筋健骨，皆为佐品。诸物合用，共奏养血温经、祛寒通络之功。

【临床应用】可用于雷诺病、血栓闭塞性脉管炎等属血虚寒凝阻络者。

 **目标检测**

1.狗肉生姜粥的主治有哪些？

2.当归生姜羊肉汤的使用注意有哪些？

# 第五章　祛风湿药膳

## 学习目标

【学习目的】通过对祛风湿药膳的学习,为合理使用祛风湿药膳奠定基础。

【知识要求】①掌握祛风湿的概念以及雪凤鹿筋汤、五加皮酒、巴戟狗肉的组方、适应证、方解、应用注意事项。②熟悉祛风湿药膳的配方规律。

【能力要求】运用药膳学有关知识,学会初步制作祛风湿药膳的方法。


风、寒、湿侵袭人体,滞留于肌肉、经络、筋骨等处,阻碍气血,滞塞经络,导致肢体筋骨重着、疼痛、麻木,筋脉拘急,关节伸展不利,日久不治则损及肝、肾而见腰膝酸痛、下肢痿弱,即成风湿痹病。故祛风湿药膳除用祛风湿药食以外,常需与补肝肾药食相配合。经络滞塞则又多有气血不通,又需配伍活血行气之品。故本药膳,多为补肾壮骨、祛风除湿、辛温散寒、活络行血、行痰止痛等类药物相配伍而成,常用药食如当归、赤芍、五加皮、海桐皮、木瓜、牛膝、狗肉、羊肉等。药膳方如五加皮酒、巴戟狗肉等。

痹病多为慢性疾患,临证有风邪、寒邪、湿邪偏盛之不同,药膳选用也应根据痹病的具体病情,辨证选用。为服用方便及增强祛风湿的疗效,本药膳常选用酒剂。由于本药膳用药多辛香性燥,酒性又温辛走窜,容易耗伤阴血,因此血虚阴亏者慎用,必要时应配伍滋阴养血之品。

### 雪凤鹿筋汤

【组成】干鹿筋 200g,雪莲花 3g,蘑菇片 50g,鸡爪 200g,火腿 25g,味精 5g,黄酒 10g,生姜、葱白、盐各适量。

【制作】洗净鹿筋,以开水浸泡,水冷则更换,反复多次,约 2 天,待鹿筋发胀后剔去筋膜,切成条块待用;蘑菇洗净切片;雪莲花淘净泥渣,用纱布袋装;鸡爪开水烫过,去黄衣,剁去爪尖,拆去大骨,洗净待用;生姜切片,葱白切节;锅置火上,鹿筋条下入锅中,加入姜、葱、黄酒及适量清水,将鹿筋爆透,去姜、葱,将鹿筋条放入瓷缸内,再蒸半小时,取出即成。

【用法用量】煲汤服食。

【功效与主治】补肝肾,强筋骨,逐寒湿,止痹痛。适用于肝肾不足所致的关节疼痛、腰膝酸软、体倦乏力等症。

【方解】本方所治的关节疼痛、腰膝酸软乏力均为肝肾不足,寒湿侵袭关节经络所致。方中鹿筋重用,乃血肉有情之品,其味咸性温,入肝、肾经,功能补劳续绝,强筋壮骨。雪莲花味甘、微苦而性温,功能温肾壮阳,通经活血,强筋骨,药理研究证明其有抗炎镇痛作用,为祛寒湿、止痹痛的珍品。鸡爪则以其筋骨健利,用作强筋健骨之需。诸料配伍,以补肝肾,强筋骨,行血脉,驱寒湿,系体质虚弱、肝肾不足、寒湿痹痛者之良膳。方中雪莲花用量不宜过大,孕妇忌用;寒湿痹痛或湿热痹痛偏于里实证者,使用时尤须注意。

【临床应用】适用于风湿性关节炎、类风湿性关节炎、强直性脊柱炎、腰椎间盘突出症、颈椎病等症的治疗。

## 五加皮酒

【组成】五加皮 60g,糯米 1000g,甜酒曲适量(一方加当归、牛膝、地榆)。

【制作】将五加皮洗净,刮去骨,煎取浓汁,再以药汁、米曲酿酒。

【用法用量】酌量饮之。

【功效与主治】祛风湿,补肝肾,除痹痛。适用于风寒湿痹之腰膝酸痛,或肝肾不足之筋骨痿软。

【方解】本方所治之证,为肝肾两亏或风寒湿邪乘虚客于腰膝所致。肝肾两虚,则筋骨痿软无力;风寒湿客于腰膝,则腰膝酸楚疼痛。方中五加皮性温,味辛苦、微甘,功能补肝肾,强筋骨,祛风湿,止痹痛,为除痹起痿之要药,故无论对肝肾不足者或是风寒湿痹者均可应用,对风湿日久兼有肝肾两虚者尤为相宜;煎取药汁酿酒,以增其活血脉,祛风湿之功。一方辅以当归活血补血,温经止痛;牛膝补益肝肾,强壮筋骨,活血通经。其补肝肾,强筋骨,祛风湿作用更著。凡风寒湿痹之拘挛疼痛,或肝肾不足之痿软无力者均可饮用。

【临床应用】适用于风寒湿痹所致的四肢麻木、筋骨酸痛、腰膝无力,或老伤复发等。

## 白花蛇酒

【组成】白花蛇 1 条,羌活 60g,当归身 60g,天麻 60g,秦艽 60g,五加皮 60g,防风 30g,糯米酒 4000ml。

【制作】白花蛇以酒洗、润透,去骨刺,取肉;各药切碎,以绢袋盛之,放入酒坛内,置酒坛于大锅内,水煮 1 日,取起埋阴地 7 日后取出。

【用法用量】每次饮 1～2 杯(30～60ml),将药渣晒干研末,酒糯为丸,如梧桐子大,每次服50 丸(9g),用煮酒送下。

【功效与主治】祛风胜湿,通络止痛,强筋壮骨。适用于风湿顽痹、骨节疼痛、筋脉拘挛,或中风半身不遂、口眼㖞斜、肢体麻木,以及年久疥癣、恶疮诸症。

【方解】本方所治之证,为风湿入络,痹阻筋脉,气血瘀滞,筋骨肌肤失养所致。方中白花蛇又名蕲蛇或五步蛇,甘咸而温,性善走窜,内走脏腑,外彻皮毛,能透骨搜风,祛风邪,通经络,定惊搐,止痉,既能用于治风湿痹痛,筋脉拘挛,又可用于中风后半身不遂、口眼㖞斜,为搜风通络、胜湿除痹之要药。现代研究证明本品有明显的镇痛、强壮作用,还可以增强机体的免疫力。配以秦艽、羌活、防风、天麻祛风湿,通经络,止痹痛,意在祛邪;又用当归、五加皮补肝肾,强筋骨,旨在扶正。综观全方,标本兼治,且治以酒剂,通经络、止疼痛之功更著,祛风湿、强筋骨之效也更强。

【临床应用】适用于风湿性关节炎、类风湿性关节炎及关节疼痛等的治疗。

【使用注意】治疗期间,切忌见风、犯欲,勿食鱼、羊、鹅等腥发之物。

【附方】复方白蛇酒:由白花蛇 30g,炙全蝎、当归各 100g,独活、天麻各 60g,赤芍 60g,糯米2500g,酒曲适量组成。本药膳的功效为祛风湿,通经络,止痹痛;适用于中风偏瘫、口眼㖞斜、风湿痹痛等。

## 海桐皮酒

【组成】海桐皮 30g,薏苡仁 30g,生地黄 150g,牛膝 15g,白芍 15g,羌活 15g,地骨皮 15g,五加皮 15g,甘草 15g,白酒 3000ml(一方加杜仲亦可)。

【制作】以上各药制为粗末,用绢袋或纱布袋盛装,袋口扎紧,置瓶内,注入白酒,将瓶口密封,每日振摇酒瓶一次,冬季浸 14 日,夏季浸 7 日即可。

【用法用量】每次饮 15～30ml,视酒量而定,佐餐饮,每日 2～3 次。

【功效与主治】祛风胜湿,行痹止痛,强筋壮骨。适用于风湿滞留经脉,血行不畅所引起的肢体疼痛、腰膝酸软、筋骨疾弱等症。

【方解】本方所治之证,为肝肾不足,风湿滞留经脉,营血不利,不能滋荣经络所致。方中海桐皮、羌活、薏苡仁祛风胜湿,宣痹止痛。其中海桐皮性味苦辛而平,善祛风湿。羌活善祛风胜湿;薏苡仁善清热利湿,疏筋除痹;五加皮、牛膝补肝肾,强筋骨,祛风湿,止痹痛,若加杜仲,则补肝肾、强筋骨之功更著。重用生地黄滋补肝肾阴血,白芍活血通风,地骨皮退虚热而能坚阴,甘草和中调药。诸药配合,浸酒而用,能助诸药行药势,一能祛风胜湿,通络止痛;二能补肝肾,强筋骨以固根本;三可滋补阴血,使祛风湿而不伤阴血。若坚持饮服,能达祛风湿、止痹痛的效果。

【注意】凡血压偏高及妇女在怀孕期间者宜慎用。

【临床应用】适用于风湿性关节炎、类风湿性关节炎及关节疼痛等的治疗。

## 独活壮骨鸡

【组成】独活、杜仲、牛膝、芍药、防风、地黄、秦艽各 6g,细辛 2g,肉桂 1g,茯苓、桑寄生、人参、当归各 10g,川芎、甘草各 3g,当年成年公鸡 1 只,葱 50g,生姜 20g,大蒜 6 瓣,盐适量,花生油适量。

【制作】将上述药物粉碎成细粉,加入适量调料拌匀,备用;将公鸡宰杀,净毛,去除内脏,洗净,沥干水分;将调拌好的药物和调料装入鸡腹内,腌渍入味 30 分钟,备用;在烧热的锅内放入花生油,待油七成热时,将鸡下油中煎制,待鸡泛黄至熟,捞出沥油,备用;另起热锅加熟油少许,煸姜、葱,加入清汤,调好味后,将已煎好的鸡下汤内略煮,待汤沸后即可。

【用法用量】佐餐食用。

【功效与主治】祛风止痛,补肝益肾。适用于风、寒、湿三气痹阻日久,肝肾两亏,气血不足所致之腰酸腿痛无力、屈伸不利、面色苍白等症。

【方解】方中独活、秦艽、细辛、防风祛风湿止痹痛。当归、地黄、白芍补血调血。人参、茯苓、甘草补气健脾。杜仲、牛膝、桑寄生补肝肾,强筋骨。桑寄生祛风除湿。川芎、肉桂温通血脉。鸡肉温补气血。

【临床应用】用于慢性关节炎、坐骨神经痛等属于风湿、气血不足者。

【使用注意】不可多食久食,否则伤及脾胃,造成食积。

## 巴戟狗肉

【组成】带皮狗肉 750g,巴戟天 5g,枸杞子 10g,黄酒 30g,白砂糖 10g,胡椒粉 3g,花椒 5g,生姜 3g,葱 3g,盐 5g,味精 5g,淀粉 5g,香菜 10g,香油 5g,鸡汤 1 小碗。

【制作】巴戟天用温水泡饮,去掉木心,洗净,枸杞子用温水泡开备用。狗肉洗净,放水中煮透,捞出沥干。生姜切片,香葱、香菜切段。在狗肉剖大交叉花刀,皮面朝下放入盆内,加入黄酒、白砂糖、花椒、巴戟天、姜片、葱段、盐、鸡汤,上屉蒸至熟烂。取出,拣去葱、姜、花椒、巴戟天,把汤汁倒入炒锅内,打去汤面浮油,加入味精、胡椒粉,再把狗肉皮面朝下推入锅内;将淀粉调成芡淋入,再淋入香油,出锅撒上香菜;将枸杞子洗净,置放于狗肉周围即成。

【用法用量】佐餐食用。

【功效与主治】温肾助阳,散寒祛湿,宣痹止痛。适用于肾阳虚弱、腰膝酸痛、风湿骨弱、行步艰难、肌肉萎缩等症。年老体弱之久病体虚失眠、阳痿、遗精、早泄、少腹冷痛者也可应用。

【方解】本方所主之证,为肾阳不足,筋痿骨弱,感受寒湿或年老体弱所致。方中主料为巴戟天、枸杞子与狗肉,其中巴戟天味辛甘而性微温,功能为补肾助阳,强筋壮骨,《相宜本草》称其"功专温补元阳",故凡肾亏阳虚,风湿痹痛者,服之更为有益。《本草备要》言巴戟天"辛温散风湿,治风气、脚气、水肿",方中取其温肾阳,散寒湿之功。枸杞子味甘,性平,长于滋补肝肾,益精养血,为肝肾亏虚者之要药。《食疗本草》谓其"坚筋耐老,除风,补益筋骨,能益人,去虚劳。"与巴戟天相须为用,阴生阳长,温肾助阳,强筋壮骨之功更著。狗肉咸温,能壮元阳,益精血,暖腰膝,强筋骨,对脾肾阳虚、体弱虚寒、腰痛足冷者尤为适宜。本方以狗肉合巴戟天,温阳散寒以祛风湿;狗肉配枸杞子,则补益精血以壮筋骨。全方药食相合,共奏温肾阳、强筋骨、散寒湿、止痹痛之功。

【临床应用】用于强直性脊柱炎、腰肌劳损、坐骨神经痛等属于肝肾不足者。

【使用注意】本方药性温补,适宜阳虚体质而患风湿痹痛者,故凡阴虚有热,或肝阳偏亢,或热病后期等见烦躁口干、颧红、潮热者不宜食用。

 **知识链接**

独活用于风寒湿痹之腰膝疼痛,少阴伏风头痛。凡风寒湿痹之关节疼痛,无论新久,均可应用,尤以下部之痹痛、腰膝酸痛、两足痿痹、屈伸不利等症为适宜。现代研究证实,独活有抗炎、镇痛、镇静、降压、抑制血小板聚集的作用,其所含香柑内酯、花椒毒素等有光敏及抗肿瘤作用。

 **目标检测**

1.请简述痹病的病因病机是什么?
2.请简述五加皮酒的适应证有哪些?
3.请简述巴戟狗肉的使用注意是什么?

# 第六章　利水祛湿药膳

## 学习目标

【学习目的】通过对利水祛湿药膳的学习,为合理使用利水祛湿药膳治疗水湿内停所致的水肿、小便不利、黄疸等病证奠定基础。

【知识要求】①掌握利水渗湿药膳、利水通淋药膳、利湿退黄药膳的组成、制作、用法、功效与主治等。②熟悉利水祛湿药膳的配方规律。

【能力要求】①运用药膳学有关知识,学会初步制作利水祛湿药膳,了解药物和食物的结合方式。②通过实践,学会分析利水祛湿药膳的组方意义,掌握制作方法。

利水祛湿药膳是以甘淡或苦寒的药物与食物组成,具有利水渗湿、利水通淋、利湿退黄等功效,主要用于治疗水湿内停病证的药膳。

湿与水,异名同类,湿为水之渐,水为湿之积。水湿为病,与肺、脾、肾三脏关系最为密切,因人身之中,主水在肾,制水在脾,调水在肺,肾虚则水泛,脾虚则生湿,肺失宣降则水津不布;同时,与三焦、膀胱的功能亦有关,三焦气阻则决渎无权,膀胱气化不利则小便不通,故治疗时常从上述脏腑入手。水湿内停病证,因水湿停滞的部位有上、中、下的不同,其临床表现亦有不同。湿邪在上,则头重,面目水肿;湿邪在中,则胸痞泛恶,脘腹胀满,大便溏薄,或发黄疸,或为痰饮;湿邪在下,则足胫水肿,小便不利,或小便淋沥涩痛,或为带下。本药膳主要用于水湿内停所致的水肿、小便不利、黄疸等病证。

根据本药膳药性和主治病证的不同,将其分为利水渗湿药膳、利水通淋药膳、利湿退黄药膳三类。

利水渗湿药膳是具有使小便通畅、水肿消退作用,治疗水湿内停所致的水肿、小便不利等的药膳。其临床表现为颜面或下肢水肿、小便少等症。因利小便可实大便,故又可用于水湿壅盛之泄泻。本药膳多由利水消肿之品组成,药食常选茯苓、猪苓、泽泻、薏苡仁、白术、鸭肉等,药膳方如五苓粥、薏米防风饮、青鸭羹等。

利水通淋药膳是具有清利下焦湿热、利尿通淋作用,治疗湿热下注所致的淋证的药膳。其临床表现为尿频、尿急、小便灼热、短赤涩痛,或淋沥不畅,尿有砂石等。本药膳多由利尿通淋之品组成,药食常选滑石、薏苡仁、粳米、青小豆、通草、金钱草等,药膳方如青小豆粥、三金排石粥、金沙二草茶、荠菜鸡蛋汤等。

利湿退黄药膳是具有清利湿热、利胆退黄作用,治疗肝胆湿热所致的黄疸的药膳。其临床表现为目黄、身黄、小便黄等症。本药膳多由利湿退黄之品组成,药食常选茵陈蒿、栀子、大黄、金钱草、鲫鱼、鲤鱼等,药膳方如茵陈蒿炖鲫鱼、麻黄连翘赤小豆饮、金钱草鲤鱼汤。

水湿为病,药膳当以清淡为宜,避免油腻过重而黏腻滞邪;水肿者宜少食盐,避免水湿进一步潴留。本药膳多由甘淡渗利或苦燥之品组成,易耗伤阴津,故素体阴亏、病后体弱者及孕妇等均应慎用。

# 第一节 利水渗湿药膳

## 五苓粥

【组成】泽泻 12g,茯苓、猪苓、白术各 9g,桂枝 6g,粳米 100g。

【制作】先取茯苓等 5 味中药于砂锅内煎煮,沸后文火保持 30 分钟,反复 2 次。过滤去渣留汁,备用;再取粳米淘洗干净,加水熬煮至八九分熟烂,加入上述备用之药汁,继续熬煮至熟烂,即可。

【用法用量】温热服用,每日 2 次,3~5 日为 1 个疗程。

【功效与主治】利水渗湿,温阳化气。适用于水湿壅盛证,症见小便不利、水肿、身重、头痛微热、烦渴、泄泻。

【方解】本方所治之证,为太阳表邪未解,内传膀胱所致膀胱气化不利,水蓄下焦而成太阳经腑同病。治宜利其小便,兼化气解表。本方即五苓散加粳米而成。方中重用泽泻为主药,直达膀胱通利小便,渗利水湿。辅以茯苓、猪苓之淡渗,增强利水渗湿之效。佐以白术健脾以助运化水湿之力。更佐桂枝,一则外解太阳之表,一则温阳化气,助膀胱之气化。兼用粳米益护胃气,使渗利而不伤正。诸品相配,共奏利水渗湿、温阳化气之功。

【临床应用】用于慢性肾炎、急性胃肠炎、尿潴留等属水湿内盛者。

【附方】乌鱼冬瓜汤:由乌鱼(墨鱼)500g,冬瓜 250g,葱、姜、蒜、盐等调料适量组成。取乌鱼收拾干净,切成滚刀块,在爆香姜片的温油中略煎,烹上黄酒,加少许水焖煮 20~30 分钟,加入冬瓜片,再煮片刻,撒上葱、味精等调料,即得,佐餐食用。本药膳功效为利水消肿。适用于肾炎所致的水肿。

## 茯苓包子

【组成】茯苓 50g,面粉 1000g,鲜猪肉 500g,生姜 15g,胡椒粉 5g,麻油 10g,黄酒 10g,盐 15g,酱油 100g,葱 25g,骨头汤 250g(20 个包子量)。

【制作】将茯苓去净皮,用水润透,蒸软切片,用煎煮法取汁,每次加水约 400ml,加热煮提 3 次,每次煮 1 小时,将 3 次药汁合并滤净,再浓缩成 500ml,备用;将面粉倒于案板上,加入发面 300g 左右、温热茯苓浓缩汁 500ml,和成面团后发酵,待用;将猪肉剁成茸,倒入盆内加酱油拌匀,再将姜末、盐、麻油、黄酒、葱花、胡椒、骨头汤等投入盆中搅拌成馅。待面团发成后,加碱水适量,揉匀碱液,测试酸碱度合适,然后搓成 3~4cm 粗长条,按量揪成 20 块剂子,把剂子压成圆面皮,右手打馅,逐个包成生坯。将包好的生坯摆入蒸笼内,沸水上笼用武火蒸约 15 分钟,即成。

【用法用量】作主食食用,每日 2 次,3~5 日为 1 个疗程。

【功效与主治】健脾利水渗湿。适用于脾虚湿盛证,症见腹胀食少、便溏泄泻、消化不良、小便不利、水肿等。

【方解】本方所治之证,为脾虚湿盛所致的湿困脾土诸证,治宜健脾渗湿。方中茯苓性平,味甘淡,归心、肺、脾、膀胱经,有利水渗湿、健脾补中之效,为本方的主要药效成分。生姜祛寒;

胡椒、葱等升发助阳,温化水湿;猪肉、骨头汤、面粉等温补脾胃,助阳利气,温化水湿。药食相配,共奏健脾利水渗湿之功。

【临床应用】用于小便不利、水肿,脾胃气虚所致的神倦食少、体虚肥胖等患者。

### 玉米须炖蚌肉

【组成】玉米须 100g,蚌肉 350g,生姜、葱、盐、黄酒、味精各适量。

【制作】先将玉米须洗净,装入白纱布袋内缝紧,蚌肉切片,共放砂锅内,加盐、生姜、葱、黄酒、水适量;将砂锅置武火上烧沸,再用文火炖至蚌肉熟烂即成。食用时加味精少许。

【用法用量】佐餐温热服用。

【功效与主治】利水消肿,泻热。适用于水湿内停证,症见水肿、小便不利,或水热互结膀胱所致的小便短赤、淋沥疼痛。

【方解】本方所治之证,为水湿内停或水热互结于下焦,膀胱气化功能失常所致。方中玉米须味甘性平,入膀胱、肝、胆经,既能利水消肿,又能利水通淋,善治水肿、小便不利及淋证,为主药。辅以性寒之蚌肉泻热除湿。其余各物调味。诸品合用,共奏利水消肿、泻热之功。

【临床应用】用于肾炎水肿、泌尿系感染等属于水湿内停或水热互结者,也可用于黄疸型肝炎、胆囊炎、胆石症等。

【使用注意】脾胃虚寒者慎服。

【附方】干玉米须汤:由干玉米须 60g 组成。取干玉米须置砂锅内,加水 500ml,文火煎煮至 250ml。每日早、晚各服 1 次,同时服用氯化钾 1g。本药膳功效为利水。适用于肾炎水肿。

### 薏米防风赤豆饮

【组成】薏苡仁 30g,防风 10g,赤小豆 30g。

【制作】将二药置锅内,加水适量,武火煮沸,改用文火煎煮约 10 分钟即得。

【用法用量】代茶频饮。

【功效与主治】祛风利水。适用于水肿,症见水肿以头面为主、恶风无汗、小便不利等。

【方解】本方所治之证,为风邪外侵,肺气失宣,不能通调水道,下输膀胱,风水相搏,泛溢肌肤所致。方中薏苡仁、赤小豆利水渗湿,引水湿从小便而去,在本方重用,故为主药。辅以治风之通剂防风祛风胜湿。三药相伍,共奏祛风利水之功。

【临床应用】用于急性肾炎水肿属于风水泛滥者。

【附方】加味赤小豆粥:由赤小豆、薏苡仁各适量,粳米 100g 组成。先将赤小豆、薏苡仁冷水浸泡半日后,同粳米煮粥,至粥熟即成。早、晚餐温热服食。本药膳功效为利水消肿,健脾益胃。适用于脾虚水肿、老年性肥胖、大便稀溏等。

### 青鸭羹

【组成】青头鸭(老雄鸭)1 只,草果 5 个,赤小豆 250g,盐、葱少许。

【制作】将鸭宰杀后,褪毛,去内脏,洗净,备用;赤小豆淘洗干净,连同草果、盐、葱装入青鸭肚内;将鸭放入锅内,加清水适量,炖至鸭熟即成。

【用法用量】空腹食鸭喝汤。

【功效与主治】健脾开胃,利水消肿。适用于脾虚证,症见小便不利、水肿、不思饮食。

【方解】本方所治之证,为脾胃虚弱,运化失职所致。方中青头鸭为血肉有情之品,健脾养胃,利水消肿之功兼备,故为主药。赤小豆性善下行,能通利水道,导水湿下泄而消肿,故为辅药。佐以草果芳香化湿,醒脾和胃。药食相配,共奏健脾开胃、利水消肿之功。

【临床应用】用于肾炎水肿、肾病综合征水肿等属于脾虚患者。

【附方】

(1)鸭汁粥:由鸭1000g,粳米50g,水适量组成。将鸭宰杀后,除去毛和内脏,洗净后,置砂锅内,加水适量,用武火烧沸,再用文火熬至熟,将鸭捞出另用,留汁(去油)待用;取鸭汤1000g放入砂锅中,把粳米淘洗后下入鸭汤内,用武火烧沸,再用文火熬煮至熟即成。本药膳功效为益肺肾,消水肿。适用于肺肾两虚之水肿。

(2)黄雌鸡:由黄母鸡1只,赤小豆30g,草果6g,盐、味精、生姜、葱各适量组成。将黄母鸡宰杀后,除去毛和内脏,洗净;将草果、赤小豆、鸡肉及配料放入砂锅内,加水适量,置武火上烧沸,改用文火炖熬,至鸡肉、赤小豆熟透,加入味精,佐餐食用。本药膳功效为利水消肿。适用于阳气不足,气不化水而引起的面肢水肿等。

## 三味苡仁羹

【组成】薏苡仁、山药、莲子各30g。

【制作】取莲子浸泡后去心,与薏苡仁、山药同置锅内,加水适量,文火煎煮,熬熟即得。

【用法用量】每日服1剂,7日为1个疗程。

【功效与主治】健脾渗湿。适用于脾虚湿滞证,症见水肿、泄泻、带下量多。

【方解】本方所治之证,为脾虚不运,水湿内停所致。本方药物皆为药食两用之品。其中薏苡仁淡渗清补,既能利水渗湿,又能健脾止泻,有利水而不伤正,补脾而不滋腻的特点,故为主药。山药、莲子补气健脾,止泻止带,共为辅佐药料。三品共制羹,齐奏健脾渗湿之功效。

【临床应用】用于肾炎水肿、肝硬化腹水、肠炎、阴道炎、盆腔炎等属于脾虚湿滞者。

【附方】大蒜炖生鱼:由大蒜150g,生鱼(乌鱼)400g,醋、盐、黄酒、味精各适量组成。大蒜剥皮,乌鱼去鳃和内脏,洗净,放入砂锅内,加入醋、黄酒、盐、水适量;将砂锅置于盛有水的锅内,隔水炖熟即成。食用时,加入味精,佐餐即可。本药膳功效为健脾,利水,消肿。适用于营养不良性水肿、肝硬化腹水、慢性肾炎水肿等。

## 鲤鱼赤豆汤

【组成】赤小豆100g,鲤鱼1条(250g左右),生姜1片,盐、味精、料酒、食油适量。

【制作】将赤小豆洗净,加水浸泡半小时;生姜洗净;鲤鱼去鳞、腮、内脏,洗净。起油锅,煎鲤鱼,加清水中量,放入赤小豆、生姜、料酒少许。先武火煮沸,改文火焖至赤小豆熟,加盐、味精即可。

【用法用量】随量食用或佐餐,每周可食服3次。

【功效与主治】健脾益胃,利水消肿。适用于水湿泛溢之水肿、咳喘,症见面色㿠白、水肿胀满、小便不利,或气逆而咳。

【方解】本方所治之证为脾虚气弱,水气不化,泛溢肌肤所致。本品以调畅气血,通利水湿为主,方中赤小豆性平,味甘、酸,功能利水消肿,和血解毒。鲤鱼性平味甘,功能利水下气。两者合用,可奏理气和血、利尿消肿之功。

【临床应用】适宜肾炎水肿、黄疸型肝炎、肝硬化腹水、心脏性水肿、营养不良性水肿、脚气水肿。

### 薏苡仁粥

【组成】薏苡仁 60g,粳米 60g,盐 5g,味精 2g,香油 3g。

【制作】将薏苡仁洗净捣碎,粳米淘洗,同入煲内,加水适量,共煮为粥。粥熟后调入盐、味精、香油。

【用法用量】温热食之,每日服 2 次。

【功效与主治】健脾补中,渗湿消肿。适用于水肿、小便不利、脾虚泄泻、湿痹、筋脉挛急、四肢屈伸不利、肺痈吐脓及扁平疣等。

【方解】本方所治水肿由脾虚不运,水湿泛溢肌肤所致。方中薏苡仁性味甘淡,能健脾益胃,渗湿利水,其微寒而不伤胃,健脾而不碍湿,渗润而不过利,为一优良的淡渗清补之品。粳米健脾益胃,合用煮粥,共奏健脾渗湿之功。

【临床应用】可用于慢性腹泻、水肿、湿痹、肺痈、肠痈、扁平疣等的辅助治疗。

【使用注意】大便秘结者及孕妇慎服。

【附方】茯苓皮饮:由茯苓皮 10g,花椒目(花椒种子)6g 组成。花椒目捣碎,与茯苓同煎,取汁,去渣,代茶饮。每日 1 剂。本药膳功效为利水退肿。主治水肿、小便不利。

### 冬瓜粥

【组成】冬瓜 100g,粳米 100g,味精、盐、香油、嫩姜丝、葱适量。

【制作】冬瓜洗净,削下冬瓜皮(勿丢),把剩下的切成块。粳米洗净放入锅内,加水适量煮粥。米粥半熟时,将冬瓜、冬瓜皮放入锅内,再加适量水,继续煮至瓜熟米烂粥稠为度,捞出冬瓜皮不食,调味精、盐、香油、姜、葱。

【用法用量】随意食服,食用时调适量盐,水肿患者宜较长时间服食。

【功效与主治】利尿消肿,清热止渴。适用于水肿、小便不利、痰热喘嗽、暑热烦闷、消渴引饮、痔漏、肥胖等症。

【方解】本方所治之证,为水湿内聚或湿热壅盛所致。方中冬瓜味甘淡,性微寒,入肺、大肠、小肠、膀胱经,能清心火,泻脾火,利湿祛风,消肿止渴,解暑化热,为利尿消肿药食两用之佳品,其子、皮、肉囊均可入药。冬瓜与粳米共煮粥,既可利水消肿,又能养胃充饥。可随意服食。

【临床应用】可用于急、慢性肾炎水肿。

【使用注意】冬瓜以老熟(挂霜)者为佳。在煮粥时不宜放盐,否则会影响其利水消肿效果。

【附方】冬瓜皮饮:由冬瓜皮、西瓜皮、白茅根各 20g,玉米须 15g,赤小豆 90g 组成。水煎取之,每日分 3 次饮用。本药膳功效为利尿消肿,清热止渴。主治水肿胀满、小便不利。

# 第二节 利水通淋药膳

### 青小豆粥

【组成】青小豆、小麦各 50g,通草 5g,白砂糖少许。

【制作】先将通草洗净,放入砂锅内,加水适量,煎煮 15 分钟,滤去渣,留汁备用;再将小麦淘洗干净,放入砂锅内,加水适量,放入通草汁、青小豆、白砂糖,置武火烧沸,再用文火煮熟成粥。

【用法用量】佐餐食用,每日 2 次,3~5 日为 1 个疗程。

【功效与主治】清热利尿通淋。适用于心火下移小肠证,症见小便短少、淋沥涩痛。

【方解】本方所治之证,为心火亢盛,移热小肠,小肠泌别清浊功能失常所致。方中青小豆即绿豆,其性寒归心经,有清热利尿之功,为主药。辅以淡渗清降之通草利水通淋,引热下行。小麦性凉,有养心气、厚肠胃、除热等功效,既可防利水太过伤正,又有助于泻热,故为佐品。诸物相配,共奏清热利尿通淋之功。

【临床应用】用于泌尿系感染。

【使用注意】通草用量不可过大。

## 滑石粥

【组成】滑石 20g,粳米 50g,白砂糖适量。

【制作】先将滑石磨成细粉,用布包扎,放入锅内,加水 500ml,中火煎煮 30 分钟后,弃布包留药液;再将粳米洗净放入锅内,加入滑石药液,加水适量,武火煮沸后,文火煮成粥,即成。

【用法用量】食时调入白砂糖,温热食用。每日 2 次,每次 1 碗(约 75ml)。

【功效与主治】清热利尿通淋。适用于湿热蕴结下焦证,症见小便不利、淋沥热痛、热病烦躁、口渴。

【方解】本方所治之证,为湿热蕴结下焦,膀胱气化失司所致。方中滑石甘淡质滑,渗湿利窍,性寒质重,入膀胱经,长于清热利尿通淋,为主药。粳米健脾养胃,与滑石配伍,能健脾祛湿,亦可制滑石清利太过而损阴伤胃之性。两味配合得当,可作为湿热淋证患者的日常调理。

【临床应用】用于膀胱炎、尿路感染等属于湿热下注者。

【使用注意】本方能通利破血,孕妇忌服;脾胃虚寒、滑精及小便多者亦不宜服用。

## 鲜车前叶粥

【组成】鲜车前叶 30g,葱白 15g,淡豆豉 12g,粳米 50g,盐、姜、香油、味精、陈醋各适量。

【制作】先将鲜车前叶洗净,与淡豆豉、葱白同置锅中,加水适量,同煎。微沸 30 分钟后,滤取药液,备用;另取淘洗干净的粳米,置于锅内,加水适量,先用武火烧沸,再改用文火熬煮至五分熟烂后,加入备用之药液,继续文火熬煮至熟,调入盐、味精、香油、姜末、陈醋等,即可。

【用法用量】温服,每日 2 次,3~5 日为 1 个疗程。

【功效与主治】清热利尿,通淋泄浊。适用于湿热蕴结下焦证,症见热淋、小便不利等。

【方解】本方所治之证,为湿热蕴结,膀胱气化不利所致。方中车前叶味甘性寒,有清热利尿通淋之功,为主药。葱白辛温行散,能温通阳气以助行水利尿,故为辅药。淡豆豉有宣泄之功,与葱白相伍,有宣发肺气以助膀胱气化的作用。更以粳米养胃和中。诸药合用,共成清热利尿、通淋泄浊之功。

【临床应用】用于尿路结石、膀胱炎等。

【附方】

(1)糯米车前叶粥:由鲜车前叶 15g,糯米 50g 组成。先将车前叶洗净,切碎,置锅内加水适量,微沸 30 分钟,过滤取汁、去渣,备用;再取粳米淘洗干净,入锅煮粥,至八分熟烂,加入上述药汁,继续煮至熟烂即成。每日 2 次,6~7 日为 1 个疗程。本药膳功效为清热利尿。适用于热结膀胱所致的小便不利、淋沥涩痛等症。

(2)萆薢粥:由萆薢 10g,粳米 100g 组成。取萆薢破碎成粗末,与淘洗干净之粳米一同置于锅内,熬煮成粥即可。随量服之,每日早、晚各服 1 次。本药膳功效为利湿浊,祛风湿。适用于膏淋、小便混浊等症。

## 三金排石粥

【组成】金钱草 30g,郁金、鸡内金、三棱、莪术各 15g,穿山甲(猪蹄甲代)(炮)6g,薏苡仁、牛膝各 9g,粳米 100g,白砂糖适量。

【制作】将方中各药酌情切碎为段,置锅中加水适量,煎煮,去渣留汁,加入淘洗干净之粳米共煮粥,待粥将成时加入白砂糖调味即成。

【用法用量】温热服,每日早、晚各服 1 次。

【功效与主治】清热通淋,化瘀排石。适用于石淋、砂淋,症见尿中有时挟有砂石,或排尿时尿中断、小便涩痛、少腹拘急腰痛。

【方解】本方所治之证,为湿热下注,尿液煎熬成石所致。方中金钱草功善利尿通淋,化坚排石,为治石淋之要药。在本方重用,故为主药。郁金清热利湿,鸡内金通淋排石,共为辅药。湿热蕴结,易致血瘀,故佐三棱、莪术、炮穿山甲活血祛瘀。薏苡仁渗利湿热。牛膝活血祛瘀兼利水通淋以助排石。粳米养胃补中,以防通利太过伤正。白砂糖调味。诸品合用,共奏清热通淋、化瘀排石之功。

【临床应用】用于泌尿系结石。

【使用注意】孕妇忌用。

【附方】二金藕节饮:由金钱草 30g,海金沙、生藕节各 15g 组成。以上诸药除海金沙布包外,共入水煎或沸水冲泡。代茶频饮,每日 1 剂。本药膳功效为清热利尿,通淋化瘀。适用于湿热夹瘀之石淋、砂淋、热淋等。

## 金沙二草茶

【组成】凤尾草 30g,海金沙、萹草各 15g,绿茶 5g。

【制作】先将凤尾草、海金沙、萹草加水浸过药面,煎沸 15～20 分钟,然后加入绿茶再沸 2 分钟即成。也可将上 4 味共研粗末,放置茶壶内以沸水浸泡 15～20 分钟。

【用法用量】不拘时,代茶频饮,每日 1 次。

【功效与主治】清热解毒,利尿通淋。适用于湿热淋证,症见热淋、血淋、石淋等。

【方解】本方所治之证,为湿热内盛,迫于下焦,膀胱气化不利所致。治宜清热解毒,利尿通淋。方中凤尾草有清热解毒,通淋利尿之功,在本方重用,故为主药。海金沙功专利尿通淋止痛,善治诸淋涩痛;萹草清热利尿通淋;绿茶利尿解毒;均为辅佐之品。诸品合用,共奏清热解毒、利尿通淋之功。

【临床应用】用于泌尿系感染、泌尿系结石等症的治疗。

## 荠菜鸡蛋汤

【组成】荠菜 250g,鲜鸡蛋 1 个,食用油、盐、味精等适量。

【制作】将荠菜洗净,切段,鸡蛋去壳打匀,用清水煮成汤,加入调料,即成。

【用法用量】温热服食,每日 1 次,30 日为 1 个疗程。

【功效与主治】清热利湿,凉血止血,清肝明目。适用于湿热所致的血淋、尿血、水肿、泻痢等,以及肝经热盛之头痛目胀、翳障、迎风落泪等症。

【方解】本方所治之证,为下焦湿热,迫血妄行,肝经热盛,循经上扰所致。方中荠菜性味甘淡而凉,归肝、膀胱经,清热利湿、凉血止血、清肝明目三功皆备,且重用,故为主药。鸡蛋养血,滋阴润燥,以防渗利清热太过伤正,为佐品。与荠菜同用,共奏祛邪不伤正、补益不恋邪之功。

【临床应用】用于泌尿系感染、肾结石、肾结核、肾肿瘤等有血尿者,以及急性结膜炎、高血压等症的治疗。

【使用注意】感冒发热者不宜食用。

### 三白草鲫鱼粥

【组成】三白草 10g,鲫鱼 1～2 条,粳米 30g。

【制作】将鲫鱼去鳞和内脏,连同三白草一起用纱布包好与粳米同锅熬粥,至粥烂熟为止。捞出纱布包弃之,即可。

【用法用量】佐餐食用,每日 2 次,3～5 日为 1 个疗程。

【功效与主治】利尿通淋,补益脾胃。适用于湿热淋证、脾虚水肿。

【方解】本方所治之证,为湿热互结下焦,膀胱气化功能失常;或脾胃虚弱,水湿不能运化,泛溢肌肤所致。方中三白草苦降辛散寒清,归肺、膀胱经,有清热利水通淋之功,为主药。鲫鱼既补益脾胃,又利水消肿,标本同治,为辅品。粳米益胃和中,扶正以祛邪。诸品合用,共奏利尿通淋、补益脾胃之功。

【临床应用】用于儿童体虚浮肿、慢性肾炎水肿、营养不良性水肿、泌尿系感染等。

### 金钱草炖猪蹄

【组成】猪蹄 1 只,鲜金钱草 200g,盐、味精、香油、料酒适量,生姜 2 片。

【制作】猪蹄去毛及蹄甲,洗净斩块,放入瓦煲内拌少许料酒后加水、放姜片,先武火煮沸,改文火炖 2 小时。金钱草洗净,放入瓦煲内与猪蹄同炖半小时,调盐、味精、香油即可。

【用法用量】喝汤食肉。

【功效与主治】清利祛湿,利尿通淋。适用于湿热郁结之淋证。症见小便不利,或小便涩痛、少腹拘急,或腰腹绞痛、尿中带血等。

【方解】本方所治乃因湿热阻滞,水道不畅而致。本方中金钱草为唇形科植物活血丹的全草,性寒味苦,入肝、胆、肾、膀胱经,功能清热利水,祛湿止泻。猪蹄性平味甘、咸,归肾经,能补益气血,通乳,润肤,托疮。两味共用可补肾气,祛湿清热,利尿通淋。

【临床应用】适用于急性肾炎患者。

【使用注意】阴虚火旺者忌食。

# 第三节　利湿退黄药膳

### 茵陈炖鲫鱼

【组成】茵陈 20g,栀子 10g,大黄 5g,鲫鱼 1 条。

【制作】取茵陈、栀子、大黄用纱布包扎,备用;将鲫鱼去鳞和内脏,洗净放入砂锅内,加入包扎好的药包,用姜、葱、蒜调味,加入盐,文火炖至熟烂即成。

【用法用量】佐餐食用,吃鱼喝汤,每日 1 次,连服 3～5 日为 1 个疗程。

【功效与主治】清热,利湿,退黄。适用于湿热黄疸,症见一身面目俱黄,黄色鲜明如橘,目黄、小便短少而黄、腹微满、口渴,但头汗出、舌苔黄腻等。

【方解】本方所治之证,为湿热熏蒸肝胆,肝失疏泄,胆汁不循常道,泛溢肌肤,下流膀胱所致。本方即茵陈汤加鲫鱼而成。方中重用茵陈为主药,其性味苦寒,归肝、胆经,功专清利湿热,退黄疸。辅以栀子清泻三焦湿热,使湿热从小便而去。佐以大黄泻下通便,清热利湿,使湿热从大便而去。三药相配,使湿热由二便而出,邪有出路,则黄疸自退。鲫鱼既能健脾以固后天之本,又能利湿以导湿热下行。诸品合用,共奏清热、利湿、退黄之功。

【临床应用】用于急性黄疸型肝炎、胆囊炎、胆石症等黄疸属于湿热内蕴者。

【附方】

(1)茵陈粥:由茵陈30g,粳米100g,白砂糖适量组成。取茵陈置于锅内,加水适量,煎煮,去渣留汁,加入淘洗干净之粳米,熬粥至熟烂,加入白砂糖,调味即成。随量服之,早、晚各服1次。本药膳功效为清热除湿,利胆退黄。适用于急性黄疸型肝炎。

(2)栀子仁粥:由栀子仁10g,粳米100g,冰糖少许组成。将栀子仁洗净晒干,研成细粉,备用;取淘洗干净之粳米放入砂锅内,加水煮粥至八成熟时,取栀子仁粉调入粥内继续熬煮,待粥熟,调入冰糖,煮至溶化即成。温热服食,每日2次,3日为1个疗程。本药膳功效为清热利湿退黄。适用于急性黄疸型肝炎。脾胃虚寒、食少纳呆者不宜服食。

### 麻黄连翘赤小豆饮

【组成】麻黄、连翘各5g,赤小豆10g,大枣4枚,炙甘草3g,生姜2g,冰糖适量。

【制作】取连翘、赤小豆、大枣、炙甘草置于砂锅内,加水适量,武火煮沸,文火保持微沸30分钟,加入麻黄、生姜继续微沸15分钟,去渣留汁;服时取汁兑入冰糖,即可。

【用法用量】每日2次,3~5日为1个疗程。

【功效与主治】清热利湿,发汗解表。适用于黄疸初起有表证者,症见面目俱黄、黄色鲜明、身热恶寒、小便不利等。

【方解】本方所治之证,为湿热内郁,熏蒸肝胆,胆汁外溢肌肤,表证未解所致。方中麻黄发汗解表以除表证,又能利尿以导湿下行;连翘解表清热,兼能利尿;赤小豆利湿退黄,三药共为本方主要部分。大枣培补正气;炙甘草补中益气兼调和药性;生姜助麻黄解表,并辛散水气;冰糖补中护胃,调味;皆为本方佐助部分。诸品合用,共奏清热利湿、发汗解表之功。

【临床应用】用于急性黄疸型肝炎或急性肾炎初期有表证者。

### 金钱草鲤鱼汤

【组成】金钱草50g,鲤鱼1条(250g左右),生姜、盐、料酒、味精、菜油等适量。

【制作】将金钱草、生姜洗净;鲤鱼去鳞、腮、内脏,洗净;另取锅,加菜油煎鲤鱼,加适量清水,放入金钱草、生姜、料酒等,先武火煮沸,改用文火焖至鲤鱼熟烂,加盐、味精调味,即可。

【用法用量】佐餐食用。

【功效与主治】除湿退黄,利水通淋。适用于湿热黄疸、热淋、石淋等。

【方解】本方所治之证,为湿热内蕴肝胆,胆汁外泄;或下焦湿热,膀胱气化失常所致。方中金钱草既长于清肝胆湿热,除湿退黄,又善于利水通淋,排除结石,故为主药。辅以鲤鱼补中,下气,利水,导湿下行。二品共用,共奏除湿退黄、利水通淋之功。

【临床应用】用于急性黄疸型肝炎、泌尿系感染、泌尿系结石、胆结石等的治疗。

【使用注意】不宜久服。

### 泥鳅炖豆腐

【组成】活泥鳅150g,鲜嫩豆腐100g,生姜5g,料酒、油、盐、味精适量。

【制作】将泥鳅去内脏洗净,放入油锅中煎,下生姜、料酒调味,再将豆腐加入锅中,加盐、水,用文火慢炖,至泥鳅熟烂、豆腐成蜂窝状,调入味精即可。

【用法用量】隔天一食,连食 15 天。

【功效与主治】清热,利湿,退黄,健脾。适用于肝炎属脾虚有湿者,症见面目及全身皮肤微黄、胁肋微胀痛、饮食不振、体倦乏力、小便泛黄不利等。

【方解】本方治证由脾虚不运,湿热郁结所致。方中泥鳅阴凉滑利,有利湿邪、清热除湿、利尿退黄之功。豆腐具有清热解毒,宽肠降浊,益气和中的作用。两者共用,共成清热祛湿、利尿退黄之功。

【临床应用】适用于急、慢性肝炎患者,亦适宜阳痿、痔疮、皮肤疥癣瘙痒之人食用。

【使用注意】泥鳅用清水放养 1 天,排清肠内脏物,活杀。

### 茵陈粥

【组成】茵陈 30～50g,粳米 100g,白砂糖或盐适量。

【制作】将茵陈洗净放入瓦煲内,加水 200ml,煎至 100ml,去渣;入粳米,再加水 600ml,煮至粥熟,调味即可。

【用法用量】每日 2 次微温服。7～10 日为 1 个疗程。

【功效与主治】清热除湿,利胆退黄。适用于湿热蕴蒸,胆汁外溢所致之目黄身黄、小便不利、尿黄如浓茶,属于急性黄疸型肝炎者;以及湿疮瘙痒、流黄水者。

【方解】本方治证由湿热蕴蒸肝胆所致。方中茵陈,味苦微寒,主入脾、胃、肝、胆经,功专利湿热,退黄疸,为古今治疗黄疸的要药。对于湿热型黄疸,单用本品,效果良好;因本药性寒傲而气清香,并非大苦太寒之品,且以利湿退黄见长,兼理肝胆郁滞,故亦为黄疸属于湿邪偏盛者所常用。据药理研究,本品能增进胆汁的分泌,抑制肝炎病毒,有保肝、解热的作用。本品配伍大枣、甘草煎服,对小儿传染性肝炎亦有较好疗效。黄疸型肝炎患者多有胃口不开、食欲不佳的症状,本方以粳米煮粥,不但增加营养,开胃和中,而且又能防茵陈苦寒伤胃,酌加白砂糖,既能矫味,又可保肝,系肝脾两调之法,配伍甚为巧妙。

【临床应用】适用于急性黄疸型肝炎、湿疮等。

【使用注意】茵陈应取每年三四月份之蒿枝,药效尤佳。煮粥时只能用粳米,粥宜稀,不宜稠。

 **目标检测**

1. 何谓利水祛湿药膳？其可分为几类？

2. 请说出五苓粥、茯苓包子、鲤鱼赤豆汤、滑石粥、荠菜鸡蛋汤、金钱草鲤鱼汤、泥鳅炖豆腐、茵陈粥的功效、主治、方解和使用注意。

3. 请分析茵陈炖鲫鱼中各种组成在药膳中的作用。4. 水湿内停证与哪几个脏腑关系密切？其临床表现有哪些？如何准确选择药膳配方？

# 第七章　化痰止咳、平喘药膳

## 学习目标

【学习目的】通过对化痰止咳、平喘药膳的学习，为合理使用化痰止咳平喘药膳治疗咳嗽咯痰与气喘症奠定基础。

【知识要求】①掌握化痰止咳药膳、平喘药膳的组成、制作、用法、功效与主治等知识。②熟悉化痰止咳平喘药膳的配方规律。

【能力要求】①运用药膳学有关知识，学会初步制作化痰止咳平喘药膳，了解药物和食物的结合方式。②通过实践，学会分析化痰止咳平喘药膳方剂的组方意义，掌握制作方法。

化痰止咳、平喘药膳是由辛开苦降或甘润之药物与食物组成，具有化痰止咳、降气平喘等作用，主要用于咳嗽咯痰与气喘症的药膳。

咳嗽是肺系疾病的主要症状，其成因很多，概括起来不外乎外感与内伤两类。外邪袭肺，或脏腑功能失调，累及于肺，均可导致肺的宣发肃降功能失常，从而引起咳嗽。古人云："脾为生痰之源，肺为贮痰之器。"肺气失宣，清肃之令失常，则津液失布，痰浊内生；脾不健运，水湿不化，则凝聚为痰，故咳嗽常兼见咯痰之症。治疗宜从宣通肺气，化痰止咳，调理脾运入手。气喘的成因亦包括外感与内伤两个方面，因"肺为气之主""肾为气之根"，故与肺、肾关系最为密切。外邪侵袭，痰浊壅肺，肺失宣降，肺气上逆；或肺肾两虚，纳气失常，则发生气喘。治宜祛邪降气平喘，或调补肺肾，纳气平喘。

本药膳可分为化痰止咳药膳和平喘药膳两类。

化痰止咳药膳是具有化痰浊与止咳嗽的作用，治疗咳嗽咯痰症的药膳。其临床表现为咳嗽痰多易咯、胸脘痞闷、恶心、肢体困倦等；或咳嗽痰黄、黏稠难咯等，或见干咳无痰或痰少难咯、口干咽燥等症。治疗时除以化痰止咳立法外，还常辨证配合应用清热、润肺、滋阴等治法。因痰随气而升降，气壅则痰滞，气顺则痰消，故又常与理气药同用。所以，本药膳多由理气化痰止咳之品组成，药食常选半夏、百部、陈皮、贝母、莱菔子、冰糖等，药膳方如宁嗽粥、三子养亲茶、鱼腥枇杷饮、二母二冬膏等。

平喘药膳是具有降逆肺气，调补肺肾，平息气喘等作用，治疗气喘症的药膳。其临床表现以呼吸急促，甚至张口抬肩，或短气而喘，动则尤甚，常兼见咳嗽咯痰症。喘证的治法根据病证的虚实而定，喘证属实者，治宜祛邪利气；喘证属虚者，治宜调补脾肾。本药膳多由降逆平喘之品组成，药食常选紫苏子、杏仁、白果、葶苈子、冬虫夏草、鸭肉、猪肉等。药膳方如杏苏粥、定喘膏、白果豆腐汤、虫草全鸭等。

本药膳以治标为主，应用时宜辨明咳喘的成因，审因论治，标本兼顾。有的药物性偏温燥，热咳燥咳不宜用；有的药物偏敛涩，邪气盛时不宜用。

# 第一节　化痰止咳药膳

## 宁嗽粥

【组成】百部15g,紫菀、杏仁各10g,麻黄9g,甘草7g,冰糖40g,粳米80g。

【制作】将百部、麻黄、紫菀、杏仁、甘草共入砂锅加水煎煮取汁;粳米淘洗干净,加药汁,中火烧开,20分钟后加入冰糖,文火煮粥,粥熟,即成。

【用法用量】趁温热服食,每日服2次。

【功效与主治】发散风寒,化痰止咳。适用于风寒犯肺之咳嗽,症见咳嗽咯痰、痰白质稀,可伴头痛、鼻塞、恶寒发热等。

【方解】本方所治之证,为风寒犯肺,肺气失宣,津液失布所致。方中百部味甘苦,性微温,专入肺经,长于止咳,外感内伤、新久咳嗽皆可应用。在本方重用,故为主药。麻黄发散风寒,宣肺止咳;紫菀化痰止咳,均为辅药。佐以杏仁宣降肺气,止咳嗽;甘草祛痰止咳,调和药性。粳米调中,冰糖调味。诸品合用,共奏发散风寒、化痰止咳之功。

【临床应用】用于咳嗽属风寒咳嗽者。

【附方】

(1)寒食粥:由杏仁、旋覆花、款冬花各10g,粳米50g组成。将前3味药共煎水,去渣取汁;将粳米倒入药汁内煮粥,至粥熟即成。空腹温热服。本药膳功效为化痰止咳平喘。适用于咳嗽喘促,痰涎清稀。

(2)百部粥:由百部10g,粳米30g,蜂蜜适量组成。先煎百部,取汁去渣,入粳米同煮成粥。食用前加入蜂蜜,温热服,每日2次。本药膳功效为润肺止咳。适用于百日咳。

## 紫苏子降气粥

【组成】前胡、制半夏、当归、生姜、紫苏子各10g,陈皮、厚朴各6g,炙甘草4g,肉桂1.5g,粳米50~100g,红糖适量。

【制作】将上药煎煮,去渣留汁,加入淘洗干净之粳米,煎煮成粥,兑入红糖即可。

【用法用量】每日早、晚趁温热服用,5日为1个疗程。

【功效与主治】祛痰止咳,降气平喘,温补肾阳。适用于上实下虚之痰涎壅盛证,症见咳喘气短、动则尤甚、胸膈满闷、腰酸肢冷等。

【方解】本方所治之证,为痰涎壅肺,肺失宣降,或肾阳亏虚,不能纳气化饮所致。本方即紫苏子降气汤加粳米、红糖而成。方中紫苏子具有降气平喘,化痰止咳的作用,为主药。半夏、陈皮燥湿化痰;前胡宣降肺气,化痰止咳;厚朴平喘,理气宽胸;共为辅药。主药、辅药相配以治"上实"。佐以辛热入肾的肉桂补火助阳以治"下虚"。更佐当归止咳平喘,养血润燥;生姜温肺化饮;粳米养胃和中。炙甘草调和药性,为使药。诸品合用,共奏祛痰止咳、降气平喘之功。

【临床应用】用于咳喘气短,动则尤甚,胸膈满闷,腰酸肢冷等咳喘者。

【附方】紫苏子酒:由紫苏子60g,白酒500g组成。取紫苏子置于炒锅内炒香研末,装入绢布袋内,浸于白酒中,3日后取出,取酒饮之。每次服30ml,每日2次。本药膳功效为祛痰止咳。适用于慢性气管炎、咳嗽痰多等症。

## 三子养亲茶

【组成】紫苏子、白芥子、莱菔子各 3g。

【制作】取上药洗净,置砂锅中微炒,置乳钵中研碎,盛于绢布袋中,置锅内加水适量,煎煮,文火保持微沸约 30 分钟,去渣留汁,即可。

【用法用量】代茶频饮。

【功效与主治】降气化痰,止咳平喘。适用于痰涎壅盛之咳喘,症见咳嗽气喘、痰多胸闷、纳少。

【方解】本方所治之证,为痰壅于肺,肺气上逆所致。方中紫苏子、白芥子皆为辛温之品,主归肺经,其中紫苏子能定喘、消痰、降气,为主药。白芥子温肺祛痰,利气逐饮,为辅药。佐以莱菔子祛痰降气,消食除胀。三子均炒用,更增温化寒痰之功。三物相配,共奏降气化痰、止咳平喘之功。

【临床应用】用于痰涎壅盛咳喘证。

【使用注意】三子炒制时应注意火候,不可过炒,否则影响疗效。

## 鱼腥枇杷饮

【组成】鱼腥草 60g,白萝卜汁 100g,炙枇杷叶 20g,白砂糖 20g,蜂蜜适量。

【制作】取白萝卜绞取汁,枇杷叶去毛洗净,用蜂蜜水炙炒,与鱼腥草一起水煎 2 次,取煎液 300ml,加入白萝卜汁、白砂糖,混匀即成。

【用法用量】代茶频饮,每日 1～2 剂。

【功效与主治】清热化痰止咳。适用于肺热咳嗽,症见咳嗽、咯痰黄稠、口渴、咽痛、舌苔黄腻、脉滑数。

【方解】本方所治之证,为热邪犯肺,炼液为痰,肺失清肃所致。方中鱼腥草味辛性寒,专归肺经,善清肺热,为治肺热咳嗽之要药,故为主药。白萝卜汁清热化痰;枇杷叶苦寒降泄,主归肺经,能清肺化痰,降气止咳,炙用更增其止咳之功。二者皆为辅佐之品。三物相配,肺热得清,痰热得化,咳嗽自止。

【临床应用】用于咳嗽咯痰黄稠、口渴、咽痛、舌苔黄腻等肺热咳嗽者。

【附方】枇杷叶粥:由枇杷叶 10g,粳米 100g,冰糖适量组成。将枇杷叶用纱布包好放入砂锅内,加水 200ml,煎至 100ml,去渣留汁备用;另取淘洗干净之粳米,加水适量,熬煮至八分熟烂时,加入上述枇杷叶汁,继续熬煮至熟烂为止。温热服用,早、晚各 1 次,3～5 日为 1 个疗程。本药膳功效为清肺化痰,降气止咳。适用于风热或燥热所致的咳嗽、咯黄痰、口渴、胃热呕吐、呃逆等症。

## 瓜蒌知母饼

【组成】瓜蒌 300g,知母 60g,粳米 200g,蜂蜜适量。

【制作】取瓜蒌、知母、粳米研成细粉混匀,加蜂蜜水适量混匀,做成适宜大小(本方为 20 个饼之剂量)的瓜蒌知母饼,置文火上烙熟,即可。

【用法用量】每次食 2～3 个,每日 1 次。

【功效与主治】清肺化痰,利气宽胸。适用于痰热壅肺之咳嗽,症见痰稠色黄、咯出不爽、胸膈痞闷作痛。

【方解】本方所治之证,为热邪壅肺,灼津为痰,肺失清肃所致。方中瓜蒌、知母味甘苦,性寒,归肺经。瓜蒌既能清肺热化痰止咳,又能利气宽胸除痞,在本方重用,故为主药。知母清肺热以止咳,为辅药。佐以粳米补中益气,使清热而不伤正。诸品合用,共奏清肺化痰、利气宽胸之功。

【临床应用】用于痰热壅肺所致痰稠色黄、咯出不爽、胸膈痞闷作痛等症。

【使用注意】不可与乌头同用;大便溏泻者不宜用。

## 二冬二母膏

【组成】天门冬、麦冬各 150g,知母 100g,川贝母 50g,冰糖 200g。

【制作】取天门冬、麦冬、知母、川贝母置于锅内,加水适量,水煎 3 次,每次文火保持微沸约 30 分钟,过滤去渣留汁,合并滤液,浓缩煎汁约 2000ml 止,兑入冰糖,文火收膏。

【用法用量】每次服 15~20g,每日服 3 次。

【功效与主治】滋阴清热,润肺止咳。适用于肺阴虚之咳嗽,症见干咳无痰或痰少黏稠难咯,甚则痰中带血、口燥咽干。

【方解】本方所治之证,为肺阴不足,失于清润,肺气上逆所致。方中天门冬、麦冬皆为甘寒清润入肺之品,均有养肺阴、清肺热、润肺燥的功效,在本方重用,故为主药。知母清肺润肺,川贝母润肺化痰止咳,共为辅药。冰糖清热润肺并调味,为佐品。诸物合用,共奏滋阴清热、润肺止咳之功。

【临床应用】用于干咳无痰,或痰少黏稠难咯,甚则痰中带血、口燥咽干等肺阴虚之咳嗽。

【使用注意】外感咳嗽及内伤咳嗽非阴虚者不宜应用。

【附方】

(1)川贝二冬膏:由天门冬、麦冬各 25g,川贝母 60g,蜂蜜适量组成。川贝母粉碎成细粉备用,天门冬、麦冬共置砂锅内加水适量煎煮,去渣取汁,兑入蜂蜜、川贝母细粉熬炼成膏,即得。每次服 10ml,每日服 3 次。本药膳功效为养阴清肺,化痰止咳。适用于阴虚咳嗽,症见干咳少痰、咽喉疼痛、声哑失声、咯血、骨蒸潮热等。

(2)贝母粥:由川贝母粉 10g,粳米 50g,冰糖适量组成。先将贝母洗净,去杂质,烘干研成末,备用;将粳米淘洗干净,放入砂锅内,加水适量,武火烧沸,然后改用文火熬煮成粥时,加入川贝母粉和冰糖,调匀,再煮 2~3 沸即成。温服,早、晚各 1 次。本药膳功效为润肺化痰止咳,适用于肺虚久咳,症见咳嗽痰少、咽燥口干等。

## 川贝酿梨

【组成】雪梨 8 个,川贝母 12g,糯米、蜜饯冬瓜条各 100g,冰糖 180g,白矾适量。

【制作】将川贝母打碎,白矾加水溶化约 2000ml,糯米淘净蒸成饭,冬瓜条切成颗粒;梨削去皮,从蒂把处切下一段(以能伸进小勺为度),用小勺挖去核,浸没在白矾水中,以防变色;将梨投入沸水中烫一下捞出,用冷水冲凉,沥水;把糯米饭、冬瓜条颗粒与打碎的一半冰糖拌匀,分装入梨内,再把川贝母分 8 份装入梨内,盖上梨把,盛入盘内,上笼蒸约 40 分钟至梨熟烂,取出;烧开水约 200ml,将另一半冰糖溶化收浓汁,浇在梨上面即成。

【用法用量】食梨,每次 1 个,每日 2~3 次。

【功效与主治】清热化痰,润肺止咳。适用于肺热或肺燥咳嗽,症见咳嗽、咯黄痰、口渴、胸闷,或干咳、痰少难咯、痰中带血、口干咽燥。

【方解】本方所治之证,为热邪壅肺,热盛伤津,消灼津液所致。方中雪梨性味甘凉,能润肺凉心,消痰降火,为本方主料。川贝母苦甘而寒,既清热化痰止咳,又润肺化痰止咳,长于治阴伤肺燥之久咳,为辅药。佐以冬瓜、明矾清热化痰,糯米、冰糖补中益气,冰糖兼能润肺。诸品合用,共奏清热化痰、润肺止咳之功。

【临床应用】用于肺热或肺燥咳嗽证。

【使用注意】不可与乌头同用。

【附方】

(1)川贝雪梨炖猪肺:由川贝母 15g,雪梨 2 个,猪肺 40g,冰糖少许组成。先将川贝母洗净,雪梨去皮,切成 1cm 的方块;猪肺洗净,挤去泡沫,切成长 2cm、宽 1cm 的块;再将川贝母、猪肺、雪梨共置砂锅内,加入冰糖、水适量,置武火上烧沸,再用文火炖 3 小时即成。吃肺喝汤,每日服 2 次,7 天为 1 个疗程。本药膳功效为润肺化痰止咳。适用于肺结核咳嗽,痰中带血,或老年人干咳痰少或无痰等。

(2)罗汉果茶:由罗汉果 1 枚组成。罗汉果洗净,加沸水浸泡即可。代茶频饮。本药膳功效为清肺润喉止咳。适用于支气管炎、扁桃体炎等症的治疗。

## 瓜蒌饼

【组成】瓜蒌瓤(去子)250g,白砂糖 100g,面粉 100g。

【制作】把瓜蒌瓤(去子)与白砂糖拌匀作馅,面粉发酵分成 16 份,包瓜蒌白砂糖馅做成包子,蒸熟或烙熟即可。

【用法用量】每日早、晚空腹各食 1 个。

【功效与主治】清肺祛痰。适用于肺郁痰咳证,症见咳嗽,伴胸肋痛胀、咳嗽气促、咳痰黏稠或黏黄、咽痛口渴等。

【方解】本方所治证为痰浊郁肺所致之咳嗽。方中瓜蒌为葫芦科的果实,味甘苦性寒,入肺、胃、大肠经,功专清肺化痰,止咳润肠。面粉、白砂糖健脾益胃,可助瓜蒌化痰,又可矫正瓜蒌、瓜瓤之异味,使人食之可口。

【临床应用】用于咳嗽,伴胸肋痛胀、咳嗽气促、咳痰黏稠或黏黄、咽痛口渴者。

【使用注意】脾胃虚寒或外感发热者不宜食用。

## 柚子炖鸡

【组成】新鲜柚子 1 个,新鲜鸡肉 500g,姜片、葱白、百合、味精、盐等适量。

【制作】将柚子剥皮,去筋皮,除核,取肉 500g,将鸡肉洗净切块,焯去血水;再将柚子肉、鸡肉同放入炖盅内,置姜片、葱白、百合于鸡肉周围,放入盐、味精,加开水适量;炖盅加盖,置于大锅中,用文火炖 4 小时,取出可食之。

【用法用量】每周 2 次,连食 3 周。

【功效与主治】健脾消食,化痰止咳。适用于肺部疾病所致的痰多咳嗽、咳嗽痰多、气郁胸闷、脘腹胀痛、食积停滞等。

【方解】本方治证由脾虚食滞,痰浊聚肺所致。方中柚子是芸香科植物的成熟果实,柚子肉味甘带酸,性凉,归肺、胃经,能生津止渴,开胃下气,止咳化痰。鸡肉味甘性温,归脾、胃经,能温中补脾,益气养血,补肾益精,配以柚子入肺,使本方能健脾胃而理肺气,达到气顺痰除、脾健痰化的目的。

【临床应用】用于肺部疾病,症见咳嗽痰多、气郁胸闷、脘腹胀痛、食积停滞者。

【使用注意】消化不良者以饮汤为宜。

### 川贝秋梨膏

【组成】款冬花、百合、麦冬、川贝母各 30g,秋梨 100g,冰糖 50g,蜂蜜 100g。

【制作】将款冬花、百合、麦冬、川贝母放入煲内,加水煎成浓汁,去渣留汁,再将去皮、去核切成块状的秋梨以及冰糖、蜂蜜一同放入药汁内,文火慢煎成膏。冷却后取出装瓶备用。

【用法用量】每次 15g,每日服 2 次,温开水冲服。

【功效与主治】润肺养阴,止咳化痰。适用于肺热燥咳、肺虚久咳、肺虚劳咳痰不出者。

【方解】本方治证为燥热伤肺,气阴两虚所致。方中川贝母味甘苦,性微寒,归肺、心经,有化痰止咳,清热之功。秋梨味甘带酸,性凉,归肺、胃经,能清热生津,润燥化痰。款冬花、百合、麦冬等药,皆有润肺、止咳、化痰之力。本方以大队清凉甘润、滋阴生津原料以润肺养阴,使肺阴充而燥咳止。再以蜂蜜养脾胃,和营卫,又具培土生金之力。此膏滋而不腻,补而不燥,为化痰止咳之佳品。

【临床应用】燥热伤肺,气阴两虚所致咳嗽患者。

【使用注意】脾胃虚寒,咳唾清稀者不宜。

# 第二节　平喘药膳

### 杏苏粥

【组成】杏仁、紫苏子各 10g,粳米 50～100g,红糖适量。

【制作】将紫苏子、杏仁捣成泥,与粳米同入砂锅内,加水煮至粥稠,加入红糖调匀,即成。

【用法用量】温热服用,早、晚各 1 次,5 日为 1 个疗程。

【功效与主治】降气消痰,止咳平喘。适用于痰壅气逆之咳嗽,症见咳嗽气喘、痰多色白、胸脘痞闷等。

【方解】本方所治之证,为痰壅于肺,肺气上逆所致。方中紫苏子长于降气消痰,止咳平喘,对痰壅气逆之咳喘最为适宜,故为主药。杏仁苦温润降,归肺经,长于肃降肺气而止咳平喘,为治咳喘证的常用药,为辅药。佐以粳米、红糖益胃补气,红糖兼调味。四药合用,共奏降气消痰、止咳平喘之功。

【临床应用】用于痰壅气逆之咳喘证。

【使用注意】因方中杏仁、紫苏子二药皆有通便作用,故大便溏泻者不宜用。

【附方】

(1)杏仁粥:由杏仁 10g,粳米 30g,蜂蜜适量组成。杏仁去皮,再煎,取汁去渣,入粳米同煮成粥。温热服用,食前调入蜂蜜,每日 2 次。本药膳功效为止咳平喘。用于急、慢性气管炎,老年性支气管炎等。

(2)三仁膏:由杏仁、松子仁、核桃仁各 10g,蜂蜜适量组成。将上述三仁置乳钵内研成末,加入蜂蜜调成膏状,即成。饭后半小时开水调服,每日 3 次。本药膳功效为润肺止咳,润肠通便。适用于久咳痰少、动则气喘、便秘等症。

### 定喘膏

【组成】紫苏子 60g,杏仁 50g,麻黄、款冬花、半夏、陈皮各 30g,干姜 20g,甘草 10g,蜂蜜 250g。

【制作】先水煎中药 2 次,去渣,合并滤液,加热浓缩,加炼蜜收膏,即成。

【用法用量】每次开水冲服 15～30g,每日服 2 次。

【功效与主治】温肺散寒,化痰降逆。适用于风寒诱发或寒痰所致的冷哮,症见呼吸急促、喉中有哮鸣音、痰白清稀、胸膈满闷,或有头痛、恶寒发热等。

【方解】本方所治之证,为寒痰束肺,被风寒所诱发,痰气相搏,气道受阻所致。方中紫苏子、杏仁皆性温,入肺经,长于肃降肺气,止咳平喘;其中紫苏子尚有化痰之功;二药在本方重用,故为主药。辅以麻黄发散风寒,止咳平喘;款冬花降气化痰止咳;半夏燥湿化痰。主辅相配,温肺散寒,化痰降逆之功已备。佐以陈皮理气、化痰全面兼顾,另用干姜温肺化饮;甘草祛痰止咳,调和药性;蜜炼为膏,既方便服用,又可防麻黄、半夏、干姜等辛散太过伤正。诸品合用,肺寒得散,痰浊得化,气逆得降,则诸症自除。

【临床应用】用于风寒诱发或寒痰所致的冷哮者。

## 竹茹葶苈子粥

【组成】竹茹、葶苈子各 10g,大枣 5 枚,粳米 50g,冰糖适量。

【制作】将葶苈子用纱布包好,同竹茹一同放于砂锅内煎煮,文火微沸约 30 分钟,去渣取汁,放入大枣(去核)、淘洗干净之粳米,共煮成粥,调入冰糖,煮沸即可。

【用法用量】温热服用,每日 2 次。

【功效与主治】清热化痰,泻肺平喘。适用于痰热壅盛之咳嗽,症见咳嗽气喘、不能平卧、痰多、胸胁痞满、水肿、小便不利等。

【方解】本方所治之证,为痰热壅盛于肺,肺失清肃所致。方中葶苈子味苦辛,性大寒,主归肺经,善泻肺中痰火而平喘咳,是泻肺平喘之要药,故为主药。辅以竹茹清热化痰,痰热除则咳喘止。佐以大枣、粳米益气和中,大枣尚能缓和药性,以防葶苈子力猛伤正。诸品合用,共奏清热化痰、泻肺平喘之功。

【临床应用】用于痰热壅盛于肺,肺失清肃所致咳嗽证。

## 白果豆腐汤

【组成】白果 10g,鲜豆腐 50g,葱、姜、蒜适量。

【制作】将白果去壳、皮、心,洗净;鲜豆腐打成方块,与白果一同放入锅内,加水适量,加入葱、姜、蒜等调料,文火熬炖,至熟即成。

【用法用量】佐餐食用,每日 1 剂,分 2 次服,连服 1 周。

【功效与主治】敛肺平喘,益气补中。适用于肺虚型哮喘,症见咳嗽,气喘日久不愈,动则尤甚,咯痰、短气、体倦神疲、纳呆等。

【方解】本方所治之证,为咳喘日久,损伤肺气,肺气耗散,失于宣降所致。治宜敛肺平喘止咳。方中白果具有涩味,长于敛肺气,定喘嗽,兼能化痰,为主药。鲜豆腐功善益气补中,此处用之,意在培土生金,为辅佐之品。二物同用,共奏敛肺平喘、益气和中之功。

【临床应用】用于肺虚型哮喘证。

【使用注意】白果有小毒,生食尤剧,故食用时不可过量,食前要煮熟去毒,外感咳嗽者不宜食用本品。

【附方】

(1)白果炖小排:由白果 30g,猪小排骨 500g,黄酒、姜片、葱、味精、盐等调料适量组成。取猪小排骨洗净,置锅内,加黄酒、姜片、水适量,文火焖煮 1.5 小时;白果去壳及红衣,加入汤内,加盐等调料,文火再煮 15 分钟,加味精调匀,并撒上葱花等佐料,即可。吃肉喝汤,随量服之。本药膳功效为止咳平喘,适用于内伤哮喘痰嗽。

(2) 银杏全鸭:由白果 200g,水盆鸭 1 只(约 500g),胡椒粉、料酒、生姜、葱、味精等调料适量组成。将白果去壳,沸水煮沸,捞出,去皮膜、两头、心,沸水氽去苦水,在猪油锅内炸一下,捞出待用。水盆鸭洗净,剁去头、爪,用盐、胡椒粉、料酒将鸭身内外抹匀后放入盆内,加生姜、葱、花椒,用刀从鸭背处切开,去净全身骨头,铺在碗内,齐碗口修圆,修下来的鸭肉切成白果大小的颗粒,与白果混匀放在鸭脯上,将原汁倒入,加汤上笼蒸 30 分钟,至鸭肉熟烂,翻入盘中。向锅内掺入清汤,加入余下的料酒、盐、味精、胡椒面,用水淀粉勾芡,放猪油少许,将白汁蘸在鸭肉上,即成。吃肉喝汤,随量服之。本药膳功效为补肾益肺,止咳平喘。适用于肺肾气虚所致的喘咳。

### 杏仁粥

【组成】杏仁 20g,粳米 100g,盐或冰糖适量。

【制作】将杏仁去皮尖,放入锅中加水煮至杏仁软烂,去渣留汁,用药汁煮粳米成粥,调入盐或冰糖即可。

【用法用量】温热食用,每日 2 次。

【功效与主治】止咳平喘。适用于咳嗽气喘,症见久咳不止、痰多、肠燥津枯、大便秘结等。

【方解】本方治证多为体弱气虚,痰气上逆,津亏肠燥所致。方中杏仁为蔷薇科植物杏树的成熟种子。在应用上有苦、甜杏仁之分,其性味和功用均有区别。苦杏仁味苦性微温,有小毒,归肺、大肠经。其苦泄降气,能平喘,润肠通便。与粳米同煮为粥,既能止咳平喘,润肠通便,又能健脾养胃;既可借米之力增强药力,又可缓其毒性。甜杏仁味甘性平,无毒,归肺、大肠经,也可止咳平喘,润肠通便,其滋润之性较佳,最宜于虚劳咳嗽气喘、久喘无痰、短气乏力等。粳米甘平养胃,与甜杏仁合煮成粥,可增强润肺补肺之功,以助降气平喘。对年老体弱、虚劳咳嗽气喘而又见肠燥便秘者尤为适宜。

【临床应用】用于久咳不止、咳痰多、肠燥津枯、大便秘结等咳嗽气喘的患者。

【使用注意】按病情辨证使用苦杏仁或甜杏仁。

 **目标检测**

1.何谓化痰止咳平喘药膳?其可分为几类?

2.请说出三子养亲茶、白果豆腐汤、定喘膏、川贝秋梨膏、瓜蒌饼、杏苏粥、定喘膏的功效及主治、方解和使用注意。

3.请为一位咳嗽症患者设计一个药膳配方,列出此方组成、制法用法、方解、使用注意,并自己烹制出此药膳。

# 第八章  健脾、消食、解酒药膳

## 学习目标

【学习目的】通过对健脾、消食、解酒药膳的学习，为合理使用药膳治疗食积证和酒醉证奠定基础。

【知识要求】①掌握消食化滞药膳、健脾消食药膳、解酒醒酒药膳的组成、制作、用法、功效与主治等知识。②熟悉健脾、消食、解酒药膳的配方规律。

【能力要求】①运用药膳学有关知识，初步学会制作健脾、消食、解酒药膳，了解药物和食物的结合方式。②通过实践，学会分析健脾、消食、解酒药膳方剂的组方意义，掌握判断方法。

健脾、消食、解酒药膳是以芳香醒脾、消食化积的药物与食物组成，具有开胃健脾、消积化滞、解酒醒酒等作用，主要用于食积证和酒醉证的药膳。

本药膳适用于因饮食不节，过食肥甘厚味、生冷壅滞之品，而致脾胃损伤，脾不能运化水谷精微，胃不能受纳腐熟水谷；或脾胃虚弱，运化失健，导致食积中焦而致的伤食、食积证；以及饮酒过度所致的酒醉证。

本药膳根据功效与主治和适应证的不同，分为消食化滞药膳、健脾消食药膳及解酒醒酒药膳三类。

消食化滞药膳是具有促进消化、消导饮食停滞作用，主治食积证的药膳。本药膳适用于暴饮暴食，过食膏粱厚味或生冷刺激之品引起的饮食积滞证。"饮食自倍，肠胃乃伤"，其临床表现为胃脘胀满不适，甚则疼痛，嗳腐吞酸，厌食，呕吐酸腐食物，吐后痛减，矢气，腹痛泄泻等症。治宜消食化积导滞。因此，本药膳多由消食化积、行气导滞之品组成，药膳食材常选山楂、麦芽、神曲、莱菔子、鸡内金、橘皮、粳米等，药膳方如莱菔子粥、桂皮山楂饮、山楂导滞糕等。

健脾消食药膳是具有健运脾胃、消食化积作用，治疗脾虚食积证的药膳。本药膳适用于脾胃素弱，或它病导致脾胃气虚，运化水谷无力而出现的食积证。其临床表现为脘腹胀满以饭后尤甚，纳少，面色萎黄，少气懒言，消瘦，大便溏稀等症。治宜健脾消食。因此，本药膳多由健脾养胃、消食化积之品组成，药膳食材常选山药、白术、山楂、麦芽、神曲、陈皮、猪肚等，药膳方如消食内金粥、健脾茶、山药扁豆糕等。

解酒醒酒药膳是具有解酒毒作用，治疗酒醉证的药膳。本药膳适用于饮酒过度或不胜酒力，胃失和降，酒毒上犯清窍所致的酒醉证。其临床表现为恶心呕吐、头晕头痛、燥热心烦等症。酒为湿热之品，具辛散走窜之性，治宜解酒醒神，降逆和胃，利湿清热。因此，本药膳多由解酒毒、降胃气、祛湿热之品组成，药膳食材常选葛花、青梅、葱白、橘皮、橘子、白果、莲子、白砂糖、冰糖、白醋等，药膳方如八珍醒酒汤、橘皮醒酒散、豆豉葱白醒酒汤等。

本药膳宜饭后服，但因其多属渐消缓散之剂，虽作用和缓，部分药物仍有耗气之弊，不宜久服，以免耗伤正气。对脾虚食积者，当以调养脾胃为主。解酒药膳应中病即止，不宜过量。

# 第一节 消食化滞药膳

## 莱菔子粥

【组成】莱菔子 15g,粳米 100g。

【制作】将粳米洗净,置砂锅内,加入炒熟且磨成细粉的莱菔子,添加水适量,置武火上烧沸,用文火熬煮成粥,即可。

【用法用量】每日早、晚趁温热服用,每日 1 剂,3~5 日为 1 个疗程。

【功效与主治】消食除胀。适用于食积气滞证,症见食积不消、腹胀、嗳气吞酸、纳呆、泄泻。

【方解】本方所治之证为食积气滞,脾胃运化功能失常,升降失司所致之证。方中莱菔子功善消食化积,行气除胀,对食积气滞证甚为适宜,故为主药。辅以粳米健脾和中以助运化。二物相配,食积化,气滞除,诸症自愈。

【使用注意】莱菔子有耗气之弊,不可久服;不宜与人参同用。

## 桂皮山楂饮

【组成】桂皮 6g,山楂肉 10g,生姜 2g,红砂糖 30g。

【制作】将桂皮切成 2cm 见方的块,山楂洗净,生姜切片,一同放入砂锅内,加水适量,置武火上烧沸,文火保持微沸 30 分钟,滤去渣,加入红糖搅匀,装入罐中即成。

【用法用量】饭后饮用,每日 1 剂,3~5 日为 1 个疗程。

【功效与主治】温中散寒,消食导滞。适用于脾胃虚寒所致饮食停积证,症见胃脘闷满作痛、干噫食臭之气、厌食、大便不爽等。

【方解】本方所治之证为脾胃虚寒,不能运化水谷,饮食停积所致之证。方中山楂味酸甘,性微温,功善消食化积,能治各种饮食积滞,尤善消化油腻肉积,在本方用量最大,故为主药。桂皮大辛大热,能温胃散寒,逐中焦之寒气,为辅药。生姜亦温性,有温中散寒之功,与桂皮皆气味芳香,可健胃消食以除食积。红糖补中益气。诸药合用,使中焦之寒气得驱,脾胃运化得畅,胃中之积食得消,共成温中散寒、消食导滞之剂。

【附方】山楂橘皮茶:山楂 20g,橘皮 5g。取山楂置炒锅内,文火炒至外表呈淡黄色,取出放凉;再将橘皮切丝,同放茶杯中,沸水冲泡,即成。代茶频饮。本药膳具有消食化积、理气健脾之功,适用于宿食停积兼脾胃气滞,症见饮食不消、腹胀、口臭、食少、纳呆等。

## 山楂导滞糕

【组成】生山楂 1000g,莱菔子 30g,神曲 20g,琼脂适量,白砂糖适量。

【制作】取莱菔子用纱布包扎,连同山楂、神曲一起置砂锅内,加水适量煎煮 3 次,每次约 30 分钟,合并煎液,弃渣浓缩煎液,兑入琼脂和白砂糖,放凉,待结成糕状切块即成。

【用法用量】饭后服食。

【功效与主治】消食化积,行气导滞。适用于食滞肠胃证所致的小儿厌食、疳积等,症见饮食不消、腹胀、口臭、食少、纳呆。

【方解】本方所治之证,为饮食停滞,脾胃气机受阻,运化失常所致。本方重用山楂化饮食,消肉积,健胃宽中,作为主药。辅以莱菔子消食除胀,神曲消食和中,兼行脾胃气滞。白砂糖调味,琼脂赋形。诸品合用,共奏消食化积、行气导滞之功。

【附方】

(1)山楂麦芽饮:由生山楂、炒麦芽各10g组成。将生山楂洗净,切成薄片,与炒麦芽一同放入杯中,将沸水冲入杯中,加盖,泡30分钟即成。随意饮用。本药膳具有消食导滞的功效,适用于宿食停滞、消化不良、小儿乳积及脾胃虚弱、食欲不振等。

(2)山楂肉干:由山楂100g,精猪肉1000g,植物油250g,调料适量组成。猪肉去皮、筋,洗净。山楂拍破,分成两份,取一份放锅内,加水2000ml,同武火烧沸后,放入猪肉同煮至肉六成熟时捞出,切成约3cm长的粗条,加酱油、葱段、姜片、黄酒、花椒面拌匀,腌1小时后,沥水。油烧至八成热,倾入肉条,炸至色微黄,捞出沥油。锅内留油少许,把另一份山楂倒入略炸后,再入肉条,反复翻炒,少淋麻油,加盐、白砂糖拌匀,用文火收干汤汁,调入味精。随意服食。本药膳具有消食化积、降低血脂的功效,适用于食积停滞、肉积不消,以及高脂血症、高血压。使用时注意,不宜空腹食及冷食。

## 神曲丁香茶

【组成】神曲15g,丁香1.5g。

【制作】将二药同入杯中,用沸水冲泡,加盖泡20分钟即成。

【用法用量】温热代茶饮。

【功效与主治】暖胃,消积,止呕。适用于胃寒食滞证,症见腹胀、呕吐、呃逆等。

【方解】本方所治之证,为中焦受寒,脾不运化,胃气上逆所致。治宜暖胃,消积,止呕。本方以神曲为主药,长于消食化积,健脾和胃。辅以丁香温中散寒,降逆止呕止呃。二药相配,共奏暖胃、消积、止呕之功。

## 山楂麦芽茶

【组成】山楂10g,生麦芽10g。

【制作】山楂洗净、切片,与麦芽同置杯中,倒入开水,加盖泡30分钟。

【用法用量】代茶饮用。

【功效与主治】消食化滞。适用于伤食、食积证,或大病初愈,胃弱纳差的病证,症见纳差、脘腹胀闷、恶食恶心、或吐或泻等。

【方解】本方治证为食积内停所致。方中山楂、生麦芽与神曲合称为"三仙",均属消食化滞的常用药物,既是食品,又是药材,但山楂因含解脂酶,口服可促进胃酸的分泌,故以消乳食、肉食最为适宜。生麦芽含淀粉、蛋白水解酶及B族维生素,故多用于消米面、薯类食积、食滞。本方由山楂、生麦芽两味冲泡、代茶饮服,功能健胃消食,化积导滞,临床尤其适用于肉食、乳食积滞所致纳呆纳差、脘腹胀闷、恶食恶心、或吐或泻等症的治疗,味道酸甜可口,老人、儿童都易于接受。

## 甘露茶

【组成】炒山楂24g,生谷芽30g,麸炒神曲45g,炒枳壳24g,姜炙川朴24g,乌药24g,橘皮120g,陈茶叶90g。

【制作】上药干燥,共制粗末,和匀过筛,分袋包装,每袋9g。

【用法用量】每日1次或2次,每次1袋,开水冲泡,代茶温饮。

【功效与主治】消食开胃,行气导滞。适用于伤食、食积气滞证,症见脘腹饱胀疼痛,嗳气、矢气后胀痛减轻或缓解,纳呆,厌食等。

【方解】本方所主之证乃饮食停积,气机阻滞所致。方中山楂、谷芽、神曲开胃消食,谷芽与麦芽皆为消米面、薯类食积之有效食品,两者常相须为用以增强疗效。枳壳、厚朴、乌药辛散温通,消胀止痛。橘皮既行气健胃,又降气理气,如《名医别录》记载:"主脾不消谷,气冲胸中,吐逆霍乱",临床单用橘皮一味即可治伤食、食积气滞证,食后嗳气、矢气频作,上下通气,胃脘饱胀即刻减轻或缓解,疗效肯定。陈茶叶既能消食降气,又能清火。以上各味共奏消食开胃、行气导滞、消胀止痛之功。

# 第二节　健脾消食药膳

## 消食内金粥

【组成】鸡内金 9g,白术 5g,干姜 3g,粳米 100g。

【制作】取鸡内金洗净,置砂锅内,加水适量,武火至沸,文火微沸保持 30 分钟,加入白术、干姜继续煎煮 20 分钟,取汁、弃渣;取粳米淘洗干净,另置锅内煮至八分烂熟,兑入药汁,继续煮至熟烂,即成。

【用法用量】日服 2 次,3～5 日为 1 个疗程。

【功效与主治】消食健脾,温中散寒。适用于脾胃虚寒所致的食积证,症见饮食不消、食欲不振、大便溏薄。

【方解】本方所治之证,为脾胃虚寒,运化无力,升降失常所致。方中鸡内金性味甘平,消食作用强,有健运脾胃之功,适用于各种食积证,故为主药。白术补气健脾,干姜温中散寒,粳米补益中气,均为辅佐之品。四物合用,使脾气得健,胃寒得散,则食积自消。

【附方】内金散:由鸡内金适量,乳汁适量组成。取鸡内金烘干,磨成细粉即得。每次 6g 用乳汁送服,日服 2 次。本药膳功效为健脾消食,适用于食积腹满、胀痛拒按、纳呆厌食、大便溏薄等症。

## 健脾茶

【组成】橘皮 10g,炒山楂 3g,生麦芽、荷叶各 15g。

【制作】取橘皮、荷叶切丝,与炒山楂、生麦芽同置锅内,加水适量,武火煎煮至沸,文火保持微沸 30 分钟,过滤取汁去渣,即成。

【用法用量】代茶频饮。

【功效与主治】健脾祛湿,消积化滞。适用于脾失健运所致之湿浊内蕴食积证,症见食滞不化、厌食腹胀、小儿疳积。

【方解】本方所治之证,为脾不健运,水湿内生,水谷不化所致。方中橘皮气味芳香,入脾经,既能健脾调中,又能燥湿,为本方之主药。山楂、麦芽皆有消食和胃之功,其中山楂长于消油腻肉食积滞,麦芽长于消淀粉类食物积滞,两者共同为辅药。佐以荷叶祛湿,升清阳。四药合用,共奏健脾祛湿、消积化滞之功。

## 山药扁豆糕

【组成】山药 200g,陈皮 3g,大枣 500g,鲜扁豆 50g。

【制作】将鲜山药切成薄片,再将枣肉切碎,鲜扁豆切碎,陈皮切丝,共同和匀,做成糕;将糕上笼屉,用武火蒸 15～20 分钟即成。

【用法用量】日服 3 次,3 剂为 1 个疗程。

【功效与主治】健脾止泻。适用于脾气虚弱所致食积证,症见大便溏软、泄泻、食积腹胀、厌食、面黄肌瘦、乏力。

【方解】本方所治之证,为脾气虚弱,运化水谷无力,升清降浊功能失常所致。方中四药皆有健运脾胃之功。其中山药补肺、脾、肾,长于补脾胃,既补气又养阴,是平补气阴之良药;且性兼涩,对脾胃虚弱所致的纳呆、便溏,用之可收补脾止泻之效,故为主药。白扁豆性味甘温,归脾、胃二经,功善健脾化湿,为辅药。大枣味甘入脾,有和缓的补中益气之功,是调补脾胃的常用药。以上三味补益药均为甘壅味厚之品,易滞气,故佐以陈皮理气健脾,调中化滞。诸药合用,共奏健脾止泻之效。

【附方】山药蜂蜜煎:由山药 30g,鸡内金 9g,蜂蜜 15g 组成。将前两味水煎取汁,调入蜂蜜,搅匀,即成。分 2 次温服,每日 1 剂。本药膳功效为健脾消食,适用于脾胃虚弱、食欲不振、消化不良等症的治疗。

## 健脾莲花糕

【组成】党参 30g,白术、山楂各 10g,麦芽、六神曲各 15g,陈皮 12g,枳壳 20g,鸡蛋 500g,面粉 350g,白砂糖 450g,熟猪油 50g,熟芝麻 2g。

【制作】将党参、白术、陈皮、六神曲、枳壳、山楂等择洗干净,磨成细粉备用;将鸡蛋打散后加入食材细粉及面粉,搅拌均匀。模具盒内壁抹上熟猪油,舀入糕浆料,放入笼内,用武火蒸熟,趁热撒上芝麻,取出蛋盒,翻入盘内,即可。

【用法用量】随取随食。

【功效与主治】健脾消食,行气导滞。适用于脾胃虚弱所致的宿食积滞证,症见消化不良、脘腹饱胀、不思饮食、便秘等。

【方解】本方所治之证为脾胃虚弱,水谷不运,食滞肠胃所致。方中党参性味甘平,不燥不腻,可主补中益气,和脾胃,故为主药。辅以白术补气健脾,增强主药补中之力。山楂、麦芽、六神曲均为消食和胃之品,为辅药。佐以陈皮理气健脾,枳壳行气宽中除胀,鸡蛋培补正气,面粉养胃和中。熟猪油、熟芝麻等为制糕之辅料,兼能通便。诸品合用,共奏健脾消食、行气导滞之功。

## 白术猪肚粥

【组成】白术 30g,槟榔 10g,生姜 10g,猪肚 1 个,粳米 100g,葱白 3 根(切细),盐适量。

【制作】将白术、槟榔、生姜装入纱布袋内,扎口备用;猪肚洗净,将药袋纳入猪肚中,缝口,以水煮猪肚令熟,取汁;将粳米入汁煮粥,待粥将熟时入葱白及盐调味。

【用法用量】空腹食用。

【功效与主治】健脾消食,理气导滞。适用于脾虚气滞所致的饮食积滞证,症见脘腹胀满、纳差、纳呆等。

【方解】本方所治之证为脾胃虚弱,纳运失调,气机阻滞所致。方中主药白术味苦甘性温,具补脾益气之功,用治脾胃虚弱所致脘腹胀满、食欲不振、泄泻便溏等症,如《医学启源》说:"和中益气,温中……(主)四肢困倦、目不欲开、懈怠嗜卧、不思饮食"。猪肚味甘性温,补中益气,善治虚劳羸弱,配伍白术、粳米使本方健脾益胃功能大增。此外,中医还习惯用动物脏器补益人体脏腑的虚损,以收"以脏补脏"之效。槟榔味苦辛,性温燥,入胃与大肠经,功能消积行气,常用于食积不消、脘腹胀满疼痛等类似于胃肠功能紊乱、消化不良及慢性结肠炎等病的治疗，在方中为辅药。生姜、葱白皆为辛温之品，辛可行气，温能暖中，因此在方中与槟榔相须为用，强化了本方行气散郁导滞的作用。本方用粳米、白术、猪肚配合槟榔煮粥，既可消食行气导滞，又能益气补中扶正，消补兼施，相辅相成。全方共奏健脾益气，消食开胃，理气导滞之效。

【使用注意】本品不宜长期食用，一般 3～5 天为 1 个疗程。气虚下陷者忌用。

### 益脾饼

【组成】白术 30g，大枣 250g，鸡内金 15g，干姜 6g，面粉 500g，盐适量。

【制作】白术、干姜装入纱布袋内，扎紧袋口，与大枣共同放入锅中，加水 1000ml，武火煮沸，改用文火熬 1 小时，去药袋，大枣去核，枣肉捣泥；鸡内金研成细粉，与面粉混匀，倒入枣泥，加面粉与少量盐，和成面团，将面团再分成若干个小面几，制成薄饼。平底锅内倒少量菜油，放入面饼烙熟即可。

【用法用量】空腹食用。

【功效与主治】健脾益气，温中散寒，开胃消食。适用于脾胃寒湿，饮食停滞证，症见纳食减少、大便溏泻等。

【方解】方中白术苦甘性温，入脾胃两经，甘以补脾益胃，温能散寒除湿，苦以燥湿止泻，用治脾胃虚弱，寒湿内生所致纳差纳呆、脘腹饱胀、大便溏泻等症，《本草通玄》赞誉道："补脾胃之药，更无出其右也"。大枣味甘性温，入脾、胃二经，与白术相须为用，使健脾益气功力更强。鸡内金运脾消谷。干姜温中散寒，健胃运脾。本方配伍得当，具有较好的健脾益气、温中散寒、消食健胃的作用。

【使用注意】本品性偏温，故中焦有热者不宜食用。

# 第三节 解酒醒酒药膳

### 八珍醒酒汤

【组成】莲子、青梅各 10g，大枣 20g，白果、百合、白醋各 5g，橘子瓣、山楂糕、白砂糖、冰糖各 50g，桂花汁、盐少许。

【制作】莲子用温水浸泡后去皮、心，掰成两半；白果切丁；百合掰成瓣；核桃仁用温水泡后去衣切丁；大枣去核；青梅、山楂糕切丁。把莲子、白果、百合、大枣分别置于小碗内上屉蒸熟。锅内放清水，烧开，加白砂糖、冰糖，待溶化后，加入上述诸料，煮沸后，再加白醋、桂花汁、盐，勾薄芡，即成。

【用法用量】酒后适量饮用。

【功效与主治】清热利湿，解酒除烦，消食和胃。适用于醉酒证，症见嗳气呕逆、吞酸嘈杂、脘腹胀满、烦渴。

【方解】本方所治之证，为饮酒过度，湿热内扰，胃气上逆所致。方中山楂消食和胃以化酒食，橘子理气和胃，以助运化，并能除烦、解酒，二者同为主药。青梅消食、生津止渴，莲子、大枣补气健脾，以助水谷、酒食运化，共为辅品。白果有醒酒之功，百合能清心除烦安神，桂花芳香醒神去浊，白砂糖、冰糖补益脾胃，白醋开胃醒酒、消食、下气辟邪，均为佐品。诸物合用，共奏解酒除烦、消食和胃之功。

**【附方】**

(1)乌梅竹茹汤:由乌梅 10g,竹茹 30g,甘草 5g 组成。将乌梅、竹茹、甘草三药置于锅中,加水适量,武火煮沸,换文火保持微沸 30 分钟,过滤弃渣取汁,即可。酒醉后,趁热服食,1 次 1 剂。本药膳功效为清胃止呕、生津止渴,适用于酒醉胃热呕吐。

(2)乌梅莲子醒酒汤:由乌梅 30g,大枣 50g,桂花 10g,橘子罐头半瓶(约 250g),莲子罐头半瓶(约 250g),白醋 30g,白砂糖 300g 组成。取大枣洗净去核,置小碗中加水蒸熟;乌梅切丁,连同橘子罐头(连汤)、莲子罐头(连汤)一起倒入锅中,再加入大枣、白砂糖、白醋、桂花和适量清水,中火烧沸,即成。酒醉后凉饮。本药膳功效为宣散排毒,解酒醒神,适用于饮酒过度或慢性酒精中毒等证。

## 橘皮醒酒散

**【组成】**橘红、橙皮各 500g,檀香 20g,葛花 250g,绿豆衣 200g,人参、白豆蔻各 100g,盐少许。

**【制作】**取上膳方中诸药,择洗干净,混合粉碎成细粉末,搅拌均匀,装入瓷瓶之中,即可。

**【用法用量】**酒醉时取一汤匙(约 10～20g),白开水送服。

**【功效与主治】**化湿行气,醒脾解酒。适用于酒醉证,症见头痛、头晕、胃脘不适、嗳气吞酸、小便短涩。

**【方解】**本方所治之证,为饮酒酒醉,湿热积聚,胃气上逆所致。方中橘红、橙皮芳香化湿,醒脾和胃,为主药。葛花功善解酒醒脾,是酒醉的常用品;绿豆衣清热利尿,使酒毒从小便而去,二者共为辅药。檀香理气调中;豆蔻化湿行气,醒脾开胃;人参补中益气,扶正祛邪,共为佐药。诸品合用,共奏化湿行气、醒脾解酒之功。

**【使用注意】**葛花易伤正,无酒毒者不宜用。

## 豉螺汤

**【组成】**田螺肉 100g,豆豉 200g,葱白 6 根。

**【制作】**取鲜田螺肉洗净,与豆豉同置锅内加水适量熬煮,文火保持微沸,至田螺肉烂熟溶于汤中,加入洗净并切成 2cm 长的葱白段,继续熬煮 15 分钟即可。

**【用法用量】**酒醉趁热饮之。

**【功效与主治】**解酒醒神,清热利水。适用于酒醉证,症见神志不清、烦躁、头晕、头痛。

**【方解】**本方所治之证,为饮酒过量,湿热内蕴,神明被扰所致。方中田螺肉长于清热利水,使酒毒酿生的湿热从小便而去。同时田螺有解酒之功,陶弘景谓本品"煮汁疗热,醒酒,止渴",故为主药。豆豉除烦,葱白宣通上下阳气,三物合用,共奏解酒醒神、清热利水之功。

## 豆豉葱白醒酒汤

**【组成】**豆豉 70g,葱白(切)30g,葛花 10g,赤小豆花 20g。

**【制作】**取豆豉、葱白于砂锅内,加水 300ml,文火煎煮至 200ml 时,加入葛花、赤小豆花继续煎煮 5 分钟,去渣取汁,即可。

**【用法用量】**酒醉趁热饮之。

**【功效与主治】**宣散酒毒,通阳利尿,解酒醒神。适用于饮酒轻度过量证,症见头痛、头晕、烦躁等。

**【方解】**本方所治之证,为饮酒过度,酒毒上犯清窍所致。方中葛花、赤小豆花均为解酒毒之品,其中葛花功专解酒,长于解酒醒脾;赤小豆花有醒酒、解毒、清热利尿、止渴之功,二者共为主药。豆豉除烦解郁,葱白温通阳气,均为辅佐之品。诸物合用,共奏宣散酒毒、通阳利尿、解酒醒神之功。

### 神仙醒酒丹

【组成】葛花 15g,葛根粉 240g,赤小豆花 60g,绿豆花 60g,白豆蔻 15g,柿霜 120g。

【制作】以上各味共为细末,用生藕汁捣和为丸,如弹子大。

【用法用量】每用 1 丸,嚼碎吞服,立醒。

【功效与主治】宣散排毒,利尿祛湿,醒脾清胃。适用于酒醉证,症见头痛、头晕、小便短涩、嗳气吞酸、纳差纳呆、苔腻脉滑等。

【方解】本方所治之证为饮酒过度,湿热阻滞,升降失职所致。方中葛花、葛根解肌发表,使酒湿之邪从肌表而出。赤小豆花、绿豆花使酒湿之邪从小便而出。白豆蔻调气化湿,醒脾开胃。柿霜、藕汁清热生津。全方合用,即具解肌发表,利尿渗湿,升清降浊,清热生津的作用,可用于酒醉证,尤以长期酗酒所致头痛、头晕、小便短涩、纳差纳呆等症最为适宜。

### 橘皮醒酒汤

【组成】橘子罐头 250g,莲子罐头 250g,乌梅 25g,大枣 50g,白砂糖 300g,白醋 30ml,桂花少许。

【制作】青梅切丁备用;大枣洗净去核,置小碗中加水蒸熟;橘子罐头、莲子罐头倒入锅中,加入乌梅、大枣、白砂糖、白醋、桂花,清水适量煮开,晾凉后即可。

【用法用量】频频食用。

【功效与主治】解酒和中除噫,清热生津止渴。适用于酒醉证,症见噫气呕逆、吞酸嘈杂、不思饮食等。

【方解】本方所治之证为饮酒酒醉,湿热积聚,胃气上逆所致。方中橘子化湿行气,顺气和胃。莲子、大枣健脾祛湿。桂花香味浓烈,可行气散郁。乌梅生津止渴。《本草纲目》载白砂糖可"润心肺燥热……消痰,解酒和中"。《医海拾零》谓"饮酒过多,酌饮醋有解酒作用"。诸物合用,共奏清湿热、解酒毒、降胃气之功,是解酒和胃之优良膳方。

 **目标检测**

1.何谓健脾、消食、解酒醒酒药膳？其可分为几类？

2.请说出解酒醒酒药膳的功效及主治、方解和使用注意。

3.请为一位酒醉患者设计一个药膳配方,列出此方组成、用法、方解、使用注意,并自己烹制出此药膳。

4.何谓食积证？如何依据患者的症状来诊断为食积证？如何准确选择药膳配方？

# 第九章  理气药膳

## 学习目标

【学习目的】通过对理气药膳的学习，为合理使用理气药膳治疗气滞证或气逆证奠定基础。

【知识要求】①掌握姜橘饮、良姜鸡肉炒饭、五香酒、薯蓣半夏粥、橘朴茶的组成、制作、用法、功效与主治等知识。②熟悉理气药膳的配方规律。

【能力要求】①运用药膳学有关知识，初步学会制作理气药膳，了解药物和食物的结合方式。②通过实践，学会分析理气药膳方剂的组方意义，掌握制作方法。

理气药膳是以辛温通达的药物与食物组成，具有行气或降气作用，主要用于治疗气滞证或气逆证的药膳。

气为一身之主，升降出入，周行全身，温养脏腑及四肢百骸，维持人体正常的生理活动。《素问·举痛论》指出："百病生于气也"。若情志失调，或寒温不适，或饮食失节，或劳倦过度等，均可使气之升降出入失常，引起气机郁结或气逆不降等病证。气滞证以肝气郁结证与脾胃气滞证为主；气逆证以胃气上逆证与肺气上逆证为主，因肺气上逆证以咳喘为主要临床表现，故在本章不做论述。理气药膳根据功效与适应证不同，分为行气药膳与降气药膳两类。

行气药膳是指具有疏畅气机，能治疗气滞证的药膳。肝气郁滞证以胸胁胀痛、情志不舒、疝气痛、月经不调、痛经等为主要临床表现，治宜疏肝解郁。脾胃气滞证以脘腹胀满、嗳气吞酸、呕恶食少、大便失常等为主要临床表现，治宜行气和中。因此，本药膳多由疏肝理气、解郁散结、行气调中之品组成，药食常选橘皮、佛手、小茴香、木香、砂仁、胡萝卜等，药膳方如姜橘饮、良姜鸡肉炒饭、五香酒、橘朴茶等。

降气药膳是具有降逆上气，能治疗胃气上逆证的药膳。胃气上逆证以呃逆、恶心、呕吐、噫气等为主要临床表现，治宜降逆和胃。因此，本药膳多由和胃降逆之品组成，药食常选丁香、半夏、竹茹、生姜、芦根等，药膳方如薯蓣半夏粥等。

气滞证与气逆证有虚实之分，使用本药膳时应首辨虚实，勿犯虚虚实实之戒。若气滞兼见气逆者，宜行气与降气并用。本药膳的药物性多辛温香燥，易伤津耗气，应适可而止，慎勿过量，尤其对年老体弱者、阴虚火旺者及孕妇更应慎用。

### 姜橘饮

【组成】生姜 60g，橘皮 30g。

【制作】水煎取汁。

【用法用量】温服，饭前代茶饮。

【功效与主治】理气健中，除满消胀。适用于脾胃气滞引起的脘腹胀满，不思饮食或食后腹胀，或口淡无味，苔薄或稍腻等。

【方解】本方所治之证，为痰湿阻滞或脾胃虚弱，使中焦脾胃气滞所致。方中生姜辛温，入肺、脾、胃经，有健胃理气、降逆止呕之功。橘皮辛苦，微温，辛散温通，气味芳香，长于理气，入脾、肺经，能行气宽中，且本品味苦，可燥湿化痰。二者合用，有理气健中、燥湿化痰、消胀止呕之功。

【使用注意】宜温服。胃热或阴虚者不宜使用。

## 良姜鸡肉炒饭

【组成】高良姜、草果各 6g，陈皮 3g，鸡肉 150g，粳米饭 150g，盐、葱花、料酒、味精各适量。

【制作】鸡肉切丝备用，将高良姜、草果、陈皮共煎取汁 50ml；起油锅，放入鸡丝，加入料酒、葱花煸炒，再倒入米饭，加入盐、药汁及味精炒片刻即成。

【用法用量】中、晚餐作为主食食用。

【功效与主治】温胃散寒，行气止痛，除湿降逆。适用于脾胃中寒、湿阻中焦之脘腹冷痛胀满、嗳气、吐逆、反胃等症。

【方解】本方所治之证，为寒湿中阻，脾胃气机阻滞或逆乱所致。治宜温中散寒除湿，行气止痛降逆。方中高良姜辛热，入脾、胃经，善于散脾胃寒邪，且有温中止痛之功，《本草汇言》言其"除一切沉寒痼冷"。草果辛温，气香浓辛烈，有较强的燥湿散寒之功，可用于寒湿阻滞脾胃所致的脘腹胀满、疼痛及呕吐、腹泻等。陈皮辛苦，微温，归脾、肺经，能行气除胀满，燥湿化痰，健脾和中。鸡肉甘平，补益五脏，温中益气。粳米健脾益胃。诸品配合，既散寒行气，除湿降逆，又补虚健脾和胃，对体质虚弱、寒湿阻滞、脾胃气机郁阻或逆乱者尤为适宜。

【使用注意】本药膳性偏温燥，对胃热或阴虚所致者不宜使用。

## 五香酒

【组成】甘草、菊花、甘松、肉桂、白芷、藿香、山奈、青皮、薄荷、檀香、砂仁、丁香、大茴香各 12g，细辛、红曲、木香各 1.8g，干姜 1.2g，小茴香 1.5g，烧酒 1000g。

【制作】取多年陈存的烧酒，将上药用绢袋盛好，浸入酒中，密封 10 天后即可。

【用法用量】每日早、晚各饮 1～2 盅。

【功效与主治】醒脾健胃，散寒止痛，芳香辟秽，祛暑化湿。适用于脾胃气滞、虚寒脘满、食欲不振等症，并可用于寒凝气滞之小肠疝气及暑月感受风寒等。

【方解】本方所治之证，为伤湿感寒，寒凝气滞，脾胃失和所致。方中大茴香、小茴香温中散寒，理气止痛。肉桂、细辛、干姜温中祛寒。白芷味辛性温，具有祛风除湿之功；山奈、青皮、甘松、砂仁、檀香、木香行气止痛，消食健脾和胃。丁香暖脾胃。藿香辟秽和中，升清降浊。红曲健脾消食。菊花、薄荷性偏寒凉，可制约诸药物的温燥之性。甘草补脾和胃，调和诸药。白酒性温，通血脉，御寒气，醒脾温中，行药势。

【使用注意】忌食生冷、油腻食物。若是感受暑热、温热之邪，不恶寒而畏热、多汗、口渴、舌红者，则不宜饮用。此外，该酒辛香温燥之品居多，凡阴虚火旺者不宜服，以免重伤阴液。

【附方】茴香粥：由小茴香 15g，粳米 100g 组成。先煎小茴香，取汁去渣，入粳米煮为稀粥，或用小茴香 3～5g 研为细末，调入粥中煮食。趁热服食，每日 2 次，3～5 日为 1 个疗程。本药膳功效为行气止痛，和中开胃，适用于小儿疝气、脘腹胀痛、胃寒呕吐、食欲减退，以及鞘膜积液、嵌闭性小肠疝、胃肠下垂等。使用时注意，实热证及阴虚火旺者不宜服用。

## 薯蓣半夏粥

【组成】山药 30g,清半夏 30g,白砂糖适量。

【制作】先将山药研末备用,清半夏用温水淘洗数次,去其所含的白矾味,再加水适量煎煮 5 分钟,去渣取汁 250ml,调入山药细末中搅拌均匀,加入适量清水煮 3～5 分钟,即可。

【用法用量】温热服,服时兑入白砂糖,每日早、晚各服 1 次。

【功效与主治】健脾益胃,燥湿化痰,降逆止呕。适用于中焦气弱,痰湿内阻,胃气上逆所致的恶心呕吐,或闻药气则呕吐益甚,诸药皆不能下咽者。

【方解】薯蓣又名山药,味甘微酸,性温,入脾、肺经,有健脾补肺的作用,常用治脾胃虚弱、肺脾两虚诸证。半夏辛温降逆,和胃止呕之功颇为显著,可用于多种呕吐哕逆证候,且其性质温燥,故对脾虚、痰饮犯胃所致呕吐尤为适宜。凡呕吐之人,饮汤则易吐,食粥则借粥黏稠留滞之力,可以略存胃腑,以待药力之施行。白砂糖甘寒,既能制半夏之温燥,又能矫味。三者合用,共奏健脾益胃、燥湿化痰、降逆止呕之功。

【使用注意】若为糖尿病患者应慎用。

## 橘朴茶

【组成】橘络、厚朴、红茶各 3g,党参 6g。

【制作】上四味共制粗末,放入茶杯中,沸水冲泡即可。

【用法用量】代茶频饮,每日 1 剂。

【功效与主治】疏肝理气,解郁化痰。适用于湿痰气滞所致梅核气。本病以女性多见,常表现为咽喉异物感,如梅核梗阻,咽之不下,咯之不出,时发时止。

【方解】本方所治之证,为肝郁气滞或痰气互结所致。方中橘络味淡微苦,性平微温,具有理气、化痰、通络之功。厚朴辛苦性温,入脾、胃、肺经,既可温中行气降逆,又能健脾燥湿化痰。红茶温中暖胃,散寒除湿。党参健脾益胃,取"见肝之病,知肝传脾,当先实脾"之意。本药膳组方合理、严谨,为治疗湿痰气滞所致梅核气之佳品。

【使用注意】服用本药膳同时应注意精神调护,以获得更加满意的疗效。

## 养生萝卜饼

【组成】白萝卜 250g,火腿 50g,香菜 20g,虾皮 15g,葱、姜各 20g,面粉 350g,食用油 100g,芝麻 120g,盐、味精、白砂糖适量,料酒、香油适量。

【制作】取面粉 200g,食用油 20g,制成油酥面团。剩余面粉和成面团,醒发一小时。把白萝卜、火腿切细丝,香菜切段,虾皮洗净,葱、姜切细丝;将白萝卜丝用开水烫余,过凉水后控净,放入盆内,加火腿丝、虾皮、葱姜丝,加料酒、盐、味精、香油拌成馅儿。用发好的面团擀成大片,包上酥面团擀匀,卷起揪成小面块,包上馅儿,再沾上芝麻压成厚饼。平底锅刷油烧热,放入包好的萝卜丝饼,烙至两面金黄、层次分明即可。

【用法用量】午餐、晚餐作为主食食用。

【功效与主治】滋补强身,调理脾胃。

【方解】萝卜可润肺,止咳化痰,生津止渴,消食理气。虾皮可补钙,补肾壮阳。

【使用注意】此方适合于冬季食用。

**知识链接**

世界上最早的红茶起源于我国福建武夷山茶区,名为"正山小种"。红茶属于全发酵茶类,是以茶树的芽叶为原料,经过萎凋、揉捻、发酵、干燥等典型工艺加工而成。因其干茶色泽和冲泡的茶汤以红色为主调,故名红茶。红茶种类较多,产地较广,其中祁门红茶享有盛誉。

 **目标检测**

1.何谓理气药膳? 其可分为几类?

2.请说出良姜鸡肉炒饭、五香酒、薯蓣半夏粥的功效及主治、方解和使用注意。

3.请为一个脾胃虚弱所致的恶心、呕吐患者设计一个药膳配方,列出此方组成、用法、方解、使用注意,并自己烹制出此药膳。

# 第十章 理血药膳

## 学习目标

【学习目的】通过对理血药膳的学习,为合理使用理血药膳治疗血瘀证或出血证奠定基础。

【知识要求】①掌握益母草煮鸡蛋、桃花白芷酒、三七蒸鸡、茅根车前饮、苎麻根粥、艾叶炖母鸡的组成、制作、用法、功效与主治等知识。②熟悉理血药膳的配方规律。

【能力要求】①运用药膳学有关知识,初步学会制作理血药膳,了解药物和食物的结合方式。②通过实践,学会分析理血药膳方剂的组方意义,掌握制作方法。

理血药膳是以入血分的药物与食物组成,具有活血化瘀或止血作用,主要用于血瘀证或出血证的药膳。

血是人体重要的营养物质,运行于经脉之中,环周不息,灌溉五脏六腑,濡养四肢百骸。若某种原因造成血行不畅,瘀血内停,或离经妄行,均可导致瘀血证或出血证。瘀血证当活血化瘀,出血证当止血,故本药膳分为活血化瘀药膳和止血药膳两类。

活血化瘀药膳是具有通畅血行、消散瘀血作用,治疗血瘀证的药膳。血瘀证的临床表现以局部疼痛,痛如针刺,固定不移为特点。因瘀血既是病理产物,又是致病因素,故瘀血证证候复杂,所治范围包括内、外、妇、伤各科疾患,如瘀阻经脉之半身不遂、瘀血内停之胸肋疼痛、癥瘕积聚、痈肿疮疡、经闭、痛经、产后瘀阻腹痛、恶露不行、外伤瘀肿、骨折等。病证虽多,但总以活血化瘀为治,故本药膳多由行血活血之品组成,药食常选桃仁、红花、益母草、当归、丹参、鸡血藤、红糖、鸡蛋、酒等,药膳方如益母草煮鸡蛋、桃花白芷酒、三七蒸鸡等。

止血药膳是具有制止体内外出血,治疗血溢脉外之出血证的药膳。出血证的范围相当广泛,常见的有吐血、衄血、咳血、便血、尿血、崩漏等。导致出血证的原因很多,寒、热、虚、实均可造成血液离经外溢,引起出血。因此,出血证的治疗以止血为第一要法,同时宜与温、清、消、补等药结合使用。故本药膳多由止血之品组成,药食常选阿胶、木耳、白茅根、藕、白及、三七、艾叶、苎麻根、大枣等,药膳方如茅根车前饮、苎麻根粥、艾叶炖母鸡等。

瘀血证或出血证病证复杂,既有寒热虚实之分,又有缓急轻重之别,故在应用本药膳时,必须治病求本,分清标本缓急,急则治其标,缓则治其本,或标本兼顾。因"气为血之帅",气行则血行,故使用活血化瘀药膳时宜适当配伍行气之品,以增强疗效。此外,活血化瘀药膳能促进血行,但其性多破泄,易动血、伤胎,故月经过多妇女及孕妇均当慎用。使用止血药膳时,对出血兼有瘀滞者,应适当配伍活血祛瘀之品,以防血止留瘀之弊。

# 第一节　活血化瘀药膳

### 益母草煮鸡蛋

【组成】益母草30~60g,鸡蛋2个。

【制作】鸡蛋洗净,与益母草加水同煮,熟后剥去蛋壳,再入药液中复煮片刻即可。

【用法用量】吃蛋饮汤,每日1剂,连用5~7天。

【功效与主治】活血调经,利水消肿,养血益气。适用于气血瘀滞证,症见月经不调、崩漏、产后恶露不止或不下等。

【方解】本方所治之证,为气血瘀滞所致。方中益母草味辛苦,性凉,因善于活血调经,能治各种妇女血瘀之证,为妇科常用要药,尤善于治产后恶露不尽、瘀阻腹痛,有祛瘀生新之效,故得益母之名。《本草汇言》云其"行血养血,行血而不伤新血,养血而不滞瘀血,诚为血家之圣药也"。鸡蛋甘平,具有滋阴润燥、养心安神之功。两者相伍,化瘀与扶正并举。疼痛明显者可加入黄酒,血虚者加入红糖。

【使用注意】脾胃虚弱者不宜多食,多食令人闷满。

### 桃花白芷酒

【组成】桃花250g,白芷30g,白酒1000g。

【制作】清明前后采摘桃花,特别是生长于东南方向枝条上的花苞及初放不久的花更佳。将采得的桃花、白芷与白酒同置入容器内,密封浸泡30日即可。

【用法用量】每日早、晚各服1次,每次饮服15~30ml,同时倒少许酒于掌心中,两手掌对擦,待手掌热后涂擦按摩面部患处。

【功效与主治】活血通络,润肤祛斑。适用于瘀血所致的面部晦暗、黑斑、黄褐斑等。

【方解】本方所治之证,为气血瘀滞所致。方中桃花味苦性平,入足阳明、手少阴、足厥阴经,功能活血利水、凉血解毒,为中医美容之要品。白芷辛温无毒,归肺、胃、大肠经,芳香升散,善治阳明一切头面诸疾。《神农本草经》云白芷:"长肌肤,润泽颜色,可作面脂"。现代医学证明,白芷对痤疮、黑头、粉刺都有一定的疗效,在美白祛斑、改善微循环、延缓皮肤衰老等方面都有独特的疗效。桃花与白芷相伍,可活血祛风,解毒消斑。酒剂可助药力,并适于久服,以缓缓图功。本品性质平和,制作方便,主要用于防治面部晦暗、黑斑、黄褐斑等,也可作为伤风头痛、眩晕等病的辅助治疗,外用可美颜色、润肌肤及防治皮肤燥痒诸症。

【使用注意】妊娠期、哺乳期妇女及阴虚血热者可外用,忌内服。

### 三七蒸鸡

【组成】三七20g,母鸡1只,料酒、姜、葱、味精、盐各适量。

【制作】将母鸡剖洗干净,剁成长方形的小块装入盆中;取10g三七磨粉备用,余下者上笼蒸软切成薄片;生姜洗净、切成大片,葱切成段。把三七片放入装有鸡块的盆中,葱、姜摆在鸡肉上,注入适量清水,加入料酒、盐,上笼蒸约2小时取出,拣去葱、姜不用,调入味精,把三七粉撒入盆中拌匀。

【用法用量】食肉饮汤,每日1次。

【功效与主治】活血补血。适用于贫血、面色萎黄、久病体弱等兼有瘀血者。

【方解】本方所治之证，为营血亏虚兼瘀血所致。《本草纲目拾遗》中记载："人参补气第一，三七补血第一，味同而功亦等，故称人参三七，为中药中之最珍贵者。"方中三七味甘、微苦，性温，生用散瘀止血，消肿止痛，熟用补血和血，为方中主药。鸡肉味甘，性微温，具有温中补脾、补精添髓、补虚益智的作用。二者配伍，共奏活血补血之功。

【使用注意】宜温服。孕妇禁用，感冒期间慎用。

# 第二节　止血药膳

## 茅根车前饮

【组成】白茅根、车前子（布包）各 50g，白砂糖 25g。

【制作】将白茅根、车前子放入砂锅中，加入适量清水，武火烧开，文火煎煮 20 分钟，去渣取汁，放入白砂糖即可。

【用法用量】凉服，代茶频饮。

【功效与主治】凉血止血，利尿通淋。适用于下焦热盛，灼伤脉络证，症见血尿、色鲜红、小便不利、热涩疼痛，也可用于水肿、黄疸等。

【方解】本方所治之证，为热伤血络所致。方中白茅根性味甘寒，入肺、胃、小肠经，《本草求源》谓其"清脾胃伏热，生肺津以凉血，为热血妄行上下诸失血之要药"，有味甘而不泥膈，性寒而不碍胃，利水而不伤阴的特点。车前子甘寒滑利，有通利水道、渗泄湿热之功，能使湿热从小便而解。白砂糖甘平，既可润心肺之燥热，以助白茅根清热凉血；又能利尿，助车前子导热下行。三药相合，具有清热不伤胃、利尿不伤阴、凉血行血而不留瘀的特点。本方具有廉、便、效、验的特点，对湿热下注膀胱之尿血、血淋、尿道灼热疼痛、小便滴沥不畅者最宜，现亦用于辅助治疗急性传染性肝炎、急性肾水肿、乳糜尿、高血压病以及麻疹火盛等。

【使用注意】本方性偏寒凉，故虚寒者不宜使用。

## 苎麻根粥

【组成】苎麻根 10g，山药 5g，莲子肉 5g，糯米 50g。

【制作】将苎麻根、山药、莲子肉适当捣碎，与糯米共煮为粥即可。

【用法用量】空腹食用，每日 2 次。

【功效与主治】补脾益肾，止血安胎。适用于妊娠下血、血热崩漏、赤白带下、血淋、肠风下血等。

【方解】方中苎麻根甘寒无毒，入肝、肺二经，功能清热，止血散瘀，解毒安胎，可用于多种血热出血证，是治疗胎漏下血之要药。山药、莲子肉味甘性平，入脾、肾经，长于健脾益肾，且山药益精补虚羸、莲子肉性涩固下焦，使苎麻根凉血止血之功专于治疗胎漏、胎动不安之下血。全方以糯米煮粥，取其补中益气，顾护脾胃之意，扶正而不留邪，祛邪而不伤正。

【使用注意】胃弱泄泻者慎用。

## 艾叶炖母鸡

【组成】艾叶（布包）15g，母鸡 1 只，米酒 60ml，葱白 2 段，盐适量。

【制作】将母鸡剖洗干净，去头、爪，剁块，入沸水中烫透，捞出放砂锅内，加入艾叶、米酒和适量清水，煮沸，加盐、葱白，用文火煨至熟烂，之后拣去艾叶和葱白即成。

【用法用量】食肉喝汤,佐餐食用,连用1周。

【功效与主治】益气扶阳,温经散寒,止血安胎。适用于虚寒性月经过多、崩漏、妊娠下血、便血等。

【方解】本方所治之证,为气血虚寒所致。方中艾叶苦辛,性温,入肝、脾、肾经,功能温经止血,散寒除湿,安胎。《本草正》认为"艾叶,能通十二经,而尤为肝脾肾之药,善于温中,逐冷,除湿,行血中之气,行气中之滞,凡妇女血气寒滞者,最宜用之",故本方用以治中气虚寒,下焦无权摄纳,使血失其道之妇人下血诸证。葱白辛温,能发散通阳,安胎止血;米酒温通血脉,两者共助艾叶温中血之力。母鸡甘温,入脾、胃经,以温中益气、补精填髓,助后天生化,补精血之亏损,使标病除而根本固。诸药合用,可益气扶阳,温经散寒、止血安胎,是治疗虚寒性出血,特别是月经过多、崩漏、妊娠下血的常用药膳方剂,也可用于虚寒性脘腹疼痛、少腹冷痛、腰痛、痛经、带下、久痢、滑胎等的辅助治疗。

【使用注意】阴虚血热者慎用。

## 知识链接

酒酿又名醪糟,古人称为"醴",是常见的传统风味小吃。因其主要原料是江米,所以也叫江米酒。酒酿在北方一般被称为"米酒"或"甜酒"。明代李时珍在《本草纲目》中,将米酒列入药酒类之首。

## 目标检测

1.何谓理血药膳? 其可分为几类?

2.请说出益母草煮鸡蛋、桃花白芷酒、茅根车前饮的功效及主治、方解和使用注意。

3.请为一位虚寒型月经过多患者设计一个药膳配方,列出此方组成、用法、方解、使用注意,并自己烹制出此药膳。

# 第十一章　安神药膳

## 学习目标

【学习目的】通过对安神药膳的学习,为合理使用安神药膳治疗心神不安证奠定基础。

【知识要求】①掌握酸枣仁粥、甘麦大枣汤、玉竹卤猪心、人参炖乌骨鸡、磁石粥的组成、制作、用法、功效与主治等知识。②熟悉安神药膳的配方规律。

【能力要求】①运用药膳学有关知识,学会初步制定安神药膳药物和食物的结合方式。②通过实践,学会分析安神药膳方剂制法与选择的意义。

安神药膳是以安神的药物与食物组成,具有安神定志作用,主要用于神志不安疾患的药膳。

神志不安,其成因或由外受惊恐,神魂不安,或因郁怒所伤,肝郁化火,内扰心神,或因思虑太过,阴血不足,心失所养所致,其以心悸怔忡、失眠健忘、烦躁惊狂等为主要临床表现。但就其证候而言,则有虚实之分,因此,安神药膳根据其组成和具体作用不同,分为养心安神药膳和重镇安神药膳两类。

养心安神药膳是以滋阴养血与宁心安神类药食为主要组成,具有滋阴养血、补益心肝、交通心肾功效的药膳,适用于阴血不足、心神失养或虚火内扰心神所致的心神不安,其证偏虚。常用药食有酸枣仁、玉竹、桂圆、莲子、大枣、百合、小麦、猪心等,药膳方如酸枣仁粥、甘麦大枣汤、玉竹卤猪心、人参炖乌骨鸡等。

重镇安神药膳是以具有质重沉降之性的药物和宁心安神类食物为主组成,具有重镇安神、平惊定志功效的药膳,适用于心火亢盛、痰火扰心、外受惊吓、肝郁化火所致的心神不安证,其证多实。常用药食有磁石、珍珠母、龙齿、牡蛎、琥珀、小麦、猪心等,药膳方如磁石粥等。

重镇安神药膳配方中所用矿物类药物具有一定的毒副作用,故不宜久用,尤其是含有朱砂的药膳更应慎用,以防引起不良反应或中毒。

## 第一节　养心安神药膳

### 酸枣仁粥

【组成】酸枣仁 10g,熟地黄 10g,粳米 100g。

【制作】将炒酸枣仁捣碎,与熟地黄置砂锅内加水共煎,去渣,取汁待用;将粳米加水煮粥,待粥稠时,加入药汁,再煮 3～5 分钟即可。

【用法用量】温热服,每日 2 次。

【功效与主治】养心安神。适用于心肝血虚引起的心悸、心烦、失眠、多梦等症。

【方解】本方所治之证，为心肝血虚所致。方中酸枣仁味酸甘，性平，入心、肝经，是治疗心肝血虚引起的虚烦不眠、惊悸怔忡、体虚汗出之要药，《神农本草经》曰其"久服安五脏，轻身，延年"，为本方之主料。熟地黄味甘性温，补血滋阴，《珍珠囊》言其"主补血气，滋肾水，益真阴"。粳米甘平，补中益气，健脾和胃，利小便，除烦渴，适用于各种慢性虚证及热病伤津导致的心悸、烦热等症。三药配伍，质柔性平，作用和缓，且制作工艺简单，食用方便。

【使用注意】将炒酸枣仁打碎用，能增强镇静安神之效。熟地黄滋腻碍胃，故脾胃虚弱、湿阻脘闷、食少便溏者慎用。

## 甘麦大枣汤

【组成】甘草20g，小麦100g，大枣10枚。

【制作】将甘草放入砂锅内，加清水500ml，武火烧开，文火煎煮10分钟，去渣取汁，备用；将大枣、小麦洗净，去杂质，放入砂锅内，加水适量，用文火煮至小麦熟时加入甘草汁，再煮沸即可。

【用法用量】空腹温热服，每日3次。

【功效与主治】养心安神，和中缓急。适用于心阴不足，肝气失和证，症见心神不宁、精神恍惚、失眠等。

【方解】本方所治之证，为心失所养，神不守舍所致。方中重用小麦，微寒以补心养肝，除烦安神。甘草味甘，性微温，甘缓养心以缓急，且能补脾胃不足而益中气。大枣甘温，可养血安神，补益脾气，缓肝急并治心虚。三药配伍，共奏养心安神之效，且口感佳，宜于口服。

【使用注意】本品略有助湿生热之弊，故伴有湿盛脘腹胀满，以及痰热咳嗽者忌服。

## 玉竹卤猪心

【组成】玉竹50g，猪心1个，葱、姜、花椒、盐、白砂糖、味精、麻油、卤汁各适量。

【制作】先煎玉竹2次，合并过滤药汁备用；猪心剖洗干净后，与葱、姜、花椒等共入药汁中，置砂锅内，武火煮开后，文火煮至猪心六成熟，捞出晾干；再将猪心置卤汁锅中，文火煮熟，捞出切片，稍加调料即成。

【用法用量】佐餐食用。

【功效与主治】补心宁神，养阴生津。适用于心阴不足证，症见心悸、心烦、心神不宁、多梦、失眠等。

【方解】本方所治之证，为阴液不足，心神失养所致。方中玉竹又称葳蕤，味甘多脂，质柔而润，长于养阴，补而不腻，能养心肺之阴而除烦热，又无滋腻敛邪之弊。配猪心养心补血，安神定惊，且取中医以脏养脏之法。本方质柔性平，作用和缓，无大寒大热之弊，无毒。

【使用注意】猪心为动物内脏，血脂高者少食。

## 人参炖乌骨鸡

【组成】乌骨鸡2只，人参100g，母鸡1只，猪肘500g，葱、姜、料酒、盐、味精、胡椒粉各适量。

【制作】将乌骨鸡、母鸡、猪肘剖洗干净，备用；葱切段，姜切片，备用；将砂锅加足量清水，放入母鸡、猪肘、葱、姜，武火煮沸撇去浮沫，转文火慢炖至母鸡和猪肘五成烂时，将乌骨鸡和人参加入同炖，用盐、料酒、味精、胡椒粉调好味，炖至鸡酥烂即可。

【用法用量】作为菜肴食用。

【功效与主治】养阴安神,清热除烦。适用于阴虚内热,症见虚烦少寐、心悸神疲、五心烦热等症。

【方解】方中人参味甘微苦,性微温,可大补元气,养阴安神,《本经》记载人参能"补五脏,安精神,止惊悸,除邪气,明目,开心益智"。乌骨鸡味甘性平,具有养阴退热安神之功。猪肉味甘性平,具有滋阴润燥之功。诸药配伍,共奏补肝肾、降阴火、除烦热、安神益智之功。

【使用注意】本方略有滋腻,故凡素有湿热内蕴或阳气不足者慎用。

# 第二节　重镇安神药膳

## 磁石粥

【组成】磁石 30~60g,粳米 100g,生姜、大葱各适量。

【制作】磁石捣碎,入砂锅内,加水煎煮 1 小时,去渣取汁;再加粳米、生姜、大葱于滤汁中,同煮为粥。

【用法用量】温热服,每日 2 次,2~3 日为 1 个疗程。

【功效与主治】重镇安神,平肝潜阳,聪耳明目,纳气定喘。适用于肝旺扰神或惊恐气乱之心烦失眠、惊悸、癫痫、头晕目眩,肝肾亏虚之耳鸣、耳聋、目暗,以及肾虚喘促等。

【方解】本方所治之证,为肝旺扰神或惊恐气乱所致。方中磁石味辛性寒,长于重镇安神,纳气平喘,益肾潜阳,为方中主药。粳米护益胃气,以助磁石之运化,并可防其重镇伤胃。二药配伍,共奏重镇安神、平肝潜阳、聪耳明目、纳气定喘之功。

【使用注意】磁石为矿石,内服不易消化,不可多服;脾胃虚弱者慎用。

【附方】小麦百合汤:由小麦 50g,生龙骨 30g,百合、生地黄、大枣(去核)各 10g,甘草 5g 组成。生龙骨入锅,加适量清水,先武火煮沸,再转为文火续煮 15~20 分钟;然后将洗净的小麦、百合、生地黄、生龙骨、大枣、甘草入锅同煮,1 小时后离火,去渣取汁。代茶频饮,每日 1 剂。本药膳功效为滋阴益气,养心除烦,镇惊安神。适用于气阴两虚,心失所养,心神不安之心烦失眠、多梦易醒、惊悸不宁、盗汗、遗精等。

 **知识链接**

乌鸡又名武山鸡、乌骨鸡,是一种杂食家养鸡。它源自中国江西省的泰和县武山,已有超过 2000 年的饲养历史。因其不仅喙、眼、脚是乌黑的,而且皮肤、肉质、骨头和大部分内脏也都是乌黑的,因此得名乌鸡。乌鸡的药用和食疗作用远高于普通鸡,被人们称作"名贵食疗珍禽"。在唐朝,乌鸡被当作丹药的主要成分用于治疗妇科疾病。被誉为妇科圣药的乌鸡白凤丸中就以乌鸡为主药。

 **目标检测**

1. 何谓安神药膳?其可分为几类?

2. 请说出酸枣仁粥、甘麦大枣汤、玉竹卤猪心的功效与主治、方解和使用注意。

3. 请为一位心肝血虚引起的失眠患者设计一个药膳配方,列出此方组成、用法、方解、使用注意,并自己烹制出此药膳。

# 第十二章　平肝潜阳药膳

## 学习目标

【学习目的】本章通过学习平肝潜阳药膳的概念及分类，掌握平肝潜阳药膳的代表配方，并学习每个配方的来源、组成、制作、用法、功效与主治、方解、临床应用等知识，主要学习目的是掌握天麻鱼头汤、罗布麻茶、芹菜肉丝的组成、制作、用法、功效与主治、方解、临床应用等知识，熟悉平肝潜阳药膳的配方规律。

【知识要求】①掌握平肝潜阳药膳的概念及应用。②掌握代表药膳配方的适应证、方解及应用注意事项。

【能力要求】能准确选择合适的药膳配方治疗肝阳上亢或肝风内动病证。

　　具有平抑肝阳、息风定痉作用，用于治疗肝阳上亢或肝风内动病证的药膳，谓之平肝潜阳药膳。

　　本药膳能抑亢盛之肝阳，降有余之相火，滋不足之阴血，具有补益肝肾、滋阴潜阳、平肝息风、祛风通络、清肝明目、润肠通便等功效，适用于肝阳上亢、肝风内动之证。所治之证常因素体阳盛，或肾阴素亏，或房事劳累，或饮酒饱食，或愤怒忧思气郁化火等，以至于肝肾之阴亏耗于下，肝阳肝火亢逆于上，甚则风阳升动，气血逆乱上涌于头所致。常见腰膝酸软、眩晕耳鸣、头重足轻或头痛头胀、面红目赤、急躁易怒、失眠多梦、心悸健忘、肢体震颤、抽搐痉挛、舌质红绛、脉弦细数等症。治当滋阴潜阳，平肝息风。故以平肝息风药食为主，配以补阴或清肝之品组成药膳。常用药食有天麻、钩藤、菊花、决明子、罗布麻、芹菜、淡菜、荠菜、猪脑、猪瘦肉等。常用药膳方如天麻鱼头、罗布麻茶、菊花绿茶饮、芹菜肉丝、芹菜大枣汤等。

　　平肝潜阳药膳大多有寒凉之性，气虚、痰湿所致的头痛、头晕及脾虚者均不适宜。高血压患者多属肝阳上亢，可选用本药膳。高血压病尚有阴阳两虚、痰湿壅盛等多种证型，应辨证用膳，不可简单对号入座。

### 天麻鱼头

【组成】天麻 25g，川芎 10g，茯苓 10g，鲜鲤鱼 2 条（每条重 600g 以上），酱油 2.5g，黄酒 45g，盐 15g，白砂糖 5g，味精 1g，胡椒粉 3g，麻油 25g，葱 10g，生姜 15g，湿淀粉 50g。

【制作】将鲜鲤鱼剖洗干净，再从鱼背部剖开，每半边剁为 3～4 节，每节剞 3～5 刀（不要剞透），将其分为 8 等份，用 8 个蒸碗分盛。另把川芎、茯苓切成大片，放入二泔水中，再加入天麻同泡，共浸泡 4～6 小时，捞出天麻置米饭上蒸软、蒸透，趁热切成薄片，与川芎、茯苓同分为 8 等份，分别挟入各份鱼块中，然后放入黄酒、姜、葱，兑上适量清汤，上笼蒸约 30 分钟后取出，拣去姜、葱，翻扣碗中，再将原汤倒入勺内，调入酱油、盐、白砂糖、味精、胡椒粉、麻油、湿淀粉、清汤等，烧沸，打去浮沫，浇在各份鱼的面上即成。

【用法用量】温热服,每周 2 次或 3 次,佐餐食用。

【功效与主治】平肝息风,滋养安神,活血止痛。适用于肝阳、肝风所引起的眩晕头痛、肢体麻木、手足震颤等症,对顽固性偏、正头痛,体虚烦躁失眠等亦有良好的疗效。

【方解】本方所治之证,为肝风上扰所致。方中天麻古有"定风草"之名,又因其性平味甘,专入肝经,走肝经气分,故凡肝阳上亢、肝火上炎、肝风内动之证,无论寒热虚实均可选用,为虚风内动、痉挛风痫最为多用的药物。《本草汇言》即谓其"主头风,头痛,头晕虚旋,癫痫强痉,四肢挛急,语言不顺,一切中风、风痰。"《本草纲目》誉之为"治风之神药",故前人有"眼黑头眩,虚风内作,非天麻不能治"之说。川芎辛散温通,入肝行血,为血中气药,功善通血脉、祛风气、解头风,"上行头目,下调经水,中开郁结"(《本草汇言》),长于活血定痛,既具辛散之力,又能调达肝气,抑其上逆之阳,故有川芎"虽入血分,又能去一切风,调一切气"(《本草汇言》)之言,为临床各科瘀血诸痛常用之要药。茯苓甘淡,其性平和,善益脾气,具下行之性,能渗水湿,开心智而宁心安神,为利水补中安神之要药。两药活血定痛、利水安神,与天麻相伍,平肝息风、止痛定志之功更强。鲤鱼甘平,功善利水、下气、镇惊,与上药配伍后,既能滋精血益肝肾而涵阳息风,又能利小便、下气逆而降上亢之阳,两相促进,对于肝风之头痛、眩晕、失眠者卓有成效。

【使用注意】本方性味平和,肝肾阴虚、肝阳上亢者可用作日常膳食经常食用,无特别禁忌。

### 罗布麻茶

【组成】罗布麻 3～10g。

【制作】将罗布麻放入杯中,沸水冲泡,密闭浸泡 5～10 分钟即可。

【用法用量】代茶频饮,每日数次。

【功效与主治】平肝清热,利尿安神。适用于肝阳上亢所致的头痛眩晕、烦躁、失眠、肢体麻木、小便不利等症。

【方解】方中罗布麻性微寒,味甘苦,专入肝、肾两经,气味俱薄,味苦性降,既能清肝热,泻肝火,育肾阴,潜肝阳,有降而不伤正、泻而不伤阴之特点;又能清湿热,消壅滞,行气化,利小便,有清热祛湿、利尿消肿之功用。《中国药植物图鉴》载:"罗布麻嫩叶蒸炒揉制后代茶,有清凉去火,防治头晕和强心的功用。"本品对于肝阳上亢,肝火上炎之头痛、头胀、眩晕、心悸、失眠等症有良好的疗效。

【使用注意】本方作用缓和,服用时间愈久,疗效愈高,超过半年者,其效尤显著。但脾胃虚寒者,不宜长期服用。罗布麻以泡服为宜,不宜煎煮,以免降低疗效。

### 菊花绿茶饮

【组成】菊花 3g,槐花 3g,绿茶 3g。

【制作】将以上三者放入杯中,沸水冲泡,密闭浸泡 5～10 分钟即可。

【用法用量】代茶饮,每日数次。

【功效与主治】平肝清热,明目止痛。适用于肝阳上亢所致的头痛目胀、眩晕耳鸣、心中烦热、口苦易怒、小便短黄等症,对温病初起或疔痛火毒亦有良好作用。

【方解】本方所治之证,为肝阳、肝火所致。方中菊花性味辛甘,微苦,入肺、肝、胃经,甘而不腻,苦而不燥,可升可降,升则宣扬疏泄而达巅顶,清头目,止疼痛,降则收摄虚阳而归于肝、肾,抑肝气,潜肝阳,故具清肝火、息内风之能,《药性本草》称其"治头目风热,风旋倒地,脑骨疼痛",《本草正义》则指出菊花的独到之处:"凡花皆主宣扬疏泄,独菊花则摄纳下降,能平肝火,熄内风,抑木气之横逆",为历代治疗肝阳上亢,肝火上炎之要药,故本药膳用之为主。槐花味苦,微寒,入肝、大肠经,其体轻气薄,性主下行,善清上泻下,以清泻肝经实火,凉血坚阴见长,为泻火凉血之佳品,《本草求真》称其"为凉血要药"。槐花与清肝息风明目的菊花配伍,特别适宜于肝火、肝阳上逆的头晕、头痛患者。绿茶性凉味甘苦,上可清头目,中能消食滞,下则利二便。方中三味皆为平肝、清肝、清利头目之佳品,合而用之,既保持茶之风味,且平肝潜阳之力亦强,又便于长期服用,确为平肝、清肝之药膳良方。

【禁忌】本方味苦性偏寒,脾胃虚寒、食少腹胀、大便溏烂者慎用。

### 芹菜肉丝

【组成】芹菜 500g,瘦猪肉 100g,盐 5g,酱油 5g,味精 5g,芝麻油 30g,葱丝 5g,姜丝 3g,湿淀粉适量。

【制作】将芹菜去叶及老根,洗净,切成寸许长的段,放沸水中略焯,捞出过凉水,沥干备用;瘦猪肉洗净切丝,加入少许湿淀粉、酱油、芝麻油,拌匀腌制备用;炒锅置武火上,注入芝麻油,烧热后放入葱丝、姜丝、肉丝煸炒。待肉丝炒熟,加入芹菜、盐、味精,翻炒均匀,出锅即成。

【用法用量】温热食用,每日 2 次,2~3 日为 1 个疗程。

【功效与主治】清热平肝,利湿降火,芳香健胃。适用于肝阳上亢、肝火上炎所致的头晕、头痛、目眩、耳鸣、心悸、失眠、口苦、目赤、心烦欲饮、肢体麻木、痉挛抽搐、小便不利等症,亦可用于病后体弱、食欲减退、形体消瘦者。

【方解】本方所治之证,为阳亢火盛所致。方中芹菜有水、旱两种,旱芹香气浓烈,平肝清热作用远胜于水芹,故入药多用,又称药芹、香芹。其性凉,味甘苦,入肝、胃经,功善养阴平肝,清利头目,芳香健胃。《本草推陈》谓之"治肝阳头痛,面红目赤,头重脚轻,步行飘摇等证",故用为主料。瘦猪肉为滋补营养之佳品,入脾、胃、肾经,《本草逢原》即有"精者补肝益血"之语,故猪肉以瘦者为佳。芹菜、瘦猪肉两者配伍,荤素结合,功用相辅,补而不腻,既能入肝清热息风治证之标,又能滋阴润燥养血治证之本。本药膳气香味美,清淡不浓,既是营养丰富的可口食物,又有平肝健胃的药用价值,是肝阳上亢、肝火上炎患者的适食佳品。

【禁忌】芹菜性凉、脾胃虚寒,大便溏薄者则不宜常食。

### 芹菜大枣汤

【组成】芹菜 200~500g,大枣 60~120g,水适量。

【制作】将芹菜全株洗净(不去根叶),切成寸许长的段,与洗净的大枣一同放入锅中,加水适量煮汤,分次饮用。

【用法用量】温热食用,分 3 次服用,5~7 日为 1 个疗程。

【功效与主治】平肝清肝,养血宁心。适用于肝阳上亢,心血不足所致的头痛、头晕、失眠烦躁、惊悸怔忡、食少等症。

【方解】本方所治之证,为阳亢有余,心血不足所致。芹菜药用始自《神农本草经》,因其性味甘苦而凉,气浓芳香,后世多用以平肝热、清头目、利小便,是肝阳头痛患者理想的保健食品,故本方用之为主料。大枣功善补脾益气,养血安神,《素问》即称"枣为脾之果,为脾经血分药也。"大枣与芹菜配伍,温凉相配,甘苦相合,性味平和,对肝阳上亢症见头痛、头晕而兼气血不足,心神不宁者,最为适宜。本药膳不仅能抑上亢之肝阳,清利头目,而且能健脾补心生血,宁心安神;同时增强和中健胃的效果,缓和芹菜的凉性,以免损伤脾胃。两者相配,既可治病,亦可强身,不仅为治疗阳亢血虚的有效佳配,更具有健身益寿的作用。

【禁忌】大枣与黄瓜、胡萝卜同食会破坏维生素 C,降低营养价值。大枣不宜过量服用,否则会引起胃酸过多和腹胀。

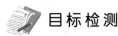 **目标检测**

1.何谓平肝潜阳药膳?

2.请说出天麻鱼头汤、罗布麻茶、芹菜肉丝的功效及主治、方解和使用注意。

3.请为一位肝阳上亢患者设计一个药膳配方,列出此方组成、用法、方解、使用注意,并自己烹制出此药膳。

# 第十三章　固涩药膳

## 学习目标

【学习目的】本章通过学习固涩药膳的概念及分类,掌握每一类固涩药膳中代表药膳配方的适应证、方解及应用注意事项。主要学习目的是掌握浮小麦饮、麻鸡敛汗汤、乌梅粥、八珍糕、金樱子炖猪小肚、芡实煮老鸭、白果乌鸡汤、山药芡实粥的组成、制作、用法、功效与主治、方解、临床应用等知识,熟悉固涩药膳的配方规律。

【知识要求】①掌握固涩药膳的概念及分类。②掌握四类固涩药膳中代表药膳配方的适应证、方解及应用注意事项。

【能力要求】能准确选择合适的药膳配方治疗滑脱证。

具有收敛固涩作用,以治气、血、津液、精耗散或滑脱病证的药膳,称为固涩药膳。

固涩药膳是以补气固表、收敛止汗药食为主组成的药膳。本药膳的主要功效是补益肝肾,益气健脾,收敛固涩,制止气、血、津液、精的耗散或滑脱。凡因肺、脾、肾亏虚所致之自汗、盗汗、虚喘、久咳、久泻、久痢、遗精、滑精、遗尿、尿失禁、血崩、带下、胎动易滑等病证,皆为其适应范围。本药膳根据其作用特点,主要分为固表止汗、固肠止泻、涩精止遗、固崩止带等四类。

固表止汗药膳是以补气固表、收敛止汗药食为主组成的药膳,适用于卫虚不固之自汗,或阴虚有热之盗汗。常用药食有黄芪、浮小麦、牡蛎、五味子、大枣、太子参、母鸡等;药膳方如浮小麦饮、麻鸡敛汗汤等。

固肠止泻药膳是以固肠止泻、温补脾肾的药食为主组成的药膳,适用于脾肾虚弱、泻痢日久、滑脱不禁等病证。常用药食有乌梅、芡实、山药、莲子肉、粳米等;药膳方如乌梅粥、八珍糕等。

涩精止遗药膳是以益肾固涩的药食为主组成的药膳,适用于肾虚失藏,精关不固之遗精滑泄;或肾虚不摄,膀胱失约之遗尿、尿频等证。常用药食有山茱萸、益智仁、桑螵蛸、芡实、菟丝子、莲子、金樱子、猪肚等;药膳方如金樱子炖猪小肚、芡实煮老鸭等。

固崩止带药膳是以收敛固涩、健脾益肾的药食为主组成的药膳,适用于妇女肝、肾、脾不足,冲任失固所致的月经过多,甚则崩漏,或带下过多,缠绵不绝等。常用药食有白果、乌贼骨、山药、芡实、莲子肉、乌骨鸡等;药膳方如白果乌鸡汤、山药芡实粥等。

固涩药膳作用较为缓和,适宜于气、血、津液、精耗散或滑脱的一般患者,对虚脱重证则只作为辅助治疗。本药膳专为正气内虚,耗散滑脱而设,病属邪实如表证未解、热病汗多、热痢初起、湿滞泄泻、火扰精泄、湿热溺带等,用之会"闭门留寇",故不可用。

# 第一节　固表止汗药膳

## 浮小麦饮

【组成】浮小麦 15～30g,大枣 10g。

【制作】将浮小麦、大枣洗净放入砂锅内,加水适量,煎汤频饮;亦可将浮小麦炒香,研为细末。

【用法用量】每次 2～3g,枣汤或米饮送服。

【功效与主治】固表止汗,养血安神。适用于卫气不足,肌表不固,或心阴亏损,心液外泄所致的自汗、盗汗之证。

【方解】方中浮小麦味甘性凉,主入心经,气味俱薄,轻浮善敛,益心气,敛心液,善敛虚汗。气虚自汗者,用之可益气固表,卫气充,则肌表固密,自汗可止;阴虚盗汗者,用之能除热敛阴,心液内守,盗汗自除。故凡属虚汗之证,不论气虚自汗、阴虚盗汗均甚相宜,为本药膳主药。与补脾益气,养血安神之大枣相伍,更增浮小麦益气固表之效,而且能补脾生血助已耗之阴,对虚汗证达到标本兼治的目的。本方清甜可口,适于长期饮用,对于气虚、阴虚或气阴两虚所致的一切虚汗证,鲜有不效者。

【使用注意】本方作用和缓,用治虚汗轻证当可,作为虚脱重证主方则不宜。

【附方】仙枣汤:由仙鹤草 30g,大枣 15g,白砂糖适量组成。将大枣洗净劈开,与仙鹤草共置于砂锅中,加清水适量,以文火煎煮 30 分钟,滤去残渣,加糖调味即可。每日 1 剂,频频饮服,7 剂为 1 疗程。本药膳功效为益气养血,固表止汗。适用于因虚而致的小儿汗证。

## 麻鸡敛汗汤

【组成】麻黄根 30g,牡蛎 30g,肉苁蓉 30g,母鸡 1 只(约重 1000g),盐、味精各适量。

【制作】将鸡宰杀,去毛、头、足及内脏,洗净,与麻黄根同入砂锅,加水适量,文火煮至鸡烂,去鸡骨、药渣,再加洗净的肉苁蓉、牡蛎,续煮至熟,添加盐、味精调味。

【用法用量】佐餐,食肉喝汤,每周 2～3 剂,每日早、晚食用。

【功效与主治】益气固表,敛阴止汗。适用于气阴两虚,卫表不固所致的自汗、盗汗,伴心悸惊惕、短气烦倦;病后动辄汗出不止,恶风,易感冒,伴气短乏力。凡体质虚弱如疾病耗伤气阴、妇人产后体虚等引起的自汗,动则汗出不止,以及盗汗等,均可以本方调治。结核病之自汗、盗汗亦可以本方辅助治疗。

【方解】本方主治之证为阳虚气弱,卫表不固所致。方中麻黄根味涩性平,善收敛浮越之阳,还归于里,为固表止汗之要药,无论自汗、盗汗皆宜。《本草纲目》亦言:"麻黄发汗之气,驶不能御,而根节止汗,效如影响,物理之妙,不可测度如此。"故用之为本方之主药。牡蛎味咸性寒,质重沉降,平肝益阴,收敛固涩,与麻黄根相伍,涩腠理、敛毛孔、止汗出之功大增。肉苁蓉甘咸温润,为滋肾壮阳、补精益血之要药,《神农本草经》谓其"主五劳七伤,补中……养五脏,强阴,益精气。"母鸡为滋补营养之品,性味甘平,功善温中益气,补精添髓。其与麻黄根、牡蛎相伍,既能固表止汗治其标,又可益气养阴固其本,收中寓补,补中有收,为气阴不足,自汗、盗汗之良方佳膳。

【使用注意】本方药性偏温,药力和缓,阴虚盗汗及亡阳之大汗淋漓,均非本方所宜。

【附方】参鸽汤：由高丽参3～5g,乳鸽1只组成。将高丽参切片,乳鸽剖洗净,参片、乳鸽同入瓷碗(钵)中,置于蒸锅内,隔水蒸炖1小时,配少许盐。食鸽肉参片,饮汤,每日1剂,顿食,连用3天。本药膳功效为补气益精,固表止汗。适用于气虚之自汗、短气、易感冒、崩漏、月经不调等症,以及其他虚证,也可用于病后调养及日常保健。

# 第二节　固肠止泻药膳

## 乌梅粥

【组成】乌梅10～15g,粳米60g,冰糖适量。

【制作】将洗净的乌梅逐个拍碎,入锅煎取浓汁;再将洗净的粳米入锅,加乌梅汁煮粥。粥熟时加入捣碎的冰糖少许,稍煮即成。

【用法用量】每日1剂,早、晚各服1次,于空腹时温食,连续食用5～7日。

【功效与主治】涩肠止泻,敛肺止咳,生津止渴,收敛止血。适用于脾虚久泻久痢,肺虚久咳不止,肠风下血,消渴,暑热汗多、口渴多饮等;用于慢性支气管炎、慢性非特异性结肠炎、慢性细菌性痢疾、糖尿病、痔疮出血等属脾肺两虚、气津两伤者,尤宜于慢性细菌性痢疾及慢性肠炎之泻痢不止、口干喜饮、食欲不振、小便短少等;亦可用于伤暑之人腠理开泄太过的大汗、口渴、多饮。

【方解】本方所治之证,为脾虚固摄无权所致,治以涩肠止泻为首要任务。方中乌梅为主药,味酸涩偏温,其性善敛,《本草求真》谓乌梅"入肺则收,入肠则涩",具有敛肺生津、涩肠止痢、止血等多种功效。《本草经疏》谓:"乌梅味酸,能敛浮热,能吸气归元,故主下气,除烦热烦满及安心也。下痢者,大肠虚脱也;好唾口干者,虚火上炎,津液不足也。"粳米甘平,《食鉴本草》谓其"补脾,益五脏,壮气力,止泻痢"。冰糖平和,最为滋补,与乌梅同用,乃涩而兼补,不仅可以增强乌梅敛肺、涩肠、止血等作用,而且具有"酸甘化阴",生津止渴之妙。合而用之,能敛久咳而补脾益肺,止泻痢而开胃消滞,治消渴而生津止渴,疗血证而收敛止血,而且制作简单,酸甜可口,效高价廉,为治疗久咳、久泻、久痢等症极便宜、有效的药膳方之一。

【使用注意】本方以收敛固涩见长,仅适宜于久咳、久泄、久痢、消渴、便血等的治疗,外有表邪或内有实热积滞者则均非其所宜。

【附方】五味子糖饮：由北五味子(净肉)500g,紫苏叶180g,人参(去芦,锉片)120g,白砂糖1000g组成。将五味子、紫苏叶、人参等同放入砂锅中,加水适量,煎熬2小时,滤渣留汁,放置澄清,取上清液。口服,每次50～100ml,每日早、晚各服1次。本药膳功效为益气生津,涩肠止泻,宁心安神,滋肾敛肺,固精止遗。适用于体虚滑泄之久泻不止,或肺肾两虚,气浮于上之久咳虚喘,或气津两虚之咽干口燥、烦热消渴,或自汗、盗汗、遗精早泄,或心肾阴虚,神不守舍之心悸、失眠、少寐多梦等;亦可用于中老年人日常保健。

## 八珍糕

【组成】人参15g,山药180g,芡实180g,茯苓180g,莲子肉180g,糯米1000g,粳米1000g,白砂糖500g,蜂蜜200g。

【制作】将人参等药物分别研为末,糯米、粳米磨粉,各粉放入盆内,与蜂蜜、白砂糖相和均匀,加水适量煨化,同粉料相拌和匀,摊铺蒸笼内压紧蒸糕,待糕熟后切块,烘干,放入瓷器收贮。

【用法用量】每日早、晚空腹食用30g。

【功效与主治】补中益气,收涩止泻,安神益智。适用于病后及年老、小儿体虚脾胃虚弱,神疲体倦,饮食无味,便溏腹泻者。

【方解】本方所治之证为脾胃虚弱,不能固摄所致,治宜补中涩肠止泻。方中人参味甘微温,补后天,益五脏,资化源,生气血,固真元,为大补元气之要药。山药甘平和缓,为补脾养胃,益肺固肾,强身健体之佳品。芡实味甘平而涩,功善健脾固肾,淡渗除湿,补而不燥,利不伤阴,《本草求真》谓其"功与山药相似,然山药之补,本有过于芡实,而芡实之涩,更有胜于山药",与山药合用,则补中有涩,相辅相成。茯苓味甘而淡,功能利水渗湿,补中安神,与芡实、山药相伍,既能杜绝生湿之源,又能祛已成之湿。莲子肉味甘善补,涩敛精气,《神农本草经》谓其"主补中养神,益气力,除百疾",与上药合用具养心益肾,补脾涩肠之功,再与健脾和胃之糯米、粳米相合为糕,全方标本同治,补中有行,行中有止,温而不燥热,滋补而不呆滞,除湿而不伤燥,具相得益彰之妙。作为糕点,亦食亦药,香甜可口,不仅是补肾固精、健脾除湿、涩肠止泻之药膳,更是强身健体、延年益寿之佳品。故原方后云:"服至百日,轻身耐老,壮助元阳,培养脾胃,妙难尽述"。本方配伍得当,作用全面,益气补虚,健脾止泻,性味平和,香甜可口,尤适宜小儿、老人及素体虚弱者,坚持食用还可收到强身健体的功效。

# 第三节　涩精止遗药膳

## 金樱子炖猪小肚

【组成】金樱子30g,猪小肚1个,盐、味精各适量。

【制作】将猪小肚剖洗净,切开,用开水煮15分钟,取出在冷水中冲洗。金樱子去净外刺和内瓤,与猪小肚一同放入砂锅内,加清水适量,武火煮沸后,文火炖3小时,再加盐、味精调味即成。

【用法用量】每周1次或2次,佐餐食用。

【功效与主治】缩尿涩肠,固精止带,益肾固脱。适用于肾气不足而致的腰膝酸软、小便频数、遗尿、遗精、滑精、带下等。

【方解】本方所治之证为肾虚不固所致,治宜益肾固精。方中金樱子味酸而涩,功专固敛,善敛虚散之气,固滑脱之关,能止遗滑,缩小便,治遗溺,固精关,敛肾气,为固涩药之首选,故为主药。猪小肚,为猪膀胱的俗称,其性味甘咸而平,专入膀胱经,功能固涩补肾,温固膀胱,善治小儿遗尿。二者相伍,以金樱子固肾收涩,以膀胱补肾固精,直入前阴膀胱,为治精气遗泄、小便失控诸病证的良膳。

【使用注意】本方具有补肾固涩之功用,感冒、发热者不宜食用。另外,食用时要特别注意将猪小肚漂洗干净,否则会有腥臊味。

## 芡实煮老鸭

【组成】芡实200g,鸭1只(约1000g),葱、姜、盐、黄酒、味精等各适量。

【制作】将鸭剖洗干净,备用;芡实洗净,放入鸭腹,与鸭肉共放入砂锅内,加葱、姜、盐、黄酒、清水适量,武火烧沸后,转文火煮2小时,待鸭肉酥烂时加味精搅匀即成。

【用法用量】每周 1 次或 2 次，佐餐食用。

【功效与主治】补益脾胃，除湿止泻，固肾涩精。适用于脾肾亏虚，下元不固而致的腰膝酸软、脘闷纳少、肠鸣便溏、久泻久痢、遗精、带下等症。

【方解】方中芡实为健脾除湿、涩肠止泻之佳品，固肾涩精、缩尿止带之要药，正如《本草求真》所言："唯其味甘补脾，故能利湿，而泄泻腹痛可治；唯其味涩固肾，故能闭气，而使遗带小便不禁皆愈。"若多用久服，还能"补中，益精气，强志，令耳目聪明，久服轻身不饥，耐老神仙"（《神农本草经》）。可见，芡实是传统的药食两用、益肾强身之品，故为主药。老鸭性味甘咸，性微寒，功能滋阴养胃，益肾行水，健脾补虚，为滋阴而不滞腻的滋补食品，《食物本草备考》称其"补虚乏，除客热，和脏腑，利水道"。二料配伍，更少佐葱、姜等，一则益胃通阳，散寒除湿，二则调味增香，滋补可口。全方既能益脾气、祛湿邪以止泻痢，又能益精补肾而固下元，而且补中寓敛，涩而不滞，药简效宏，堪称药膳之良方。

【使用注意】本方为补涩之剂，凡湿热为患之遗精白浊、尿频带下、泻痢诸症，不宜食用。

# 第四节　固崩止带药膳

## 白果乌鸡汤

【组成】白果 15g，莲子肉 15g，薏苡仁 15g，白扁豆 15g，山药 15g，胡椒末 3g，乌鸡 1 只（约 1000g），盐、料酒各适量。

【制作】先将乌鸡剖洗干净后，剁去鸡爪不用，然后将水发后的各药一并装入鸡腹内，用麻线缝合剖口，将鸡置于砂锅内，加入盐、料酒、胡椒末及适量清水，武火烧沸后，转用文火炖 2 小时熟烂即成。

【用法用量】每周 1～2 次，空腹食。

【功效与主治】补益脾肾，固精止遗，除湿止带，涩肠止泻，止咳平喘。适用于脾肾两虚或脾虚有湿所致的白带清稀量多、遗精滑泄、腰膝酸软、小便白浊、尿频遗尿、纳少便溏、倦怠乏力等症。

【方解】本方所治之证为脾肾两虚，不能固摄所致的带下或遗精滑泄。方中白果性平味甘苦、涩，有小毒，入肺、肾二经，《本草纲目》谓"其气薄味厚，性涩而收，益肺气，定喘嗽，缩小便"，《本草便读》称其"上敛肺金除咳，下行湿浊化痰涎。"可见白果善主收涩，为平痰喘、止带浊之要药，于脾肾两虚，不能固摄之证，白果独有专功。莲子味甘善补，味涩善固，《玉楸药解》谓"莲子甘平，甚益脾胃，而固涩之性，最宜滑泄之家，遗精便溏，极有良效。"生用养胃清心，熟食则固肾厚肠，与白果同用则大增其益肾气、固精关、敛肺金、降痰涎之效。薏苡仁甘淡渗利，为脾虚湿困、食少泄泻之要药。白扁豆甘香气平，功善疏脾开胃，化清降浊，又可渗湿止泻。二药与白果、莲子协同配合，使补脾渗湿、收敛固涩之效两相促进。《本草正》称"山药，能健脾补虚，滋精固肾，治诸虚百损，疗五劳之伤"，为健脾益肺、填精固肾之佳品，与上述四药配伍则益脾气以生津液，补肾涩精以强阴，共奏补中益气、滋肺补肾、固涩下元之功。对于脾肾亏虚或脾虚有湿之遗精、白浊、遗尿、带下、便溏，以及肺肾两虚之哮喘痰多者，配伍已堪称周密，更加乌鸡此药食两用之滋补佳品健脾益气，补精添髓，以补虚劳羸弱，使之温补而不骤，固涩而不燥，起到治疗和预防的双重作用。

【使用注意】本方有良好的调补作用，以补虚固涩为著，凡属带下色黄而臭，湿热带下，或外邪未清,实邪内停者,均不宜服用。

【附方】白雪糕:由粳米、糯米各 1000g,山药、芡实、莲肉(去皮心) 各 60g,白砂糖 400g 组成。先将粳米、糯米、芡实、莲肉研为细粉,再将其与白砂糖搅和均匀,加水适量稍以湿润,均匀地撒在屉布上,上笼蒸熟,待糕凉后,用铲或刀将其压平,切成块,烘干即可作为点心随意取食。功能益肾固精,补脾健胃。适用于肾气亏虚所致的遗精滑泄、白带过多清稀、腰酸无力,亦可用于脾胃虚弱所致的饮食不香、食量减少、便结或腹泻时作、体倦乏力等症,亦可用于病后及素体虚弱者的调养,但糖尿病患者慎用。

### 山药芡实粥

【组成】山药 50g,芡实 50g,粳米 50g,香油、盐各适量。

【制作】山药去皮、切块,芡实打碎;二者同入锅中,加水适量煮粥,待粥熟后加香油、盐调味即成。

【用法用量】每晚温热服食。

【功效与主治】补益脾肾,除湿止带,固精止遗。适用于脾肾两虚或脾虚有湿所致的女子带下清稀、男子遗精滑泄,以及健忘失眠、纳少便溏、倦怠乏力,形体羸瘦等证。

【方解】本方所治之证为脾肾虚弱所致。方中山药甘平质润,可健脾益肾,涩精止遗,为药食两用之佳品,《神农本草经》谓之"补中益气力,长肌肉,久服耳目聪明。"芡实为涩精、止带、缩尿之要药,《本草纲目》谓"治小便不利,遗精,白浊,带下"。山药与之相伍,再与健脾益气、强身健体的粳米合而为粥,齐奏健脾固肾、收敛固涩之功,是以下元闭藏有司,精气秘而不泄,带下、遗精可止。

【使用注意】本方补涩力较强,凡湿热为患所致之带下尿频、遗精、白浊诸症,不宜服用。

 **目标检测**

1.何谓固涩药膳? 固涩药膳可分为哪几类?

2.请写出各类固涩药膳的代表配方,每类写 1~2 个配方,并说明功效与应用范围。

# 第十四章  补益药膳

## 学习目标

**【学习目的】**本章通过学习补益药膳的概念及分类,掌握每一类补益药膳代表药膳配方的适应证、方解及应用注意事项。重点掌握黄芪蒸鸡、人参猪肚、红杞三七鸡、阿胶羊肝、十全大补汤、归芪蒸鸡、枸杞子羊肾粥、鹿鞭壮阳汤、益寿鸽蛋汤、生地黄鸡的组成、制作、用法、功效与主治、方解、临床应用等知识,熟悉补益药膳的配方规律。

**【知识要求】**①掌握补益药膳的概念及分类。②掌握五类补益药膳中代表药膳配方的适应证、方解及应用注意事项。

**【能力要求】**能准确选择合适的药膳配方治疗各种虚证。

补益药膳是指由具有补益人体气血、阴阳等作用的药物和食物为主组成,用以治疗虚证的一药膳。补益药膳以"虚则补之""形不足者,温之以气;精气不足,补之以味"为立法组方的理论依据,适用于虚证及日常保健。

补益药膳根据其功效和适用范围,可分为补气、补血、气血双补、补阳、补阴五大类。

补气药膳适用于气虚证。气虚证临床以脾气虚、肺气虚、肾气虚为多见。常用补脾肺之气的药食如人参、党参、黄芪、冬虫夏草、怀山药、薏苡仁、茯苓、白术、猪肺、猪胃、猪肠、鸡肉等,补肾(气)固摄的药食如蛤蚧、菟丝子、核桃仁、益智仁、桑螵蛸、鸽肉、麻雀肉、猪肾、猪膀胱,以及家畜肉等。益气药膳方如黄芪蒸鸡、人参猪肚等。

补血药膳适用于血虚证。血虚证临床以心血虚、肝血虚为主,然脾为气血生化之源,肾藏精而精生血,因此,补血常同时兼以补脾益肾。常用药食如当归、紫河车、大枣、龙眼肉、阿胶、熟地黄、何首乌,以及多种动物肝(如猪肝、鸡肝)、动物血、动物肉等。补血药膳方如红杞田七鸡、阿胶羊肝等。

气血双补药膳适用于气血两虚证。常合用上述补气类、补血类药食以成本药膳。气血双补药膳方如十全大补汤、归芪蒸鸡等。

补阳药膳适用于阳虚证。阳虚证以心阳虚、脾阳虚、肾阳虚居多,其中又以脾肾阳虚最为常见。常用的补阳类药食有鹿茸、附片、肉桂、补骨脂、菟丝子、小茴香、肉豆蔻、猪肾、羊肉、狗鞭等。补阳药膳方如枸杞子羊肾粥等。

补阴药膳适用于阴虚证。阴虚证临床以心阴虚、肺阴虚、肾阴虚居多,其中又以肾阴虚为根本。常用补阴类药食如生地黄、熟地黄、何首乌、黄精、枸杞子、北沙参、麦冬、龟甲、鳖甲、龟肉、海参、猪肉、鸭肉等。补阴药膳方如益寿鸽蛋汤、生地黄鸡等。

应用补益药膳时,除前述一般注意事项外,还应注意以下几点:①虚证不宜骤补,用量不宜过重,恐"虚不受补"反致不良反应。如补阴药膳,骤补或过量,易碍胃滞脾致纳少、腹胀、便溏等;补阳药膳,骤补或过量,易生热化燥,致口咽干燥或咽喉疼痛、便秘、躁扰不宁、出血等。②

审时进补,顺应阴阳,以获佳效。一般而言,春夏不宜大进温补,只宜缓补、清补;冬主闭藏,则宜温补。民间素有冬令进补的习俗,最适宜于素体阳虚者或阳虚证患者。

# 第一节 补气药膳

## 黄芪蒸鸡

【组成】嫩母鸡1只,黄芪30g,黄酒15g,盐1.5g,葱、姜各10g,胡椒粉2g,清汤500g。

【制作】母鸡宰杀,剖洗干净后,先入沸水锅内焯至鸡皮伸展,再捞出用清水冲洗,沥干水待用;黄芪片塞入鸡腹内;葱切段,生姜切片;把鸡放入砂锅内,加入葱、姜、黄酒、清汤、盐,用湿棉纸封口;上蒸笼用武火蒸,水沸后蒸1.5～2小时,至鸡肉熟烂;出笼后去黄芪,再加入胡椒粉调味。

【用法用量】空腹时食用,1日内分次食完。

【功效与主治】益气升阳,养血补虚。适用于脾虚食少、倦怠乏力、气虚自汗、易患感冒、血虚眩晕、肢体麻木,以及中气下陷所引起的久泻、脱肛、子宫下垂等。

【方解】本方所治之证为脾胃气虚,清阳下陷所致。脾胃气虚,受纳与运化不及,故见食少倦怠,气虚自汗,易患感冒;生化之源不足,故见血虚眩晕,肢体麻木;清阳不升,则见久泻、脱肛、子宫下垂等。治宜益气升阳,养血补虚。方中黄芪性味甘温,功能补气升阳,益卫固表,利水消肿,既善于补气,又长于升阳,无论是脾虚食少、倦怠乏力,还是中气下陷之脱肛、子宫下垂等内脏下垂诸症,黄芪皆为必用之品。其益卫固表力佳,故又常用于虚人感冒等,《本草求真》谓其"能入肺补气,入表实卫,为补气诸药之最。"鸡肉为填髓补精之佳品,以营养丰富,滋味鲜美著称。二者配伍,黄芪得鸡肉之助,则气化于精血,补气之力更强;鸡肉得黄芪以健脾,则运化力强,化血生精之功更著,具有相得益彰之妙。本药膳制作简便,疗效确实,为多种虚弱性疾病的佳膳。病后体虚、营养不良、贫血、肾炎水肿、内脏下垂等症患者,经常食用本药膳,具有养生保健、增强体质、预防感冒等作用。

【使用注意】表虚邪盛,气滞湿阻,食积停滞,以及阴虚阳亢者,均不宜用。

【附方】(1)人参核桃鸡汤:由人参10g,核桃仁300g,鸡肉600g,鲜菜心150g,生姜15g,葱20g,盐10g,黄酒15g,味精1g组成。先将人参烘干研粉,核桃仁洗净压成茸。将菜心放入开水中余片刻,漂入清水中。将姜、葱、鸡肉洗净,放锅中,加清水,煮沸后除去浮沫,再加黄酒,移于文火上煮至鸡肉熟透,拣出姜、葱,加入核桃茸、盐,再烧几分钟。取出鸡肉切成长约4cm、宽1.5cm的长条。将鲜菜心放碗内,鸡肉条放其上,倒入前汤,加入人参粉与味精,放入汤中闷几分钟后,食肉喝汤。本药膳功能补肺肾之气,适用于肺肾气虚证,症见咳嗽气喘、气怯声低、动则尤甚等。

(2)北芪杞子炖乳鸽:由黄芪、枸杞子各30g,乳鸽1只组成。将乳鸽剖洗干净后,与黄芪、枸杞子同放碗内,加水适量,隔水炖熟,待熟烂后加盐、味精,再蒸片刻,即可食用。食肉喝汤,每3日食用1次,连用3～5次。本药膳功能补中益气,托疮生肌。适用于中气虚弱所致的神疲乏力、体虚自汗,以及痈疮溃后久不愈合等症。

## 人参猪肚

【组成】人参、甜杏仁各10g,茯苓15g,大枣12g,陈皮1片,糯米100g,猪肚1具,花椒7粒,生姜1块,独头蒜4个,葱1根,白胡椒、奶油、料酒、盐各适量。

【制作】人参洗净,置武火上煨30分钟,切片留汤。大枣酒喷后去核;茯苓洗净;杏仁先用开水浸泡,用冷水搓去皮晾干;陈皮洗净,破两半;猪肚两面冲洗干净,刮去白膜,用开水稍稍烫一下。姜、蒜拍破,葱切段,糯米淘洗干净。把诸药与糯米、花椒、白胡椒同装纱布袋内,扎口,放入猪肚内。把猪肚放置在一个大盘内,加适量奶油、料酒、盐、姜、葱、蒜,上屉用武火蒸2小时,至猪肚烂熟时取出。待稍凉后,取出纱布袋,解开,取出人参、杏仁、大枣,余物取出弃去不用,只剩糯米饭。把大枣放入小碗内,并将猪肚切成薄片放在大枣上,然后把人参再放置在猪肚上。把盘内原汤与人参汤倒入锅内,待沸,调入味精。

【用法用量】饮汤,食猪肚与糯米饭。每日1剂,分次食用。每周食用1次或2次,长期食用则效用更佳。

【功效与主治】益气健脾,滋养补虚。适用于脾胃虚弱、食欲不振、便溏、气短乏力、头晕眼花及浮肿诸证。

【方解】方中人参味甘、微苦,性微温,有大补元气、补脾益肺等功效,为脾气不足、肺气亏虚等气虚之证的要药,《本草纲目》谓其"治男妇一切虚证"。茯苓功能利水渗湿,健脾安神,药性平和,能补能利,尤其是对于脾虚水肿,用之有标本兼顾之效。大枣功能补中益气,养血安神,为调补脾胃之常用药。三者合用,为益气健脾的常用配伍。猪肚味甘,性温,功能补虚损,健脾胃。与人参合用,益气健脾作用进一步加强,又配以杏仁降气宽肠,陈皮、花椒、胡椒等辛香之品理气和胃,可使全方补中有行,补而不壅,实为脾胃虚弱之佳膳,也可用于大病、手术后等各种虚弱病证。

【使用注意】本方适用于慢性疾病的恢复与调养,尤其对脾胃虚弱者的调补最为适宜,但各种急性病发作期均不宜应用。

【附方】

(1)莲子猪肚:由猪肚1具,莲子肉(去心)90g,调料适量组成。将猪肚剖开、洗净,装入莲子肉(洗净),用线缝合,放盆内,隔水炖熟;取出,切细丝,与莲子肉同放盘内,加麻油、姜、葱、蒜、盐等并拌匀。佐餐适量食用。功能健脾益气,补虚养胃,利水消肿,固肾涩精。适用于脾胃气虚所致的神疲乏力、少气懒言、食欲不振、腹胀、便溏或腹泻、浮肿或形体消瘦,以及肾气虚所致的遗精等症。

(2)胡椒猪肚:由猪肚1具,白胡椒15g,调料适量组成。将猪肚剖开、洗净,胡椒打碎放入猪肚内,用线缝合,放锅内,加清水,慢火煨至烂熟,出锅、切片,回锅煮沸片刻,加入调料。食猪肚片、喝汤,佐餐适量食用。功能健脾益气,温胃散寒止痛。适用于脾胃虚弱、寒客胃脘所致的胃脘隐痛、冷痛,食欲减退,神疲乏力,面色不华,手足不温等。

### 山药鸡肫

【组成】鸡肫250g,鲜山药100g,青豆30g,生姜、葱各10g,料酒15g,盐2g,酱油5g,白砂糖3g,胡椒粉、味精各1g,湿淀粉50g,香油3g,鸡汤50g,菜油500g。

【制作】取新鲜鸡肫洗净,切成薄片;生姜洗净,不去皮,切成姜末;葱洗净,切成葱花;鲜山药洗净,煮熟,切成片;鸡肫片放碗内,加盐、料酒、胡椒粉拌匀上味;再取1碗,放入酱油、白砂糖、味精、鸡汤、湿淀粉,兑勾调味汁。锅烧热,加菜油,待油烧至六七成热时,下入鸡肫片划散,再捞出用漏勺沥去油;锅内留底油约50ml,下姜末,煸香后入青豆、山药片,翻炒数下,倒入兑好的调味汁、勾芡翻匀,撒上葱花,淋上香油,起锅装盘即成。

【用法用量】温服食。

【功效与主治】健脾和胃,消食化积。适用于脾虚食少,食后腹胀,或满胀不食、呕吐、泄泻、小儿疳积等。

【方解】本方所治之证为脾胃虚弱,消化不良所致。方中山药味甘性平,既能补气,又能养阴,具有补气而不滞,养阴而不腻之特点,因药性平和,故尤适于小儿脾虚消化不良诸证。正如《本草崇原》所言:"山药气味甘平,乃补太阴脾土之药,故主治之功皆在中土。"鸡肫善消食积,具有健脾消食的作用,对于脾胃虚弱、运化失常、水谷不化、食少纳呆者有良效。本药膳以消食之品鸡肫与滋补佳品山药相配伍,有相辅相成的作用,使健脾消食之力进一步加强,脾复健运,胃善消谷,于素体虚弱、病后体虚未复、小儿营养不良、脾胃虚弱、消化不良者均可运用。

## 人参莲肉汤

【组成】人参 10g,莲子 15 枚,冰糖 30g。

【制作】将人参与去心莲子肉放入碗内,加水适量浸泡至透,再加入冰糖,置蒸锅内隔水蒸炖 1 小时左右,人参可连用 3 次,第 3 次可连同人参一起吃完。

【用法用量】温食。

【功效与主治】补气益脾,养心固肾。适用于体虚气弱、神疲乏力,自汗脉虚;脾虚食少、大便泄泻;心悸失眠或夜寐多梦;肾虚遗精、滑精及妇女崩漏、白带过多等。

【方解】本方所治之证,为气虚脾弱所致。脾虚气弱,则见神疲乏力,大便泄泻;气血生化不足,心失所养,则见心神不安、健忘失眠;肾气不固,则遗精、滑精。治宜补气健脾,养心安神,益肾固精。方中人参功能大补元气,补脾益肺,安神增智,生津止渴,《药性论》云:"主五脏气不足,五劳七伤,虚损羸弱。"《本草经疏》载:"人参能回阳气于垂绝,却虚邪于俄顷,功魁群草,力等丸丹矣。"莲子肉味甘、涩,性平,具有补脾止泻、益肾固精和养心安神的作用,为治疗脾虚久泻、食欲不振、肾虚不固的常用药。《神农本草经》谓其"主补中,养神,益气力",《本草纲目》称其"交心肾,厚肠胃,固精气,强筋骨,补虚损"。冰糖功能补中益气,兼可调味。人参、莲子肉、冰糖相配,则甘甜清香,补而不滞,尤宜于年老体虚者。

【使用注意】脾虚气滞或湿阻、食积所致的胸闷腹胀、食欲不振、舌苔厚腻的患者,不宜服用;不可同时服食萝卜及茶叶;大便燥结者不宜服用。

## 生脉饮

【组成】人参 10g,麦冬 15g,五味子 10g。

【制作】水煎,取汁。

【用法用量】不拘时温服。

【功效与主治】益气生津,敛阴止汗。适用于体倦乏力,气短懒言,汗多神疲,咽干口渴,舌干红少苔,脉虚数;或久咳气弱,口渴自汗等。

【方解】本方所治之证,为气阴两伤所致。方中人参性味甘温,益气生津,为大补元气的第一要药。麦冬味甘性寒,具有养阴清热、润肺生津之功。两药相配,则益气养阴之功益彰。五味子味酸性温,功能敛肺止汗,生津止渴。三药合用,一补一清一敛,共奏益气养阴、生津止渴、敛阴止汗之功,使气复津生,汗止阴存,脉得气充,则可复生,故名"生脉"。《医方集解》说:"人有将死脉绝者,服此能复生之,其功甚大。"至于久咳肺虚,气阴两伤证,取其益气养阴,润肺止咳,以求本图治,使气阴恢复,肺润津生,诸证悉除。

【使用注意】外邪未解，或暑病热盛，气阴未伤者，不宜用本方。

# 第二节　补血药膳

## 红杞三七鸡

【组成】枸杞子 125g，三七 10g，母鸡 1 只，猪瘦肉 100g，小白菜心 250g，面粉 150g，黄酒 30g，味精 0.5g，胡椒粉 5g，生姜 10g，葱白 30g，盐 10g。

【制作】母鸡宰杀、剖洗干净，备用；枸杞子拣去杂质，洗净；三七分两份，取 4g 研末备用，6g 切成薄片；猪肉洗净剁细；小白菜心清水洗净，用开水烫过，切碎；面粉和成面团；葱洗净，少许切葱花，其余切为段；生姜洗净，切成片，碎块捣姜汁备用。整鸡入沸水中略焯片刻，捞出用凉水冲洗后，沥干水。将枸杞子、三七片、姜片、葱段塞于鸡腹内。鸡置锅内，注入清汤，入胡椒粉、黄酒，三七粉撒于鸡脯肉上。用湿棉纸封紧锅口，上笼武火蒸约 2 小时。另将猪肉泥加盐、胡椒粉、黄酒、姜汁和成饺子馅，再加小白菜拌匀。面团擀成饺子皮，包 20 个饺子蒸熟。

【用法用量】吃饺子、鸡肉。早、晚各服食 1 次。

【功效与主治】补肝肾，益气血。适用于年老体虚，病后未复，产后血虚，贫血及其他营血虚损证，见面色萎黄、心悸心慌、头晕眼花、经血量少及腰膝酸软等症。

【方解】本方所治之证为肝肾不足，气血两亏所致。肝肾不足，则见腰膝酸软；气血两亏，则见面色萎黄，头晕眼花等，治宜补益肝肾，益气养血。方中枸杞子性味甘平，能补益肝肾，明目，润肺，为肝肾亏虚之要药。三七性味甘温，功能化瘀止血，活血定痛，与人参属同一科属，均为五加科多年生草本植物，亦有较好的滋补强壮作用，《本草新编》称其"止血而兼补"。枸杞子、三七相配，枸杞子补肝血，三七活血行血，则使瘀血去而新血易生。方中鸡肉、猪瘦肉相配，以滋补气血，使营血不乏生化之源。与三七、枸杞子相伍，以达补肝肾、益精血之功。本方以血肉有情之品益精血而滋化源，以草木有专功者为向导直达病所，相辅相成，共奏补益气血的功效，且性较平和，一般体虚不足、营血亏损者均可以之作为补益良膳。

【使用注意】凡外感表证未愈，身患湿热病证或其他急性病罹患期间则不宜食用。

## 阿胶羊肝

【组成】阿胶 15g，鲜羊肝 500g，水发银耳 3g，青椒片 3g，白砂糖 5g，胡椒粉 3g，黄酒 10g，酱油 3g，盐 2g，味精 5g，香油 5g，淀粉 10g，蒜末 3g，姜 3g，葱 5g。

【制作】将阿胶放于碗内，加入白砂糖和适量清水，上屉蒸化；羊肝切薄片，放入碗内，加入干淀粉搅拌均匀备用。另取一个碗，加入盐、酱油、味精、胡椒粉、淀粉勾兑成汁。炒锅内放入 500g 油，烧五成热时，将肝片下入油中，略滑炒，倒入漏勺内沥去油。炒锅内留少许底油，放入姜、葱炸锅，加入青椒、银耳，烹入黄酒，倒入滑好的肝片、阿胶汁，翻炒几下，再把兑好的芡汁倒入锅内，翻炒均匀，加香油即成。

【用法用量】佐餐食用。

【功效与主治】补血养肝。适用于肝血不足证，症见面色萎黄、头晕、耳鸣、目暗昏花、两眼干涩、雀目夜盲等。

【方解】本方所治之证为肝血不足，失于濡养所致。方中阿胶味甘性平，具有补血止血、滋阴润肺的作用，为补血之要药，善治血虚诸证。《药品化义》谓其"力补血液，能令脉络调和，血气无阻",《本草思辨录》称其"为补血圣药,不论何经,悉其所任"。药理研究证明,阿胶具有提高红细胞和血红蛋白,促进造血功能的作用。羊肝味甘苦,性凉,功能益血补肝,明目,《唐本草》谓其"疗肝风虚热,目赤暗无所见"。阿胶、羊肝均为血肉有情之品,善补精血以治血虚诸疾,二者合用,功能补养肝血。肝主藏血,肝得血养,则能濡养脏腑机体。本药膳亦可作为年老体弱、血虚萎黄、形体消瘦、小儿体弱多病之贫血与妇人血虚出血、崩漏、月经不调等证的常用膳食。

【使用注意】阿胶性质滋腻,有碍消化,故脾胃虚弱,食欲不振,大便溏薄者忌服。如有外感表证未愈者,亦不宜用。

### 当归苁蓉猪血羹

【组成】当归身 15g,冬葵菜 250g,肉苁蓉 15g,猪血 125g,香油、熟猪油、葱白、盐、味精各适量。

【制作】将当归身、肉苁蓉洗净,加水适量,煮取药液待用;将冬葵菜(如无,以落葵叶代之亦可)撕去筋膜,洗净,放入锅内,将待用的药液加入,煮至冬葵菜熟时,将煮熟的猪血切成片或条,同熟猪油、葱白、盐、味精、香油一并加入,混合均匀。

【用法用量】趁热空腹食之,亦可于进餐时服食。

【功效与主治】补血活血,润肠通便。适用于血虚肠燥所致的大便秘结。

【方解】本方所治之证为年老体弱,阴虚血少,津枯肠燥所致。方中当归为补血活血、润肠通便的要药,当归身补血作用较好,对于血虚萎黄、肠燥便秘之证用之甚为适宜。肉苁蓉补肾助阳,润肠通便,对年老体弱或病后肠燥便秘而精亏血虚、肾阳不足者尤为适宜。苁蓉虽性温助阳,但温而质润,补阳不燥,药力和缓,《本草汇言》称:"此乃平补之剂,温而不热,补而不峻,暖而不燥,滑而不泄,故有从容之名。"冬葵菜味甘性寒而质滑利,能清热滑肠,故用治肠燥便秘疗效颇好。《儒门事亲》说:"老人久病,大便涩滞不通者,时复服葵菜、菠菜、猪羊血,自然通利。"猪血性味咸平,《医林纂要》谓其能"利大肠"。药食相配,相辅相成,能充分发挥补血养血与润燥通便之功,再加以适量的香油、熟猪油,助其润滑之力,故对于年老体弱,精血亏虚之肠燥便秘,甚有效验。

【使用注意】湿盛中满及胃肠虚冷泄泻者不宜使用。

### 龙眼酒

【组成】肉桂 60g,烧酒 500ml。

【制作】将龙眼肉置于烧酒内浸泡百日。

【用法用量】随个人酒量适量饮用。

【功效与主治】补心脾,益气血。适用于心脾两虚证,症见食少纳差、心神不宁、精神不集中、睡眠不实等。

【方解】本方所治之证,为心脾两虚所致。心神失养,则见心神不宁,睡眠不实;脾失健运,则见食少纳差,治宜补心脾,益气血。方中肉桂具有补心脾、益气血之功,为滋补心脾之要药,凡思虑过度,劳伤心脾而见心悸、失眠者,用之尤为适宜。《神农本草经》谓其:"久服强魂魄,聪明,轻身不老,通神明"。《本草药性大全》称其:"养肌肉,美颜色,除健忘,却怔忡"。浸酒内服,其味醇香甘甜,益气血之功更捷。

【使用注意】湿阻中满或有停饮、痰、火者不宜服用。不善饮酒者,也可煎汤内服。孕妇不宜服用,以免生热助火。

# 第三节 气血双补药膳

## 十全大补汤

【组成】人参、黄芪、白术、茯苓、熟地黄、白芍各10g,当归、肉桂各5g,川芎、甘草各3g,大枣12枚,生姜20g,墨鱼、鸡肉、鸭肉、猪肚、肘子各250g,排骨500g,冬笋、蘑菇、花生米、葱各50g,调料适量。

【制作】将诸药装纱布袋内,扎紧袋口。鸭肉、鸡肉、猪肚清水洗净;排骨洗净,剁成小块;姜洗净、拍破;冬笋洗净、切块;蘑菇去杂洗净。各配料备好后同放锅中,加水适量,先用武火煮开后,改用文火慢煨炖,再加入黄酒、花椒、盐等调味。待肉熟烂后捞出,切成细条,再放入汤中,捞出药袋。煮开后,调入味精即成。

【用法用量】食肉饮汤,每次1碗,早、晚各服1次。全服完后,间隔5日后另做再服。

【功效与主治】温补气血。适用于气血两虚证,症见面色萎黄、头晕目眩、四肢倦怠、气短懒言、心悸怔忡、饮食减少等。

【方解】本方所治之证为久病失治或病后失调,或失血过多,以致气血两虚,治宜温补气血。方中用人参甘温益气,健脾养胃;白术苦温,健脾燥湿,以助脾运;茯苓甘淡,健脾祛湿,炙甘草甘温,益气和中,调和诸药。四药配伍,即为补脾益气的基础方四君子汤。熟地黄甘温味厚,质地柔润,长于滋阴养血;当归补血养肝,和血调经;芍药养血柔肝和营;川芎活血行气,调畅气血,此即为补血名方四物汤。两方合用,则为气血双补的八珍汤。再加黄芪益气,肉桂鼓舞气血生长,便为十全大补汤。墨鱼养血滋阴;鸡肉益气养血,温中补脾;鸭肉滋阴养胃,利水消肿;肘子、排骨滋阴润燥;冬笋、蘑菇等皆为植物膳料之上品,滋味鲜美。以上诸物均营养价值高,富含各种营养成分,具有滋补精血、强壮身体的作用。本方荤素相合,气血双补,阴阳并调,滋补力强,故对于各种慢性虚损性疾病有较好的滋补作用,适用于体虚贫血、发枯易脱、虚劳咳嗽、遗精阳痿、血压偏低、营养不良、血小板减少性紫癜、胃下垂、脱肛、子宫下垂、白带过多、月经不调等属气血两虚者。手术后及病后服用,有明显的调养作用。无病服用,亦能防病健身,增强抵抗力。

【使用注意】本药膳味厚偏于滋腻,故外感未愈、阴虚火旺、湿热偏盛之人不宜服用。

## 归芪蒸鸡

【组成】炙黄芪100g,当归20g,嫩母鸡1只(1500g),黄酒30g,味精3g,胡椒粉3g,盐3g,葱、姜各适量。

【制作】嫩母鸡宰杀、剖洗干净后,用开水焯去血水,再于清水中冲洗,沥干水待用;当归洗净,块大者顺切几刀;葱洗净剖开,切成寸许长段;姜洗净去皮,切成大片。把当归、黄芪装于鸡腹内,将鸡置锅内,腹部朝上,闭合剖口;姜、葱布于鸡腹上,注入适量清水,加入盐、黄酒、胡椒粉,用湿棉纸将锅口封严。上笼蒸约2小时后,取出去封口纸,去姜、葱,加适量味精调味,装盘即成。

【用法用量】佐餐服用。

【功效与主治】补气生血。适用于气血两虚之面色萎黄、神疲乏力、消瘦倦怠、心悸头晕、脉象虚大无力,或妇人产后大失血、崩漏、月经过多者。

【方解】本方所治之证为劳倦内伤,血虚气弱所致。方中黄芪与当归相配,为《内外伤辨惑论》中之当归补血汤。补气之黄芪为补血之当归的 5 倍,气旺则能生血,乃遵"有形之血生于无形之气"之说,方中重用黄芪大补脾肺之气,以资气血生化之源,通过补气使气能旺于内,则脏腑气机活动增强,化生血液即速,少用当归以养血和营。如此则阳生阴长,气旺血生,诸证悉除。方中再配以滋养补虚、益精补血的母鸡肉,进一步增强了全方益气生血的作用。本药膳滋味鲜美,疗效确实,实为家庭滋补之佳品。对于各种贫血、过敏性紫癜等属血虚气弱者,既有补养作用,又有治疗效果。

【使用注意】湿热内阻或急性病期间不宜服用。

## 乌鸡白凤汤

【组成】鹿角胶 25g,鳖甲 12g,牡蛎 12g,桑螵蛸 10g,人参 25g,黄芪 10g,当归 30g,白芍 25g,香附 25g,天门冬 12g,甘草 6g,生地黄 50g,熟地黄 50g,川芎 12g,银柴胡 5g,丹参 25g,山药 25g,芡实 12g,鹿角霜 10g,生姜 30g,墨鱼 1000g,乌鸡 8000g,调料适量。

【制作】将人参切片,烘干后碾成细末备用;墨鱼用温水洗净,去骨;乌鸡宰杀,剖洗干净,备用。中药除人参外,各药用纱布袋装好,扎紧袋口,与墨鱼、鸡爪、鸡翅一同下锅,注入清水,烧沸后再熬 1 小时,备用。鸡肉洗净后,以沸水焯去血水,洗净,切成条方块,摆在 100 个碗内,加上葱段、姜块、盐、黄酒的一半,加上备用药汁适量,上笼蒸烂。鸡蒸烂后出笼,择去姜、葱,原汤倒入勺内,再和上原药汁调余下的黄酒、盐、味精,烧开,去上沫,收浓汁,浇于鸡肉上即成。

【用法用量】食肉饮汤,每次 1 小碗,早、晚各服 1 次。

【功效与主治】补气养血,调经止带。适用于妇女体虚、神疲体倦、腰膝酸软、月经不调、白带量多、虚热、惊悸怔忡、睡卧不宁等。

【方解】本方为治妇科虚弱病证的名方,所治之证为血虚气弱,冲任虚损所致。方中以熟地黄、当归、白芍、川芎补血,加人参、黄芪以补气摄血,是治疗失血过多,气血两虚的圣愈汤。加天门冬、生地黄、鳖甲、银柴胡等,具有养阴退热之功,与牡蛎、芡实、桑螵蛸、鹿角霜等同用,既能敛阴而固肝肾,又能收敛而止带下。山药健脾补虚,滋肾固精,为治诸虚百损、疗五劳七伤之食疗佳品。香附、丹参活血行气而调经止痛。鹿胶、墨鱼、乌鸡皆为血肉有情之品,滋补力强,善调虚损诸证。本品药食相配,既能补气养血,调经止痛,又集补益、固涩于一方,是一道配伍严格,选药精当,疗效显著的补虚调理之佳肴,对气血两虚及由此而致的诸多病证均有良好疗效。凡年老体虚、妇人经带病证属气血虚者均可食用,亦可用治再生障碍性贫血、血小板减少症、青春期无排卵性子宫功能性出血等。

【使用注意】外感未愈,湿热、痰湿较重者,不宜服用。

## 参枣米饭

【组成】党参 15g,糯米 250g,大枣 30g,白砂糖 50g。

【制作】先将党参、大枣煎取药汁备用,再将糯米淘净,置瓷碗中加水适量,煮熟,扣于盘中,然后将煮好的党参、大枣摆在饭上,最后加白砂糖于药汁内,煎成浓汁,浇在枣饭上即成。

【用法用量】空腹食用。

【功效与主治】补中益气,养血宁神。适用于脾虚气弱之倦怠乏力、食少便溏,以及血虚证之面色萎黄、头晕、心悸、失眠、浮肿等。

【方解】本方所治之证为脾气虚弱,气血生化不足所致。方中党参性味甘平,入脾、肺经,为补中益气,养血生津之佳品,尤为补中益气之要药,诚如《本草从新》所云:"主补中益气,和脾胃,除烦渴,中气微弱,用以调补,甚为平妥"。大枣补中益气,养血安神,缓和药性。《吴普本草》中记载其"主调中益脾气,令人好颜色",《本草汇言》称其"补中益气,壮心神,助脾胃,养肝血,保肺气,调营卫,生津之药也"。党参与大枣合用,功能补中益气,并有养血的作用,用治脾气虚弱和气虚血弱等证。糯米具有补脾益气之功,其质黏柔,富于滋养,并可治脾虚泄泻,《本经逢原》谓:"糯米,益气补脾肺"。白砂糖性味甘平,入脾经,具有润肺生津,补益中气之功。党参、大枣、糯米、白砂糖合用,共奏益气补脾、养血安神之效。本方香甜可口,为家庭良膳。

【使用注意】本方甘温壅中,且糯米黏滞难化,故脾为湿困、中气壅滞、脾失健运者不宜服。

【附方】大枣粥:由大枣 30g,粳米 100g,冰糖适量组成。将大枣、粳米淘净后放入锅内,加水适量,煮至熟烂成粥,加入冰糖,搅拌均匀,空腹食用。功能补中益气,养血安神。适用于脾胃虚弱,中气不足的倦怠无力、食少、泄泻及妇人脏躁等,又可用于贫血、血小板减少、慢性肝炎、过敏性紫癜等病证。

# 第四节 补阳药膳

## 枸杞子羊肾粥

【组成】枸杞子叶 250g(或枸杞子 30g),羊肉 60g,羊肾 1 个,粳米 60g,葱白 2 茎,盐适量。

【制作】将新鲜羊肾剖开,去内筋膜,洗净,细切;羊肉洗净,切碎;煮枸杞子叶取汁,去渣。也可用枸杞子叶切碎,同羊肾、羊肉、粳米、葱白一起煮粥。待粥成后,加入盐少许,稍煮即可。

【用法用量】每日早、晚各服 1 次。

【功效与主治】温肾阳,益精血,补气血。适用于肾虚劳损之阳气衰败证,症见腰脊冷痛、脚膝软弱、头晕耳鸣、视物昏花、听力减退、夜尿频多、阳痿等。

【方解】本方所治之证,为肾阳虚弱,肾精亏耗,气血不足而成。方中羊肾性味甘温,《名医别录》谓其"补肾气,益精髓",常用于肾虚劳损之腰脊疼痛、足膝痿弱、耳聋、消渴、阳痿、尿频、遗尿等证。羊肉性味甘温,历代被视为益肾气、强阳道之佳品,功能益肾补虚,温养气血,温中暖下。《千金要方》云:"主丈夫五劳七伤"。民间历来有冬令炖服之习俗,以治虚劳畏冷、腰膝酸软、产后虚弱、形羸消瘦、脾胃虚寒等证。枸杞子叶是枸杞子之嫩茎叶,既可作为食材,又可作为药物,气味清香,养肝明目,《食疗本草》谓其"坚筋耐老,除风,补益筋骨,能益人,去虚劳"。《药性论》也谓其"能补益诸精不足,和羊肉作羹,益人"。三味同时入米熬粥,甘美可口,补虚之功可靠,温而不热,为肾虚食养之要方。本方如无枸杞子叶,可用枸杞子代入;亦可去粳米,炖汤食用。

【使用注意】外感发热或阴虚内热及痰火壅盛者忌食。

【附方】苁蓉羊肉粥:由肉苁蓉 30g,精羊肉 250g,粳米 100g,葱白 2 茎,生姜 3 片,盐少许组成。肉苁蓉水煎取汁,羊肉洗净细切,精米淘净,与羊肉同入药汁共煮,烧沸后入盐、生姜、葱花煮为稀粥食用。本药膳功效为温肾补虚,壮阳暖脾。适用于脾肾阳虚,症见面色暗黑、肢冷畏凉等。夏季以及大便溏薄,性功能亢进者不宜服用。

## 鹿鞭壮阳汤

【组成】鹿鞭 2 条,枸杞子 15g,菟丝子 30g,狗肾 100g,山药 50g,巴戟天 9g,猪肘肉 800g,

肥母鸡 800g,黄酒 50g,胡椒粉、花椒、盐、生姜、葱白各适量。

【制作】鹿鞭发透后刮去粗皮杂质,剖开,再刮净内面的粗皮,洗净,切段;狗肾用油砂炒烫,用温水浸泡,洗净;猪肘肉、鸡肉洗净,切条块;山药润软,切块;枸杞子、菟丝子、巴戟天用纱布袋装扎紧;葱洗净扎结,姜洗净拍破。锅内放入鹿鞭、姜、葱、黄酒,加清水约 1500ml,用武火煮沸 15 分钟,捞出鹿鞭,原汤不用,如此反复煮 2 次。另取一砂锅,放入猪肘、鸡块、鹿鞭、狗肾,加清水适量,烧沸后,撇去浮沫,加入黄酒、姜、葱、花椒,移于文火炖 90 分钟左右,取出姜、葱、猪肘,再将山药片、药袋、盐、胡椒粉、味精放入锅内,用武火炖至山药熟烂,汤汁浓稠。取汤碗 1 个,先捞出山药铺于碗底,再盛上鸡肉块,最后摆上鹿鞭,倒入汤汁即成。

【用法用量】佐餐食用。

【功效与主治】温肾壮阳,补血益精。适用于肾阳衰惫证,症见精血不足、阳痿、遗精、早泄、腰酸膝软、畏寒肢冷、小便清长。

【方解】本方所治之证为肾阳虚弱,精血不足所致。方中鹿鞭为雄性梅花鹿或马鹿的阴茎及睾丸,味甘咸而性温,功能补肾阳,益精血。本方乃取其壮阳强身之功,用以峻补肾阳。狗肾即狗鞭,为犬科动物雄性家狗带睾丸的阴茎,功能温肾壮阳,补益精髓,《本草从新》谓其"补虚寒,助阳事",于方中助鹿鞭以补阳气,益精髓。善补阳者,必于阴中求阳,养阴能滋阳气之化源,故配以猪肘肉、肥母鸡等血肉有情之品以益精补血,滋补肝肾。又唯恐力有不专,故伍以温肾阳、强筋骨的巴戟天,补肝肾、益精血之菟丝子、枸杞子,直入肝、肾之经以益阴助阳。本药膳以温肾壮阳、益精补血、强身健体的药食合用,配伍严谨,营养丰富,为健身壮阳,益阴助阳之重剂,对于肾阳虚弱、精血不足所致的各种病证,鲜有不效者。

【使用注意】本药膳功偏温补,凡阴虚火旺、虚热虚烦、潮热盗汗、心烦口干者,不宜服用。

### 杜仲腰花

【组成】杜仲 12g,猪肾 250g,黄酒 25g,葱 50g,味精 1g,酱油 40g,醋 2g,干淀粉 20g,大蒜 10g,生姜 10g,盐 5g,白砂糖 3g,花椒 1g,混合油 100g。

【制作】杜仲以水 300ml 熬成浓汁,去杜仲,再加淀粉、黄酒、味精、酱油、白砂糖拌兑成芡糊,分成 3 份待用;猪腰子剖为两片,刮去筋膜,切成腰花;生姜去皮,切片;葱洗净切成节,待用。炒锅烧熟,入油,烧至八成热,放入花椒烧香,再投入腰花、葱、姜、蒜,快速炒散,沿锅倾入芡汁与醋,翻炒均匀,起锅装盘即成。

【用法用量】佐餐食。

【功效与主治】补肾益精,健骨强体。适用于肾虚证,症见腰痛膝软、阳痿遗精、耳鸣眩晕、夜尿频多等。

【方解】本方所治之证为肾虚所致。本方以杜仲、猪肾为主。猪肾具有补肾气、助膀胱等功能,常用于治疗肾虚腰痛、骨软脚弱、遗精盗汗等症,《名医别录》称其"和理肾气,通利膀胱"。杜仲甘温,入肝、肾经,能补肝肾、壮筋骨,《本草再新》认为杜仲"充筋力,强阳道"。用猪肾益精滋血助阳,杜仲入肾经壮阳气,二者相伍,可阴阳并调,而以滋化阳气偏重,故全方为助阳强身为主之药膳方,也可作为肾炎、高血压、性功能低下者的膳食。无病常食,具有强身健骨的滋养作用。

【使用注意】本药膳作为佐餐,对于肾阳虽虚而尚不甚严重者具有调养作用。阳虚较重者,则本方力有不足,但若长服则可缓以收功,仍具有较好功效。阴虚火旺者非本方所宜。

### 虫草炖老鸭

【组成】冬虫夏草 5 枚,老公鸭 1 只,香葱、黄酒、生姜、胡椒、盐各适量。

【制作】老公鸭宰杀,剖洗净,将鸭头劈开,纳冬虫夏草于其中,仍以线扎好,加酱油、酒等调味品。

【用法用量】煮烂佐餐食之。

【功效与主治】补虚损,益肺肾,止咳喘。适用于病后虚损、身体羸弱、腰膝酸痛、阳痿、遗精以及久咳虚喘、劳嗽痰血等。

【方解】本方所治之证,乃久病精血亏虚,或肾阳不足,肺阴耗损所致。方中冬虫夏草是一味名贵的滋补药品,性味甘温,秘精益气,专补命门。用治肾虚阳痿、腰膝酸痛等证,《本草纲目拾遗》谓其"入房中药用",功能保肺气,补肾精,且可化痰止血,如《本草从新》曰:"保肺益肾,止血化痰,已劳嗽",故为肺肾阴虚之久咳虚喘、劳嗽痰血的要药。老雄鸭温阳补虚,《本经逢原》曰:"男子阳气不振者,食之最宜"。与冬虫夏草炖服,味道鲜美,补肾助阳,养肺益精功能加强,对肺肾不足之虚喘劳嗽者宜。若肺肾阴虚者,宜用性味甘平,有滋阴作用的白鸭肉。

【使用注意】外感表邪咳喘者不宜使用。

### 人参核桃汤

【组成】人参 6g,核桃仁 15g,生姜 5 片,大枣 7 枚。

【制作】将人参、核桃仁(去壳不去衣)切细,加水与生姜、大枣同用,连煎 2 次,将 2 次煎液混合均匀。

【用法用量】分 2 次或 3 次服用。

【功效与主治】补肺肾,止喘咳。适用于肺肾不足、胸满喘急、不能平卧、动则喘甚等症。

【方解】本方所治之证为肺气不足,肾不纳气的喘嗽气喘。方中人参大补元气,入肺、脾经,有补肺益脾之功,对体虚气弱,特别是肺气不足的呼吸短促、行动乏力、动则喘甚有明显的疗效。核桃仁性味甘、温,入肺、肾经,既能温肺,又能润燥化痰,敛肺定喘,且可补肾固精而纳气,《古方选注》载:"核桃可解膈内痰饮,膈间痰化而咳止声清;连皮能收肺经耗散之气。"故可用治肺肾不足之虚喘。核桃仁与人参配伍成方,对于肺肾两虚,虚而偏寒的咳嗽喘促,用之最宜。

【使用注意】本方偏于温补,热证喘咳者不宜服用;又能润燥滑肠,大便溏泻者不宜服用。

# 第五节　补阴药膳

### 益寿鸽蛋汤

【组成】枸杞子 10g,龙眼肉 10g,制黄精 10g,鸽蛋 4 枚,冰糖 30g。

【制作】枸杞子洗净,龙眼肉、制黄精分别洗净,切碎,冰糖打碎待用。锅中注入清水约750ml,加入上三味药物同煮。待煮沸 15 分钟后,再将鸽蛋打入锅内,冰糖碎块同时下锅,煮至蛋熟即成。

【用法用量】每日服 1 剂,连服 7 日。

【功效与主治】滋补肝肾,益阴养血。适用于肝肾阴虚证,症见腰膝软弱、面黄羸瘦、头目眩晕、耳鸣眼花、燥咳少痰、虚热烦躁、心悸怔忡。

【方解】本方所治之证为肝肾阴亏,精血不足所致。方中枸杞子味甘性平,入肝、肾经,善滋阴补血,益精明目,用于眼目昏花、眩晕耳鸣、腰酸膝软等症。黄精味甘性平,入脾、肺、肾经,有补脾益肺、养阴润燥的作用。古以黄精为益寿延年的佳品,如李时珍引《神仙芝草经》云:"黄精宽中益气,使五脏调良,肌肉充盛,骨髓坚强,其力倍增,多年不老,颜色鲜明,发白更黑,齿落更生",在益精气、补阴血方面具有较好作用,常用于体虚乏力、心悸气短、肺燥干咳、消渴等证。龙眼肉功善益心脾,补气血,用于心悸、健忘、贫血等症。三药相配,能大补五脏之阴,润燥生津。鸽蛋为蛋中上品,能补虚强身。再以冰糖甘甜清润辅之,使全方具有滋补肝肾、益阴补血、生津润肺的良好作用,故可用于肝肾阴虚、肺虚燥咳等。

【使用注意】阴虚内热而见潮热骨蒸、烦热盗汗之阴虚重者,本方力有不及。湿热壅盛者,不宜服用。

### 生地黄鸡

【组成】生地黄250g,雌乌鸡1只,饴糖150g。

【制作】雌乌鸡宰杀,剖洗干净,备用;将生地黄洗净,切片,入饴糖,调拌后塞入鸡腹内。将鸡腹部朝下置于锅内,于武火蒸2～3小时,待其熟烂。

【用法用量】食肉,饮汁。

【功效与主治】滋补肝肾,补益心脾。适用于肝肾阴虚证,症见盗汗、虚热、骨蒸潮热、烦躁,以及心脾不足之心中虚悸、虚烦失眠、健忘怔忡。

【方解】本方所治之证为肝肾阴虚,心脾不足所致。方中重用生地黄,以其味甘性寒入肾,专能滋阴凉血,清代张璐谓生地黄"味厚气薄,内凉血滋阴,外润皮肤,患者虚而有热者,咸宜用之",《本草经疏》载:"补肾家之要药,益阴血之上品"。膳中意在以生地黄滋阴为主而大补肝肾之阴液;更以血肉之体的雌乌鸡滋补精血,《本草纲目》云"补虚劳羸弱"。与诸药配伍,既能以其鲜美可口而益脾胃,更以补精血而助滋肝肾之阴。故本药膳配伍的药食能相辅相成,大滋阴精,益养气血,对属阴虚之体的积劳虚损,或病后、产后患者,是一道味效俱佳的药膳方。

【使用注意】凡肝肾阴虚、心脾精血亏损者均可食用。但脾气素弱、入食不化、大便溏薄者,因本药膳偏于滋腻,不甚相宜。外感未愈、湿盛之体,或湿热病中不宜使用本药膳,恐致恋邪益湿。原方并曰:"勿唤盐"。

### 秋梨膏

【组成】秋梨3200g,麦冬32g,款冬花24g,百合32g,贝母32g,冰糖640g。

【制作】梨切碎,榨取汁,梨渣加清水再煎煮一次,过滤取汁,合并2次滤汁备用;麦冬、款冬花、百合、贝母加10倍量的水煮沸1小时,滤出药液,再加6倍量的水煮沸30分钟,滤出药汁,二液混合,并兑入梨汁,文火浓缩至流浸膏时,加入捣碎的冰糖末,搅拌令冰糖溶化,再煮片刻。

【用法用量】每服10～15ml,每日2次,温开水冲服。

【功效与主治】养阴生津,润肺止咳。适用于阴虚肺热证,症见咳嗽无痰或痰少黏稠,甚则胸闷喘促,口干咽燥,心烦音哑等。

【方解】本方所治之证为肺热伤津耗液所致。方中秋梨质润而多汁,性味甘、微酸而凉,功能生津润燥,清肺化痰,既可生食,也可蒸煮、榨汁或熬膏食用,但生食、熟用功用有别,《本草通玄》云:"生者清六腑之热,熟者滋五脏之阴"。麦冬、百合均为清润之品,功善滋阴润燥,养阴生津,对燥热伤肺、津枯阴耗者,可配伍应用。川贝母性凉而有甘味,止咳化痰,兼能润肺,肺虚久咳,痰少咽燥者甚宜。款冬花功能润肺下气,化痰止嗽,其药性虽温,但润而不燥,《药品化义》

认为其"久嗽肺虚,尤不可缺"。以上诸物与润肺止咳化痰的冰糖炼膏服用,尤适宜于阴虚肺燥之证。

【使用注意】梨性寒凉,凡脾胃虚寒、大便溏泻及肺寒咳嗽者不宜使用。本方不宜与蟹同食,否则易伤脾胃而致呕吐、腹痛、腹泻。

【附方】润肺膏:由羊肺 1 具,干柿霜 30g,真酥蛤粉 30g,杏仁(研碎)30g,绿豆粉 30g,蜂蜜 60g 组成。先将羊肺洗净,随后将五味药用水解薄打搅,令黏稠得所,灌入肺中,白水煮熟,如常服食。本药膳功效为养肺益气,养阴润燥。适用于肺阴亏损,肺气虚弱所致久嗽肺燥、肺痿及虚劳咳嗽。

### 淮药芝麻糊

【组成】山药 15g,黑芝麻 120g,粳米 60g,鲜牛奶 200g,冰糖 120g,玫瑰糖 6g。

【制作】粳米淘净,水泡约 1 小时,捞出沥干,文火炒香;山药洗净,切成小颗粒;黑芝麻洗净沥干,炒香。三物同入盆中,加入牛奶、清水调匀,磨细,滤去细茸,取浆液待用。另取锅加入清水、冰糖,烧沸溶化,用纱布滤净,糖汁放入锅内再次烧沸后,将粳米、山药、芝麻酱慢慢倒入锅内,不断搅动,加玫瑰糖搅拌成糊状,熟后起锅。

【用法用量】早、晚各服 1 小碗。

【功效与主治】滋阴补肾。适用于肝肾阴虚,病后体弱,症见大便燥结、须发早白等。

【方解】本方所治之证为肝肾不足,病后体虚所致。方中山药为健脾补肾益肺之品,性味甘、平,养阴益气,对脾胃虚弱、消化不良、形体瘦削者,既能补脾气,又能养胃阴;对肺气肺阴不足、咳喘少气,或虚劳咳嗽乏力者,既能补肺气,又能益肺阴,且又入肾而益肾阴,故为补脾、肺、肾之佳品。方中重用黑芝麻,性味平和,补肝益肾,滋润五脏,其所含脂肪大部分为不饱和脂肪酸。与山药配伍同用,对肝肾阴虚,病后体弱,及中老年肝肾不足,大便燥结,须发早白者,尤为适宜。若长期服食,可强健身体,有延缓衰老、延年益寿之功。

【使用注意】方中芝麻多油脂,易滑肠,脾弱便溏者当慎用。

【附方】珠玉二宝粥:由山药 60g,生薏米 60g,柿霜 24g 组成。将山药、薏米捣成粗粒,加水煮至烂熟,再将柿霜调入,搅匀即可服食。可当饭食用。本药膳功能养肺益脾,止咳化痰,适用于脾肺阴亏、食欲不振、阴虚燥咳或虚劳咳嗽。

### 养肝明目汤

【组成】枸杞子 30g,蒺藜子 12g,女贞子 12g,车前子 15g,菟丝子 15g,白菊花 15g,猪肝 90g。

【制作】将以上各药分别洗净、干燥、研为粗末,混合均匀,装入瓶中备用。每用取药末 15g 煎取汤液,猪肝切为薄片,煮汤服或蒸服。服时加盐少许调味。

【用法用量】佐餐食或食后服均可。

【功效与主治】补益肝肾,清热明目。适用于肝肾不足之视物昏暗之证。

【方解】本方所治之证,为肝肾阴虚,以致肝热上扰所致。方中枸杞子性味甘平,功能滋补肝肾,益精明目,用于肝肾不足,精血不能上济于目的眼目昏花、视力减退,单用即有一定疗效,如与其他清明目或养肝明目同用,则奏效更为明显。菟丝子味甘、辛而性平,有补养肝肾,平补阴阳,益精养血明目的作用,为治疗肝肾不足、精血枯竭、目暗不明的常用药。女贞子性味甘苦而凉,功能补养肝肾,清热明目,对肝肾阴虚有热的视物昏花、视力减弱有较好疗效,常与枸杞子、菟丝子等补肝肾药配伍应用,以补肝肾之阴,清热明目。车前子味甘而性寒,有清热明目之功,与补养肝肾的枸杞子、菟丝子及与清热明目的菊花同用,以治阴虚肝热之目暗不明。蒺藜味苦、辛而性平,有祛风明目之效,《本经逢原》说其"为治风明目之要药",适用于风热目赤多泪、头目疼痛等症。白菊花辛、甘、苦而微寒,善疏风清热,又能平肝明目,对肝肾阴虚所致眼暗昏花,可与枸杞子、菟丝子配伍。猪肝营养丰富,有补肝养血、明目的作用,用于血虚体弱或视力不足以及夜盲、目暗等。若无猪肝,其他动物肝脏如羊肝、鸡肝也可应用。以上诸药与猪肝配伍,相得益彰,对肝肾阴虚或兼有肝热上扰的视物昏暗、迎风流泪等,均有一定疗效。

【使用注意】服食本药膳者,宜少食辛辣刺激、肥腻油甘之品,并忌烟、酒。

【附方】菟丝子煎蛋:由菟丝子 10g,鸡蛋 1 个组成。菟丝子研粉调入鸡蛋煎食。本药膳功效为补肝明目。适用于肝血不足,视物模糊者。

 目标检测

1.何谓补益药膳? 补益药膳可分为哪几类? 请写出各类养生保健药膳的代表配方,每类写 1~2 个配方,并说明功效与应用范围。

2.请为气虚、血虚、气血两虚、阳虚、阴虚患者各设计一个药膳配方,列出此方组成、用法、方解、使用注意,并自己烹制出此药膳。

# 第十五章  养生保健药膳

## 学习目标

【学习目的】掌握养生保健药膳的概念及分类，并掌握八类养生保健药膳中药膳配方的适应证、方解及应用注意事项。

【知识要求】本节主要内容是介绍各类养生保健药膳的代表配方。本章的学习方法是在掌握概述部分的前提下，可采用卡片的形式熟悉每个药膳配方。

【能力要求】针对每类养生保健的目的准确选择合适的药膳配方。

养生保健药膳，是指具有增强体质，改善形象，调养精神，促进智力发育，延缓衰老等作用，使生理和心理健康得到增强和维护的药膳。此药膳是中医药膳学中最具特色的内容之一。

养生保健药膳适用于日常保健，可供各类健康人群提高生活质量；同时对于各种原因导致的亚健康状态、体质衰减、精神疲惫等有较好的调节作用；也可用于脏腑功能失调导致的生理、心理失调。

人体的健康奠基于脏腑调和，气血津液充沛，经络通达，即阴阳动态平衡。凡上述生理基础偏盛或偏衰，都会损害健康。但脏腑气血的偏颇并不一定引起疾病，而是出现局部或整体功能的不和谐，从而出现某一方面的生理、心理偏差，需要进行调节。养生保健药膳通过饮食来调节脏腑经络，平衡气血阴阳，被认为是养生保健的最好方式。根据不同人群的健康要求，养生保健药膳可分为以下八种。

### 一、健美减肥

肥胖是一种病态。按 2001 年颁布的个人体重健康指数（BMI）公式：BMI＝体重（kg）÷身高的平方（$m^2$），世界卫生组织确定，BMI 数值在 18.5～24.9 为正常，25～29.9 为肥胖前期，30～34.9 为一级肥胖，35～39.9 为二级肥胖，大于 40 为三级肥胖（重度肥胖）。据测算，中国有 40％的人超重，其中有 7000 万人被确认患有肥胖症。肥胖者的糖、脂肪、水、盐等物质代谢容易失调，并发或继发高血压、冠心病、糖尿病、高脂血症、胆石症、脂肪肝、关节炎、肿瘤等疾病的危险性大大增加。妊娠妇女肥胖可加重妊娠毒血症及难产的发生。肥胖病的发生与饮食、活动、精神因素等有关，中医认为主要由水湿、痰饮、脾肾阳虚等因素所致，故健美减肥药膳多以利水化痰，健脾消食，补气助阳等药食组方制膳，如薏苡仁、茯苓、泽泻、冬瓜、荷叶、莴苣等，药膳方如荷叶减肥茶、参芪鸡丝冬瓜汤等。

### 二、美发乌发

中医认为人体毛发与肝、肾二脏的关系最为密切。肝为藏血之脏，"发为血之余"；肾为藏精之所，"其华在发"。毛发与肝、肾、精、血密切相关。精血充盛，则毛发荣润光泽，不易脱落。若肝肾亏损，精血不足，不能润养毛发，毛发因此枯槁无华，易脱易折。此外，毛发润泽与否，还与环境、心理等因素有关。美发乌发药膳的组成原则是滋养肝肾,培补精血。常用药食有当归、熟地黄、何首乌、黑芝麻、黑豆、核桃仁、动物肝、肾等内脏,药膳方如菟丝子粥、猪肾核桃等。

### 三、润肤养颜药膳

皮肤是人体的外表,也是人体最大的防御器官,中医认为"肺主皮毛",实际上与五脏六腑均有密切联系,任何脏腑的病变均可能导致皮肤、容颜的变化。颜面不仅是一个人的容貌,更是全身皮肤的代表。由于皮肤是抵御外邪之门户,故又易受内外邪毒侵害。正虚、邪实都会导致皮肤容颜受损,如肝胆湿热可致皮肤发黄,肾阳虚衰出现面色黧黑,心火上炎造成面色潮红;阴虚则肤燥,血虚则面黄,精血不足则颜面苍老等。润肤养颜药膳因此需要从滋补营血,养益精气,排除痰浊瘀血等方面选材,使气血调和,以润泽肌肤。常用药食有黄精、鳖、海参、沙苑子、蒺藜、珍珠、枸杞子、薏苡仁等,药膳方如沙苑甲鱼、珍珠拌平菇等。

### 四、延年益寿药膳

中医认为养生即可去病,去病才能延年。而养生的关键,在于使脏腑功能活动正常,经络调畅,气血充盈,因而长生久视。脏腑功能中,先天之本在肾,后天之本在脾,故延年益寿除了治疗疾病,保持健康外,还应当保持脾、肾功能的正常。延年益寿药膳以调理阴阳,补养脾肾,调和气血为原则。常用药食如人参、黄芪、白术、山药、鸽、鳖、鱼及各种动物瘦肉等,药膳方如珍珠鹿茸、长生固本酒等。

### 五、明目增视药膳

肝开窍于目,肝血充盈与否,直接影响视力。肝肾同源,肾虚则肝脏随之不足,故肾脏精气也是影响视力的重要因素。从中医的整体观念而言,人体所有脏腑功能状态均与视力相关,亦即《内经》所言的"五脏六腑之精气皆上注于目"。因此,人的整体功能衰退,视力也就随之衰退。据此,明目增视药膳的组方思路,不仅要加强肝肾功能,更要注意保持整个机体的健康,调治总体脏腑功能。常用药食有菊花、枸杞子、夜明砂、羊肝、猪肝等,药膳方如芝麻羊肝、决明子鸡肝等。

### 六、聪耳助听药膳

耳主听,听力与五脏六腑功能均有联系。在人体五脏与五官的关系中,肾开窍于耳,胆、胃、小肠、三焦经脉循行过于耳,五脏精气均上荣于耳。但与耳的听觉功能联系最密切的是肾与肝、胆。若为肝胆实热,湿热上聚于耳,引起的疾病多为实证、急证,宜泻其实。若为肝肾虚损导致耳病,多为虚证,宜补其虚。现代社会中环境污染和药物的副作用等,对听力的损害十分严重。聪耳助听药膳主要是通过滋养肝肾,填补精血,滋荣耳道,达到恢复听力,延缓听觉衰老的目的。常用药食有磁石、木耳、石菖蒲、鱼鳔、何首乌、猪肾等,药膳方如鱼鳔汤、磁石粥等。

### 七、益智健脑药膳

心藏神、肝藏魂、肺藏魄、脾藏意、肾藏志,可见人的智力是一个综合的整体,与五脏六腑均有密切关系。由不同的脏腑分工协同,而由君主之官"心"来统摄完成的。明代李时珍虽提出"脑为元神之府",但肾生髓,髓充于脑,仍是肾精决定智力;心藏神而主神志,为神智之主宰。故凡大脑的神识、精神、智慧,皆与心、肾两脏密切相关。益智健脑药膳是从补养心肾,填补精血的原理出发,合理配伍补肾、补心、补气、补血、化痰、开窍类的药食制备而成的。常用药食如人参、茯苓、茯神、百合、山药、益智仁、枣仁、柏子仁、桂圆肉、鱼头、动物心脏等。常用药膳方如玫瑰花烤羊心、琼玉膏等。

### 八、增力耐劳药膳

人的体力活动更是有赖于全身各个脏腑器官共同作用,具体表现为筋、骨、肌肉的活动。体力衰退,能量供应不足,或过度劳累,体内物质代谢旺盛,能量消耗过多,或从事不同类型的体力活动,采取某个固定姿势或重复单一的动作,局部筋、骨、肌肉长时间处于紧张状态,这些都可能引起劳损。《黄帝内经》中有"久视伤血,久卧伤气,久坐伤肉,久立伤骨,久行伤筋"之说。由于体力活动主要由筋、骨、肌肉来完成,肝主筋,肾主骨,脾主肌肉,故增力耐劳药膳依补肝以强筋,滋肾以壮骨,健脾以强肌肉的原理组方。常用药食如人参、当归、杜仲、山药、小麦、糯米、动物蹄筋和骨骼、瘦肉等,药膳方如神仙鸭、双鞭壮阳汤等。

各类养生保健药膳虽然适用于常人和以虚损为主的证候,但机体的失调终有阴阳虚实之分,故使用各药膳时仍须遵循辨证施膳的原则,有针对性地运用具体药膳。此外,多数药膳有偏寒或偏热的倾向,长期使用,要注意采用平衡协调的方法纠正之,以防日久积寒或蕴热,造成脏腑的负担。

# 第一节　健美减肥药膳

## 荷叶减肥茶

【组成】荷叶 60g,生山楂 10g,生薏苡仁 10g,橘皮 5g。

【制作】将鲜嫩荷叶洗净晒干,研为细末;其余各药亦晒干研为细末,混合均匀。以上药末放入开水瓶,冲入沸水,闷泡约 30 分钟后即可饮用。

【用法用量】以此代茶,1 剂连服 3～4 个月。

【功效与主治】理气行水,化食导滞,降脂减肥。适用于单纯性肥胖、高脂血症。

【方解】本方所主为痰气交阻,脾不健运所致的脂肪堆积,形体肥胖之证。方中荷叶味甘性平,入肝、脾、胃经,有利水湿、升清阳、清热解暑等作用,《本草纲目》谓其能"生化元气,裨助脾胃,涩精浊,散瘀血",因其有利水湿、健脾胃之力,故现代多用其为降脂减肥主药。薏苡仁长于健脾利湿,为脾虚湿停者常用之药,可与荷叶共建健脾利湿、降脂减肥之功。山楂酸甘而微温,入脾胃,消食积,长于消肉食积滞,用之佐荷叶,助其化湿降脂。橘皮辛香温散,能开脾气,助运化。诸药合用,共奏理气利水、化食导滞、降脂减肥之效,故能达到湿去肥减之目的。

根据上述组方原理,本药膳不仅能用于单纯性肥胖、高脂血症,也可作为糖尿病、脂肪肝、胆石症等病患者的日常饮料。

【使用注意】肥胖患者见有阴虚征象者不宜食用本药膳,恐利水更伤阴津;若阳虚较重,则本方温阳乏力,亦不宜用。

## 茯苓豆腐

【组成】茯苓粉 30g,松子仁 40g,豆腐 500g,胡萝卜、菜豌豆、香菇、玉米、蛋清、盐、料酒、原汤、淀粉各适量。

【制作】豆腐用干净棉纱布包好,压上重物以沥除水;干香菇用水发透,洗净,除去柄上木质物,大者撕成两半;菜豌豆去筋,洗净,切作两段;胡萝卜洗净,切菱形薄片;蛋清打入容器,用起泡器搅起泡沫。将豆腐与茯苓粉拌和均匀,用盐、酒调味,加蛋清混合均匀,上面再放香菇、胡萝卜、菜豌豆、松仁、玉米粒,入蒸笼用武火蒸 8 分钟,再将原汤 200g 倒入锅内,用盐、酒、胡椒调味,以少量淀粉勾芡,淋在豆腐上即成。

【用法用量】本品作佐餐食用。

【功效与主治】健脾化湿,消食减肥。适用于肥胖病、糖尿病等。

【方解】本方所主为痰湿停聚,浊气不化所致的形体肥胖。全方以茯苓、松子仁、豆腐为主组成。其中茯苓味甘淡,功能健脾和中,淡渗利湿,常用于治疗痰饮停聚,水湿潴留所致的小便不畅、浮肿、食欲不振、消化不良等症。松子仁甘而微温,能滋补强身,润肠通便。豆腐甘凉,能益气和中,生津润燥,清热解毒,《食物本草》谓其"宽中益气,和脾胃,下大肠浊气,消胀满"。三物配伍,有减肥降脂之效。茯苓得豆腐,能健中气而复脾之运化;松子仁配茯苓,则宽肠胃而促大便下行,由此水湿化于脾胃健运,水湿利于二便通畅,故能减肥消脂。

【使用注意】本药膳偏于寒凉,故阳虚肥胖者不宜。

### 参芪鸡丝冬瓜汤

【组成】鸡脯肉 200g,党参 6g,黄芪 6g,冬瓜 200g,黄酒、盐、味精各适量。

【制作】先将鸡脯肉洗净,切成丝;冬瓜削去皮,洗净、切片;党参、黄芪用清水洗净。砂锅置火上,放入鸡肉丝、党参、黄芪,加水 500ml,文火炖至八成熟,再余入冬瓜片,加盐、黄酒、味精,仍用文火慢炖,待冬瓜炖至熟烂即成。

【用法用量】单食或佐餐用。

【功效与主治】健脾补气,轻身减肥。适用于脾虚气弱型肥胖,症见体倦怠动、嗜睡易疲、食少便溏,或见头面浮肿、四肢虚胖者。

【方解】本方所主,属中气不足,脾失健运所致的气虚型肥胖。方中以补气药为主,辅以利水渗湿之品,故有益气减肥之功。方中党参、黄芪为健脾益气要药。党参不温不燥,平补中气,《本草正义》谓其"补脾养胃,润肺生津,健运中气,本与人参不甚相远。其尤可贵者,则健脾运而不燥,滋胃阴而不湿,润肺而不犯寒凉,养血而不偏滋腻,鼓舞清阳,振动中气,而无刚燥之弊"。黄芪补气升清,走表而利水湿,《本草正义》谓其"补益中土,温养脾胃,凡中气不振,脾土虚弱,清气下陷者最宜"。参、芪相配,力能健中补脾,运化水湿而减肥。鸡脯肉能补益气血,补脾和胃,与参、芪相合,则补力益彰。冬瓜甘淡而凉,长于利水消痰,清热解毒,常用于水肿、胀满、脚气、喘咳等症,与健脾补气药食相伍,既能利湿而助脾,又能祛水而减肥。诸药配伍,有平补中焦、益气除湿之效,故可用于气虚肥胖之证。

【使用注意】本药膳力缓效平,应较长时间服用方有佳效。本药膳减肥原理在于益气健脾,对于脾气尚健、食欲较好,或阳虚湿盛之肥胖患者不甚适宜。

### 冬瓜(子)粥

【组成】新鲜连皮冬瓜 80～100g(冬瓜子亦可,干者 10～15g,鲜者 30g),粳米 100g。

【制作】先将冬瓜洗净,切成小块,同粳米一并煮为稀粥。用子者则先用冬瓜子煎水,去渣取汁,再以汁同米煮粥。

【用法用量】粥成后随意服食。

【功效与主治】利尿消肿,清热止渴,降脂减肥。适用于痰热型肥胖,症见小便不利、浮肿肥胖、口干胸闷等。

【方解】本方所主为痰湿蕴热所致之形体肥胖。本药膳主料为冬瓜或冬瓜子,两者均味甘,性微寒,有利小便、止烦渴之效,《食物本草》称其"益气耐老,除满,去头面热",因其性寒,故又谓"热者食之佳,冷者食之瘦……欲轻健者食之,欲肥胖者勿食"。由此可知,其有清热除湿、轻身减肥之功,配合粳米熬粥,则可养胃肠而消减其寒凉之性,是痰热型肥胖者合适的膳食;亦可用于急、慢性肾炎所致之水肿,及暑热烦闷,口干作渴,肺热咳嗽等。此外,冬瓜和冬瓜子还是传统美容药食,古代常用其内服或外用,"合面药令人美颜色"。《荆楚岁时记》记载:"七月采瓜,犀为面药,光泽华彩",可知其具有减肥、美容双重功效。

【使用注意】丹溪云:冬瓜性走而急,久病及阴虚者忌食之。

# 第二节 美发乌发药膳

## 蟠桃果

【组成】猪腰 2 只,芡实 60g,莲子肉(去心)60g,大枣肉 30g,熟地黄 30g,核桃仁 60g,大茴香 10g。

【制作】将猪腰洗净,去筋膜;大茴香研为粗末,掺入猪腰内。猪腰与莲子、芡实、枣肉、熟地黄、核桃仁同入锅,加水,用武火煮开,改为文火炖至猪腰烂熟为止,加盐及其他调味品食用,饮汤。

【用法用量】1 日内服完。连用 7 日。

【功效与主治】补脾滋肾,美颜乌发。适用于脾肾亏虚,精气不足,须发早白,腰酸腿软,男子遗精,女子带下。

【方解】本方所主为脾肾虚损造成的须发早白,容颜枯憔。方中以猪腰、莲子肉、核桃仁等药食为主料。其中用猪腰是取"以脏补脏"之意。核桃仁自古以来就是美容佳品,《开宝本草》谓其"令人肥健,润肌,黑须发",唐代医家孟诜认为"常服令人能食,骨肉细腻光滑,须发黑泽,血脉通润"。两味合用,可使皮肤润泽细腻光滑,富有弹性,对头发早白、干枯不荣者,则有乌发、润发作用。莲子肉、芡实、大枣均为健脾之品,有滋补后天、益气生血作用。茴香则温煦下焦,蒸腾肾精,散布津液。诸药合用,有强肾健脾之效,从根本上消除毛发枯槁、肌肤失荣的病理。坚持服用本品,有乌发美容之效。

【使用注意】凡属阳虚气弱者,可加人参、制附子。

## 七宝美髯蛋

【组成】制何首乌 90g,白茯苓 60g,怀牛膝 30g,当归 30g,枸杞子 30g,菟丝子 30g,补骨脂 40g,生鸡蛋 10 个,大茴香 6g,肉桂 6g,茶叶 3g,葱、生姜、盐、白砂糖、酱油各适量。

【制作】将上述诸料一起放入砂锅内,加适量水,用武火煮沸,再改用文火慢煮 10 分钟,取出鸡蛋,剥去蛋壳,再放回汤内用文火煮 20 分钟即可。鸡蛋吃完后,含药的卤水可重复使用 3 次或 4 次,每次加入鸡蛋 10 只同煮。但卤水需冷藏防腐,每次煮蛋需稍加调味品。

【用法用量】每日食 2~3 个鸡蛋。

【功效与主治】益肝肾,乌须发,壮筋骨。适用于肝肾不足所致的白发、脱发、不育等。

【方解】本方所主为肝肾不足所致的须发早白,或脱发、发枯。本药膳来源于著名乌发方剂"七宝美髯丹",采用民间制作茶叶蛋的方式而改制成药膳,使治病方剂变成美味可口的膳食。方中何首乌补肾气而涩精气,是传统乌发泽发药物,茯苓交通心肾而渗脾湿,牛膝强筋骨而益下焦,当归辛温以养血,枸杞子甘寒而补水,菟丝子益三阴而强精气,补骨脂助命火而暖丹田,七味均为固本强肾之药,合用能使荣卫调适,精血充沛,共成补肾养肝、乌须黑发之功。大茴香、肉桂之类,虽是民间制作茶叶蛋所需调味品,但亦有暖火强肾之效,可与诸药相辅相成。加上鸡蛋本身的补益作用,则本药膳作用更加明显。

【使用注意】据《本草纲目》《本草衍义》等记载,服何首乌者,食萝卜则髭发白。服用本药膳期间忌食萝卜及动物血、蒜、葱等食物。

### 花生米大枣炖猪蹄

【组成】猪蹄1000g,花生米(带红衣)100g,大枣40枚,料酒、酱油、白砂糖、葱、生姜、味精、花椒、大茴香、盐各适量。

【制法与用法】猪蹄刮去毛,洗净,剖开砍成段块;花生米、大枣洗净;葱切段、姜切片备用。用砂锅先将猪蹄煮至四成熟后捞出,用酱油涂抹均匀,放入盛有植物油的锅内炸成黄棕色,再放入洗净之砂锅内,注入清水,放入花生米、大枣及其他佐料。在武火上烧开后,改用文火炖至熟烂。

【用法用量】分4顿佐餐食用,连服10~15日。

【功效与主治】补益气血,养发生发。适用于气血亏虚所致的毛发枯黄、容易脱落、稀少而早白,并伴有面色不华,心悸气短,自汗乏力等。

【方解】本方所主为气血不足所致的须发不荣、枯槁早白、脱落稀少等。方以猪蹄、花生、大枣为主料。猪蹄能和血脉,润肌肤,益气通经,《医林纂要》谓:"猪蹄,为全身筋力所在,味甘咸平,能补气血,养虚羸,润肌肉。""水畜也,故善通经隧,能通乳汁"。《随息居饮食谱》则称其"填肾精而健腰脚,滋胃液以滑皮肤,长肌肉,助血脉,较肉尤补"。猪蹄以其善补气血、通血脉、润肌肤而用于毛发枯黄失荣者,花生米养血和血,和胃润肺,尤以花生衣功效更著。大枣为益气健脾的常用药。本方以花生、大枣两味健脾和胃、益气补中之品配伍猪蹄,共奏益脾胃、生气血、滋肾精的作用,精血充盛,则毛发渐生渐黑,故可治发枯、发脱之证。此外,本药膳还可用于妇人产后乳汁不下,属气血不足者。

【使用注意】本药膳用于气血虚少者,若阳虚较重或痰湿内蓄等所致的毛发不荣,不适宜用本方治疗。脾虚肠滑、大便稀溏者,忌用本药膳。

### 瓜子芝麻糊

【组成】甜瓜子、白芷、当归、川芎、炙甘草各60g,松子仁30g,糯米150g,黑芝麻500g。

【制作】先将白芷、当归、川芎、炙甘草煎煮取汁,再用药液浸泡糯米、甜瓜子、松子仁,然后晒干,再浸,直至药液用完。再将糯米、瓜子、松子仁和芝麻一起炒香,研为细粉。

【用法用量】每服30g,用沸水冲成糊食用。每日2次。

【功效与主治】活血补血,养发润肤。适用于头发早白稀少,亦可防衰抗老。

【方解】本药膳来源于《千金翼方》之"瓜子散"(原方为散剂,方中无糯米、芝麻),经加工制成药膳,防治白发作用明显增强。方中甜瓜子活血散瘀,清肺润肠。松仁润燥滑肠,与甜瓜子同用能润肠解毒。当归、川芎活血养血,血充则毛发自润。白芷祛风洁肤,是古代常用的美容药物。甘草、糯米、芝麻能益气健脾,养胃润燥,有一定的补益作用。诸药食合用,功在养血润燥,清肠解毒,故对美发、生发有一定效果。

【使用注意】本药膳有通利大便作用,故肠虚便溏者慎用。

# 第三节 润肤养颜药膳

## 红颜酒

【组成】核桃仁、小枣各 60g,甜杏仁、酥油各 30g,白蜜 80g,米酒 1500g。

【制法与用法】先将核桃仁、小枣捣碎;杏仁去皮尖,煮 4～5 沸,晒干并捣碎,后以白蜜、酥油调和;随后将三味药入酒内,浸 7 天后开取。

【用法用量】每日早、晚空腹饮用,每次饮用 10～20ml。

【功效与主治】滋补肺肾,补益脾胃,滑润肌肤,悦泽容颜。适用于面容憔悴、未老先衰、皮肤粗糙等证。

【方解】本方所主为肺肾两虚,脾胃不足所致的面容憔悴、粗糙等证。方中核桃味甘,性平温,李时珍在《本草纲目》中记载其"能使人健壮,润肌,黑须发,通润血脉,骨肉细腻,补气养血"。小枣补脾胃,滋养阴血。杏仁富含油脂,能润泽皮肤,孙思邈谓杏仁"肥白易容,人不识",可见其养颜润肤之功。酥油、白蜜润养肌肤以除皱纹,配合上药,则使颜面娇美,细嫩如玉。

【使用注意】阴虚火旺,容易上火者忌服。

## 沙苑甲鱼

【组成】活甲鱼 1 只(约 750g),沙苑蒺藜 15g,熟地黄 10g,生姜 15g,葱 10g,料酒 30g,盐 2g,酱油 10g,胡椒 1g,肉汤 500ml,味精 1g。

【制作】活甲鱼斩头,沥净血水,在沸水中烫约 3 分钟,取出用刀刮去背部及裙边黑膜,再刮去脚上白衣,剁去爪和尾,剖开腹腔,取出内脏不用,洗净甲鱼肉备用;生姜切片,葱切成小段;沙苑蒺藜、熟地黄用纱布包好。锅内盛清水,放入甲鱼,煮沸后,再用文火炖约半小时,捞出放温水内剔去背壳和腹甲,洗净,切成 3cm 见方的肉块。将甲鱼块装入蒸钵内,注入肉汤,再加姜片、葱段、料酒、盐、酱油、胡椒粉和药包,用湿棉纸封严钵口,上蒸笼,置武火上蒸 2 小时取出,拣去药包、姜片、葱,放入味精调味即成

【用法用量】佐餐食用。

【功效与主治】滋养肝肾,补益精血,强腰固精,美容润肤。适用于肝肾虚损,年老体衰,面容憔悴,早衰体弱。

【方解】本方所主为精气不足、肝肾虚损、年老体衰等所致的容颜苍老憔悴、早衰体弱等。方中主料甲鱼味咸平,性寒,为血肉有情之品,长于补养精血,甲鱼肉含蛋白质、脂肪、糖类以及钙、磷、铁等微量元素和多种维生素,久服可以强身延年,润泽皮肤,增加皮肤的弹性,减少皱褶。沙苑子、蒺藜入肝、肾经,能补益肝肾,固精明目,《本草从新》谓其"补肾益精,明目悦颜",具有延缓衰老、减缓皮肤老化、抗肿瘤等药理作用,还有轻身健体、润肤美颜功效。熟地黄为滋阴补血要药,能增强本方的润肤抗皱作用。诸药食合用,共成补养肝肾精血、滋润皮肤、美容泽颜之方。经常食用,有益于保持姣好容颜,增强皮肤弹性,增强身体抵抗力,延缓衰老。

【使用注意】本药膳以补阴养血见长,适用于阴虚体质,若阳虚有寒或痰湿素盛等则不宜用。

## 珍珠拌平菇

【组成】珍珠粉 4g,红花 2g,平菇 200g,豆腐 200g,芝麻、白砂糖、酱油、盐、黄酒各适量。

【制作】红花置细漏勺内,用清水冲洗干净,沥干水;平菇去柄,洗净,撕成条丝,放入容器内加酱油、白砂糖、黄酒浸拌入味;豆腐用洁净纱布包好,压上重物,压干水分备用,然后放容器内捣碎,加入芝麻粉、白砂糖、酱油拌和,再将已备好之平菇加入,充分拌匀,装于盘内,撒上珍珠粉和红花即成。进食时再调拌均匀。

【用法用量】作佐餐食用。

【功效与主治】养血活血,滋润肌肤,泽丽容颜,祛斑美容。适用于面色淡白无华及黄褐斑等皮肤色素沉着病证,对粉刺类皮肤病亦有作用。

【方解】本方所主为经脉瘀阻、血循不畅、肝经郁热所致的皮肤色素病变。方以珍珠、红花、平菇、豆腐为主料。其中珍珠咸甘而寒,是传统润肤美容之品,功能泻热潜阳,安神定惊,祛翳明目,涂面能令人皮肤润泽,容貌姣好。面生褐斑,多为血行不畅,故以红花养血活血,通行面部血脉,与珍珠之润肤泽颜功效相配合,有互相促进之效。平菇、豆腐,均营养丰富,色鲜味爽,富含各种维生素、微量元素、清凉甘鲜,具有和胃调中、清泻肝热、润泽肌肤之功,能增强上药的作用。

【使用注意】本药膳味偏清凉,用于色素斑或面部血循较差者;而对于面部皮肤感染、瘢痕等无甚作用,不宜服食。

### 薏苡仁茯苓粥

【组成】薏苡仁 200g,茯苓 10g,粳米 200g,鸡胸脯肉 100g,干香菇 4 个。

【制作】将薏苡仁用热水浸泡一夜,次日捞出沥干水;香菇泡发,去除木质部分,洗净,切成丁;鸡脯肉去皮洗净,入锅煮 30～40 分钟后,捞出切成肉丁;粳米洗淘干净,茯苓研粉,备用。薏苡仁用 7 倍清水在武火上煮沸后,移于文火慢煮,至能用手捏烂薏苡仁为度。粳米用 5 倍的清水煮 1 小时,然后与薏苡仁粥合在一起,加入香菇、鸡肉丁、茯苓粉再煮,至煮稠为止。服食时可酌加调料。

【功效与主治】健脾利湿,补益气血,润肤美容。适用于皮肤虚肿,面色暗淡,及黄褐斑、面部扁平疣。

【方解】本方所主为脾虚痰饮,气血不足,肌腠失养所致的虚肿、黄褐斑等皮肤疾患。方中薏苡仁味甘性凉,能上清肺热,下渗脾湿,是健脾利湿的良药,用于扁平疣、浮肿等具有良好作用。茯苓甘平,为健脾胃、祛痰湿的常用药物,又能宁心安神,与薏苡仁合用,可加强健脾利湿功效,促进扁平疣、斑块的消除。香菇营养丰富,能健脾开胃,含有多种人体必需的氨基酸、多糖类物质,有抗菌、降血糖、抗癌作用。粳米健脾和胃,益气补中。鸡脯肉益气和中,补养精血。全方组合,既有健脾利湿、褪斑消疣的功效,又有和胃益气、滋养精血的作用。精血充盛,内能滋脏腑,外能润肌肤,使容颜润泽,精神健旺。

【使用注意】本药膳作用平和,必须常服、久服,方见显效。本药膳主要用于脾虚湿重患者,若肾阳虚弱所致的面色黧黑,或阴虚火旺所致的面部红斑疹,或面部扁平疣而见阴虚较重的患者,均不宜服用本药膳。服膳期间忌食辛辣燥热及肥厚油腻之物。

# 第四节　延年益寿药膳

### 长生固本酒

【组成】枸杞子、天门冬、五味子、麦冬、怀山药、人参、生地黄、熟地黄各 60g,白米酒

3000ml。

【制作】将人参、山药、生地黄、熟地黄切片,枸杞子、五味子拣净杂质,天门冬、麦冬切分两半。全部药物用绢袋盛,扎紧袋口;将酒倒入干净的坛子中,放入药袋,酒坛口用湿棉纸封固加盖,再将酒坛置于锅中,隔水加热蒸约1小时,取出酒坛,待冷后埋于土中以除火毒,3～5日后破土取出,开封,去掉药袋,再用细纱布过滤一遍,贮入净瓶中,静置7日即可饮用。

【用法用量】每日早、晚各服1次,每次饮服视人酒量大小,一般50～100ml。

【功效与主治】乌须发,养心神,益年寿。适用于腰腿酸软,神疲体倦,四肢无力,唇燥口干,心悸健忘,失眠多梦,头晕目眩,须发早白等气阴两虚证。

【方解】本方所主为脾气亏虚,阴液干涸所致的虚损不足。方中人参大补元气,山药补脾益气,五味子安神养心,枸杞子平补肝肾亦能助脾益气,四味相合,能补元气、益中气,有助气血生化。天门冬、麦冬、生地黄、熟地黄、枸杞子等能补肝肾、益精血,大补肾中元阴。与诸补气之品配伍,即成气阴两补之方,有补元气、生气血、滋肝肾、助元阴的作用。诸药制酒,酒助药势,使先天之本得滋,后天之本得调,脏腑安和而气机调和,身体健康,中老年人坚持少服、常服,可以达到益寿延年的目的。

【使用注意】凡证属阴盛阳衰、痰湿较重者,或久患滑泄便溏者,不宜服用本药膳。

### 乌须延年豆

【组成】何首乌(赤、白各半)、旱莲草汁各90g,枸杞子60g,陈皮、生地黄各45g,桑葚汁90g,槐角45g,破骨脂30g,当归身60g,乌骨老母鸡1只,黑豆1kg。

【制作】将乌骨鸡宰杀,去毛、内脏,洗净,煮汤2大碗。将以上各药和黑豆一起用鸡汤、老酒入砂罐内,文火缓煮干为度,去药存豆。

【用法用量】每日早晨吃豆50～100g,饮酒1杯。

【功效与主治】乌须黑发,延年益寿。适用于日常养生。

【方解】本方滋补肾阴,在补养精血的基础上达到延年益寿的目的。方中何首乌、旱莲草、枸杞子、桑葚,为滋补肝肾阴血之品,阴血足则根基强壮,须发、骨骼得其滋养,则体健而须发黑泽。陈皮芳香行气,使补而不滞。破骨脂补阳,取阴生阳长,化气散布之效。槐角通利肠道,运行糟粕,畅出入之道路。乌鸡、黑豆为方中主料,前者养血补肾,后者补肾润燥。合用成方,则补中有行,阴阳平调,符合脏腑动态平衡的养生之旨,故可用于延年益寿。

【使用注意】服药期间忌食萝卜。

### 八宝饭

【组成】芡实、山药、莲子、茯苓、党参、白术、薏苡仁、白扁豆各6g,糯米150g,冰糖适量。

【制作】先将党参、白术、茯苓煎煮取汁;糯米淘洗干净,将芡实、山药、莲子、茯苓、薏苡仁、白扁豆打成粗末,与糯米混合;加入党参、白术、茯苓煎液和冰糖,上笼蒸熟,亦可直接加水煮熟。

【用法用量】作主食食用。

【功效与主治】益气健脾,养生延年。适用于脾虚体弱、食少、便溏乏力者。

【方解】本方所主为脾虚体弱,治宜加强脾胃吸收运化功能,俾后天得健,生化有源,气血自能充盈,而得长生。方中所用药食,均为平补脾胃之物。党参、白术、茯苓为四君子汤的基本成分,能调补脾胃。山药平补脾肾,芡实、莲子健脾涩精,白扁豆、薏苡仁健脾渗湿,糯米润养脾阴,。诸药制成饭食,共成补脾益气之方。食之日久,可望脾胃健运,气血生化有源,形神得养,天年颐和。

【使用注意】阴虚津枯者不宜久服。本药膳亦可制成其他剂型,如《中华临床药膳食疗学》之"长寿粉",即将本方研为细末,沸水冲成糊状服用。此外,还可以熬粥食用。八宝饭是广泛流行于民间的健康膳食,有多种不同配方,但偏甜偏腻,胃弱腹胀者不宜。

# 第五节　明目增视药膳

## 决明子鸡肝

【组成】决明子 10g,鲜鸡肝 200g,黄瓜 10g,胡萝卜 10g,盐 3g,白酒 2g,黄酒 5g,香油 3g,淀粉 5g,味精 3g,鲜汤 20ml。

【制作】将决明子焙干,研成细末;鸡肝洗净、切片,放于碗内,加盐 1g,香油 1g,腌渍 3 分钟,然后加一半淀粉拌和均匀;黄瓜、胡萝卜洗净、切片。炒锅内注油 500g,烧至六七成热时,把肝片放入油内炸片刻,捞出用漏勺沥干油,锅内留少许油,放入胡萝卜、黄瓜、葱、姜、黄酒、白砂糖、盐、味精、决明子末,用鲜汤、淀粉调芡入锅,再将鸡肝片倒入锅内,翻炒均匀,加蒜末、香油,出锅装盘即成。

【用法用量】佐餐食用。

【功效与主治】清肝明目,补肾健脾。用于肝血亏虚所致的各种目疾,如目翳昏花、雀目夜盲、风热目赤肿痛、青盲内障及肠燥便秘等;亦可用于高血压属肝阳上亢者。

【方解】本方据《医级》之"鸡肝散"改造而成。原方仅决明子、鸡肝两味,为制成药膳,本药膳加入黄瓜、胡萝卜以及各式佐料,使原方在功能得以保持的基础上,变成色、香、味俱佳的膳食,更加受到患者欢迎。膳方所主,为肝肾不足所致的眼目功能衰减。方中决明子甘苦而寒,入肝胆经,长于清肝明目,常用治肝胆郁热而致的目赤涩痛、羞明多泪,为眼科常用药,《本草求真》谓其"除风散热,为治目收泪止痛要药"。鸡肝甘温,入肝肾之经而生精补血,补肝明目,《本草汇言》称"鸡肝补肾安胎,消疳明目之药也"。胡萝卜能入脾肺而养肝明目,健脾消食;黄瓜甘寒,能清热生津,祛风利水。决明子得黄瓜以生津养阴,能清肝经风热而兼以滋阴。鸡肝得胡萝卜相伍,能增强生精化血之力而养肝血以明目。四料相配,肝经风热得清,则阴血不致妄耗;肝肾精血得补,则目明血充而虚风自灭,全方荤素结合,有相辅相成之妙,为治目疾良膳。

【使用注意】实热火气上攻所致的目疾不宜食用。

## 芝麻羊肝

【组成】生芝麻 50g,鲜羊肝 250g,鸡蛋 50g,面粉 10g,黄酒 5g,盐 3g,味精 3g,白胡椒粉 2g。

【制作】将鸡蛋打入碗中,搅匀;羊肝切成 2 分厚的大片,放入盘内,加黄酒、盐、胡椒面、味精腌渍片刻;再取一干净平盘,盘内撒一层面粉,然后将肝片裹上鸡蛋液后粘上芝麻(使芝麻充分粘于肝片上),置于平盘内的面粉上。炒锅置火上,内放油 750g(实耗油 75g),烧至五六成熟时,把芝麻肝片放入油炸,略炸后再裹蛋液粘芝麻,逐片作业,待芝麻全部粘完,将肝片重入油锅炸熟,捞出装盘即成。

【用法用量】佐餐食用。

【功效与主治】养血明目,滋补肝肾。适用于肝肾不足,肝血亏虚,不能上荣于目所引起的目暗昏花、夜盲、青盲、翳障等疾,以及肝肾精血不足所致的眩晕、须发早白、腰膝酸软、步履艰难、肠燥便秘等症。

【方解】年老之人,肝肾功能随年龄减退,故更需此药膳作为日常保健。方中芝麻性味甘平,入肝、肾、脾、肺诸经,多脂而色黑,长于滋养肝肾、乌须黑发,《神农本草经》谓其"主伤中虚羸,补五内,益气力,长肌肉,填髓脑",《随息居饮食谱》称其"充胃津,明目,息风"。羊肝苦寒,能以脏补脏,养肝肾而明目,《随息居饮食谱》谓其"补肝明目"。芝麻长于滋肾,羊肝长于养肝,两相配合,则肝肾双补,填精益血。精血得补,上润两目而愈目疾,增视力,防衰老;精盛髓充,可止眩晕,乌须发。故二者合用以成明目增视之方。本方也可作为老年性白内障、青光眼、夜盲症、营养性弱视等患者的保健药膳。

【使用注意】阳虚偏重,见有畏寒肢冷、小便清长等寒象者,不宜食用。

### 人参枸杞子酒

【组成】人参 20g,枸杞子 350g,熟地黄 100g,冰糖 400g,白酒 10kg。

【制作】将人参、枸杞子、熟地黄装入布袋,扎口备用;冰糖放入锅中,用适量水加热溶化至沸,炼至色黄时,趁热用纱布过滤去渣,备用;白酒装入酒坛内,将装有人参、枸杞子的布袋放入酒中,加盖密闭浸泡 10~15 天,每日搅拌一次,泡至药味尽淡,取出药袋,用细布滤除沉淀物,加入冰糖搅匀,再静置过滤,澄明即成。

【用法用量】根据酒量,每次饮 10~30ml。

【功效与主治】补阴血,强视力,乌须发,壮腰膝。适用于病后体虚,头昏眼花,视物不明,目生翳障。无病常饮,亦有强身益寿之效。

【方解】本方所主为气血不足,肝阴亏损所致的体虚目昏、视力减退诸症。方中人参大补元气,熟地黄滋阴补血,枸杞子养肝明目,白酒温通血脉,冰糖调味。诸药合用,则补血益阴之力更强,可使肝血得充,肝窍得养,是肝虚目视不明诸症养生保健的有益饮品,亦可用于贫血、营养不良、神经衰弱等。无病者饮用,亦有强身益寿之功。

【使用注意】本品为酒精制剂,少用则养血和血,多饮则伤肝损目。

# 第六节　聪耳助听药膳

### 磁石猪腰粥

【组成】磁石 60g,猪腰子 1 个,粳米 100g。

【制作】磁石打碎,于砂锅中煮 1 小时,滤去滓;猪腰子去筋膜、洗净、切片,以粳米加磁石药汁煮粥食。

【用法用量】佐餐食用。

【功效与主治】补肾平肝,益阴聪耳。适用于老年肝肾不足、耳聋耳鸣、两目昏花、视力模糊等。

【方解】本方所主,为肝肾不足、年老精亏所致的听力下降、视力减退。方中磁石味咸而寒,功能益肾平肝,故能用于肝肾阴虚、虚阳上浮诸证,《本草衍义》谓其"肾虚耳聋目昏者皆用之",

多与熟地黄、枸杞子、山茱萸等补养药物同用;猪腰味咸性平,以脏补脏,能填补肾中精气,合粳米调养脾胃。全方即成补肾养肝、益阴聪耳之方,对听力有较好的保护和康复作用。

【使用注意】本药膳偏于寒凉,脾胃虚弱者慎用。膳中所用磁石,为氧化物类矿物尖晶石族天然磁铁矿的矿石,内服过量或长期服用易发生铁剂中毒。

## 鱼鳔汤

【组成】鱼鳔 25g,枸杞子、女贞子、黄精各 25g,调料适量。

【制作】将鱼鳔等诸味洗净,与水共煮汤,煮沸后,改用文火煎熬 20 分钟,加调料即成。药渣加水再煎。

【用法用量】佐餐服用,每日 2 次或 3 次。

【功效与主治】滋补肾阴,滋养肝血。适用于肝肾不足所致的耳鸣、耳聋、头晕眼花、腰腿酸软等。

【方解】方中鱼鳔为主料。鱼鳔亦名鱼肚,味甘,性平,补肾益精,滋养筋脉,含高黏性的胶体蛋白和黏多糖,是滋补性很强的食品。枸杞子、女贞子、黄精皆为滋补阴精之品。诸料合用,不仅适用于肾虚耳疾,又可作为肾阴虚损诸证者之保健膳食。

【使用注意】本药膳偏于滋腻,脾虚少食者不宜食之。阳虚、痰湿等所致的耳疾,忌食本药膳。

## 熘炒黄花猪腰

【组成】猪腰 500g,黄花菜 50g,姜、葱、蒜、素油、盐、糖、芡粉各适量。

【制作】将猪腰切开,剔去筋膜、臊腺,洗净,切成腰花块;黄花菜水泡发,撕成小条;炒锅中置素油烧热,先放入葱、姜、蒜等作料煸炒,再爆炒猪腰,至其变色熟透时,加黄花菜、盐、糖煸炒,再入芡粉,汤汁明透起锅。

【用法用量】顿食或分顿食用,也可佐餐服食。

【功效与主治】补肾益损,固精养血。适用于肾虚所致的耳鸣、耳聋、头晕乏力。

【方解】本方所主为肾气不足,阴血虚少所致的耳鸣,以及其他生殖功能减退证候。本方以猪腰、黄花菜为主料。猪腰味咸,性平,有补肾养阴的作用,《日华子本草》称其能"补水脏,治耳聋"。黄花菜味甘,性平,功能养血平肝、利尿消肿,但民间以其治疗肾虚耳鸣、腰痛、产后乳汁不下,有很好的疗效。两味合用,治疗肾虚所致耳聋、耳鸣效果更加突出,亦可用于男子阳痿、产妇乳少、产后身痛等肾精亏损者。

【使用注意】本药膳性偏渗利,肾气虚寒之小便过多者不宜食。

# 第七节　益智健脑药膳

## 琼玉膏

【组成】人参 60g,白茯苓 200g,白蜜 500g,生地黄汁 800g。

【制作】将人参、白茯苓制成粗粉,与白蜜、生地黄汁一起搅拌均匀,装入瓷质容器内,封口;再用大锅一口,盛净水,将瓷器放入,隔水熬煮,先用武火,再用文火,煮三天三夜后取出;再重新密封容器口,放冷水中浸过,勿使冷水渗入,浸 1 天后再入原锅内炖煮一天一夜即可服用。

【用法用量】每次服 10ml,每天早、晚各服 1 次。

【功效与主治】补气阴,填精髓。用于气阴精髓不足所致的心悸、疲倦乏力、记忆力低、注意力不集中等。

【方解】本方所主为气阴虚衰所致的智力衰减。元气之出入盈虚,责之肺、脾、肾三脏,故以益脾、滋肾、补肺为调养大法。本药膳以生地黄为主料,补肾阴以生水,水盛则精血生,心火自息。人参补益肺气,肺为气之大主,得人参可以鼓生发之元。虚则补其母,故用茯苓健脾,以培万物之本。白蜜为百花之精,味甘归脾,性润悦肺。全方皆温良和厚之品,是著名的补益方剂,对智力有很好的促进作用。《古今名医方论》论本方"珍赛琼瑶,故有琼玉之名"。本方尤其适用于身体虚弱或久病之后的智力减退者。

## 神化富贵饼

【组成】炒白术、石菖蒲各 250g,山药 100g,米粉适量。

【制作】白术、菖蒲用米泔水浸泡 1 天,切片,加石灰一小块同煮熟,以减去苦味,去石灰不用;然后加入山药共研为末,再加米粉适量和少量水,做成饼,蒸熟食之。

【用法用量】随量或佐餐用,服食时可佐以白砂糖。

【功效与主治】健脾化痰,开窍益智。适用于痰湿阻窍所致的记忆力减退,神思不安、悲忧不乐、头晕、口中黏腻、痰多腹胀、胃纳不佳、恶心胸闷、神情恍惚、耳中轰响、呵欠连天等。

【方解】本方所主为痰湿壅阻,心窍蒙蔽所致的健忘、神思不安诸症。方中用白术健脾补气,燥湿化痰,《本草崇原》谓:"凡欲补脾,则用白术"。石菖蒲则为治心神要药,《神农本草经》称菖蒲"开心孔,补五脏,通九窍,明耳目,出音声,久服轻身,不忘,不迷惑,延年",可知其益智之功在其他药物之上,山药平补肺、脾、肾三脏,对智力活动也有很好的促进作用,如《神农本草经》所说的"主伤中,补虚,除寒热邪气,补中益气力,长肌肉,久服耳目聪明"。诸药合用,制成米糕,调、治两宜,老人、儿童皆可食用。

## 玫瑰花烤羊

【组成】羊心 1 个,鲜玫瑰花 70g(干品 15g),盐 30g。

【制作】将玫瑰花洗净,放小锅中,加清水少许,放入盐,煮 10 分钟,待冷备用;羊心洗净,切小块,用竹签串好,蘸玫瑰盐水反复在火上烤炙至熟,勿烤焦即可。

【用法用量】随量热食或佐餐。

【功效与主治】补心安神,行气开郁。适用于心血亏虚,神经衰弱,症见惊悸失眠、郁闷不乐、记忆力减退、两胁时痛、头痛目暗、神疲食少,或胃脘不适,或妇女月经不调等。

【方解】本方所主为肝郁之气机阻滞,血虚之心失所养。本品原名"炙羊心",方中羊心,味甘而温,能补心气,滋心阴,安神志,以脏补脏而入心。玫瑰花甘微苦温,能理气解郁,和血散瘀,芳香醒神,可使精气升运于诸神窍。盐咸寒调味。三味合用,既味美可口,又能散郁调气,为养心安神之方。

## 桂圆莲子粥

【组成】桂圆肉 15~30g,莲子肉 15~30g,大枣 5g,糯米 30~60g,白砂糖适量。

【制作】桂圆肉略冲洗,莲子去皮心,大枣去核,与糯米同煮,烧开后,改用文火熬至粥成。食时加糖适量。

【用法用量】宜早餐食用。

【功效与主治】养心安神,健脾和中。适用于心脾两虚所致的贫血体弱、心悸怔忡、健忘、少气懒言、面黄肌瘦、大便溏软等。

【方解】本方所主为心血、脾气不足所致的体质羸弱、精神不振等诸症。方中桂圆，又称龙眼，性味甘温，有补心养血、生津润燥之功，可用于久病体虚、老年或产后气血不足、心悸失眠、食少虚弱者，《本草纲目》中云："食品以荔枝为贵，而资益则龙眼为良，盖荔枝性热，而龙眼性平和也。"《随息居饮食谱》则称："龙眼，滋营充液，果中神品，老弱宜之。"辅以莲子补心强志，大枣甘温补脾、益气生血，再合糯米同煮为粥，则心脾两补，气血双益，是体质虚弱、智力衰减者的辅助食疗之品。

【使用注意】本药膳偏于甜腻，痰湿内阻、气滞不化之腹胀食少者不宜食。

【附方】栗子桂圆粥：由桂圆肉 15g、栗子肉 10 个、粳米 50g、白砂糖少许组成。将栗子肉切碎，与米同煮如常法，将熟时放入桂圆肉稍煮即可，食时加白砂糖少许。宜早餐食用或不拘时服用。本药膳具有补心养血、益脾增智、壮肾强腰的功效。适用于心脾两亏所致心悸失眠、腰膝酸软。

# 第八节　增力耐劳药膳

## 神仙鸭

【组成】乌嘴白鸭 1 只，黑枣 49 枚，白果 49 个，建莲 49 粒，人参 3g，陈甜酒 300ml，酱油 30ml。

【制作】将鸭子去净毛，破开，去肠杂，鸭腹内不可见水；人参洗净，黑枣去核，白果去壳，建莲去心，然后将各料放入鸭子腹内，装入瓦钵（不用放水），口封紧，蒸至烂熟。

【用法用量】陈酒送服。

【功效与主治】健脾益精。适用于劳伤虚弱。

【方解】本方所主为气阴两虚所致的体虚羸瘦、体力不支、行动虚喘等。方中以白鸭（如无乌嘴白鸭，可以白毛老鸭代之）为主料，古书记载，白鸭补虚、强精、除热、和脏腑、利水道、消水肿、解毒。人参（可用玉竹 15g 代）、建莲、黑枣均为补气健脾、润养气阴之品。白果敛肺定喘，固涩补肾。甜酒和血通络。以上各药合为膳方，可健脾益气、填补阴液，经常食用有增强体力之功，无病者食之则增力耐劳。

【使用注意】古人认为白鸭补虚，黑鸭滑中、性偏寒，故不宜用。服用本药膳期间，忌食木耳、核桃、豆豉、鳖肉等。

## 肉桂肥鸽

【组成】肉桂 3g，肥鸽 1 只。

【制作】将鸽子去毛及内脏，与肉桂一起加入清水，置大汤碗内，加盖，隔水炖至熟烂，去肉桂滓。

【用法用量】饮汤，食鸽肉，隔日 1 次。

【功效与主治】补益肝肾，强筋壮骨。适用于脑力劳动者因活动较少及肝肾不足导致的体力衰退。

【方解】方以鸽肉为主料，其味甘咸，性平，有补肝肾、补精血的作用，《食物本草》谓其"无毒，调精益气，解一切药毒，食之益人"，临床可用于体虚、消渴、妇人血虚闭经，由于其脂肪少、味鲜美,故多用于食补。肉桂温肾化气,有化精气为气力的作用。两者合用,可加强补益肝肾、强壮筋骨的功能。本药膳除了用于增进体力外,还可用于性欲低下、男子少精、死精等。

【使用注意】古书记载,鸽肉能消解药力,故生病治疗用药期间不宜服食。另外,鸽肉不宜与猪肉同食。

【附方】

(1)麻雀肉饼:由麻雀 10 只、瘦猪肉 150g 组成。二者同剁为肉馅,加入佐料、面粉,制成肉饼,置铁锅上烙至两面呈金黄色。随意食用。功能补益肝肾,强壮筋骨。

(2)芪蒸鹌鹑:由鹌鹑 2 只、黄芪、生姜、葱各 10g,胡椒粉、盐各 2g,清汤 100g 组成。鹌鹑宰杀,去毛、内脏和爪,洗净,入沸水中氽 1 分钟捞出待用;黄芪切薄片,和姜片、葱一起装入鹌鹑腹内,放入蒸碗,注入清汤,用湿棉纸封口,上笼蒸约 30 分钟,出笼后揭去棉纸,滗出原汁,加盐、胡椒粉等调好味,再将鹌鹑扣入碗内,灌入原汁即成。功能益气健脾,适用于脾虚气弱、消瘦无力、泄泻、营养不良等,也适于老年人、产妇及体弱者食用。

## 附片羊肉汤

【组成】精羊肉 750g,生姜、煨肉豆蔻各 30g,木香 7.5g,制附片 15g,川椒末 6g,葱 20g,盐适量。

【制作】羊肉用清水洗净,入沸水锅中焯,捞出剔去骨,切成肉块,再入清水中漂去血水,羊骨打破备用;把砂锅装满水,武火烧开后加入附片,煮约 2 小时,至附片烂熟,即可加入羊肉、羊骨、肉豆蔻、木香、葱、姜、胡椒,再加足水,烧开后,用文火炖至羊肉熟烂,加适量盐即成。

【用法用量】佐餐食用,每日 1 次,吃肉饮汤。

【功效与主治】温肾壮阳,补中益气。适用于肝肾亏虚,气血两亏证,症见全身虚乏、四肢厥冷、体弱面黄、食少畏寒、大便稀溏、男子阳痿遗精及女子宫冷不孕、白带清稀、小腹冷痛等。

【方解】本方是据《三因极一病证方论》之"羊肉扶羸丸"方改变制作而成的药膳。其所主之证,是阳虚内寒,脾肾精亏所致的五脏六腑功能衰减、体力严重不足。方中羊肉长于益气补虚,温中暖下,补养精血,李东垣认为:"羊肉甘热,能补血之虚,有形之物也,能补有形肌肉之气。""参芪补气,羊肉补形"是养生家的共识。膳中之附片,为大辛大热之品,有壮阳补火、温中止痛、散寒燥湿的作用,《珍珠囊》称其能"温暖脾胃,除脾湿肾寒,补下焦之阳虚",是临床常用温中祛寒药物。生姜辛温,能散寒行气。肉豆蔻、川椒辛热,能下气温中、健胃祛寒,善治心腹冷痛。木香辛温,行气止痛。纵观全方,皆辛温大热之品,助阳壮气,加以血肉有情之味补益精血,故能奏健体强身之效。老年人阳气日虚,故老年体虚者尤宜服本药膳。

## 三七白芍蒸鸡

【组成】三七 20g,白芍 30g,肥母鸡 1500g,黄酒 50g,生姜 20g,葱 50g,味精 3g,盐适量。

【制作】将鸡处理干净,剁成大块,分 10 份装入蒸碗内;取三七 10g 打粉备用,另 10g 蒸软后切成薄片;三七片、葱姜片分为 10 份摆入各碗面上,加入白芍水煎液、黄酒、盐,上笼蒸约 2 小时,出笼后取原汁装入汤锅内,加三七粉煮沸约 2 分钟,调入味精,分装入 10 碗即成。

【用法用量】每次服 1 碗。

【功效与主治】养血补虚,填髓壮骨。适用于气血不足、体虚气弱者及产妇。

【方解】本方所主为气血两虚,筋骨痿弱之证。方中三七甘温微苦,是传统的活血止痛药,多用于外伤出血、跌打损伤等血分病证,民间则认为其有补益功能,能强壮筋骨。现代研究发现其中所含皂苷与人参相似,本药膳即取其补益功能。白芍酸甘微寒,能养血柔肝,舒缓筋脉。两味合用,一强骨,一柔筋,可起到补益筋骨的作用。

【使用注意】因三七有活血化瘀的作用,故孕妇慎用。本药膳性偏温,阴虚火旺、虚热口干者忌用。

### 双鞭壮阳汤

【组成】牛鞭、狗鞭、羊肉各 100g,母鸡肉 50g,枸杞子、菟丝子、肉苁蓉各 30g,老生姜 10g,花椒 5g,料酒 50ml,味精 3g,猪油适量,盐少许。

【制作】将牛鞭水发后,去净表皮,顺尿道剖成两半,洗净,清水漂 30 分钟;狗鞭用油砂炒酥,温水发透,洗净;羊肉洗净,开水略汆,入凉水漂洗;菟丝子、肉苁蓉、枸杞子用布袋装好,口扎紧;将牛鞭、狗鞭、羊肉入锅,加水煮沸,去掉浮沫;再加入花椒、生姜、料酒和母鸡肉,烧开后改用文火煨炖至六成熟,滤去花椒、姜,加入药袋,继续煨炖至酥烂为止;将牛鞭、狗鞭、羊肉捞出,切成细丝,盛入碗中,加味精、盐、猪油,冲入热汤即成。

【用法用量】空腹服食。

【功效与主治】暖肾壮阳,益精补髓,增强体力。适用于肾阳虚弱所致的肢软乏力、畏寒,男子阳痿滑精、早泄、性欲减退,女子宫冷不孕、月经衰少、白带清稀等。

【方解】本方所主为肾阳亏虚,精血不足所致的体力不足、性功能减退。古人治此类病患,多以驴肾、海狗肾组方,本方以牛鞭、狗鞭代之,扩大了药料来源。方中狗鞭为雄狗的阴茎及睾丸,又称黄狗肾,性味咸、热,具有暖肾壮阳、益精强筋之效,故可用于男性阳痿、早泄等。牛鞭为牛的阴茎,性味、功效与狗鞭类似,亦可补肾气、益精血。羊肉暖中补虚,开胃健力。枸杞子性味甘平,补肾益精,养肝明目。菟丝子补肾固精。肉苁蓉补肾助阳,润肠通便。母鸡肉能温中益气,补虚扶正。以上原料辅以花椒、生姜等温热性质的调味料,则全方温补之力更加强大,对虚寒型的虚损患者有强壮作用。

【使用注意】阳气壮盛、性欲旺盛者忌服;未婚青年忌服。每次食用不宜过量。

 **目标检测**

1.何谓养生保健药膳?

2.养生保健药膳可分为哪几类?请写出各类养生保健药膳的 1 个或 2 个代表配方,并说明功效与应用范围。

# 第四篇

## 食物类及药物类原料

# 第一章  食物类原料

## 学习目标

【学习目的】了解药膳原料的食物分类。

【知识要求】熟悉常见粮食类、蔬菜类、食用菌类、果品类、肉禽乳蛋类、水产类及调味品原料的功效、主治及用法用量。

【能力要来】掌握常用药膳选方及使用注意事项。

中医学自古以来就有"药食同源"的理论。这一理论认为,许多食物既是食物也是药物,食物和药物一样能够预防、治疗疾病。在古代原始社会中,人们在寻找食物的过程中逐渐发现各种食物和药物的性味和功效,认识到许多食物可以药用,许多药物也可以食用,两者之间很难严格区分。这就是"药食同源"理论的基础,也是药膳的理论依据。

药膳是中国传统医学知识与烹调经验相结合的产物,是以药物和食物为原料,经过烹饪加工制成的一种具有食疗作用的膳食。它"寓医于食",既将药物作为食物,又将食物赋以药用;既具有营养价值,又可防病治病、强身健体、延年益寿。因此,药膳是一种兼有药物功效和食品美味的特殊膳食。它可以使食用者得到美食享受,同时使其身体得到滋补、疾病得到治疗。

中华人民共和国卫生部(现为国家卫生健康委员会)发布的《关于进一步规范保健食品原料管理的通知》中规定,既是食品又是药品的物品(按笔画顺序排列)有丁香、八角茴香、刀豆、小茴香、小蓟、山药、山楂、马齿苋、乌梢蛇、乌梅、木瓜、火麻仁、代代花、玉竹、甘草、白芷、白果、白扁豆、白扁豆花、龙眼肉(桂圆)、决明子、百合、肉豆蔻、肉桂、余甘子、佛手、杏仁、沙棘、牡蛎、芡实、花椒、赤小豆、阿胶、鸡内金、麦芽、昆布、枣(大枣、酸枣、黑枣)、罗汉果、郁李仁、金银花、青果、鱼腥草、姜(生姜、干姜)、枳椇子、枸杞子、栀子、砂仁、胖大海、茯苓、香橼、香薷、桃仁、桑叶、桑葚、橘红、桔梗、益智仁、荷叶、莱菔子、莲子、高良姜、淡竹叶、淡豆豉、菊花、菊苣、黄芥子、黄精、紫苏、紫苏籽、葛根、黑芝麻、黑胡椒、槐米、槐花、蒲公英、蜂蜜、榧子、酸枣仁、鲜白茅根、鲜芦根、蝮蛇、橘皮、薄荷、薏苡仁、薤白、覆盆子、藿香。

食物根据来源分为动物性、植物性、矿物性食物三大类;根据农业农村部发布的《有机食品认证技术准则》,食品分为粮食类、蔬菜类、果品类、食用菌类、奶蛋类、肉食类、水产类、调味品等。

《素问·藏气法时论》道:"五谷为养,五果为助,五畜为益,五菜为充。"这是古人饮食养生的精髓所在。其中,"五谷"是指稻米(稻)、麦子(麦)、玉米(黍)、高粱(稷)、豆类(菽)五种粮食作物。平时我们把这些食物统称为五谷杂粮。稻、麦、黍、稷富含碳水化合物,其次含有蛋白质、维生素和矿物质等,菽则富含蛋白质和脂肪等。古人把豆类划入"五谷"是符合现代营养学观点的,因为谷类蛋白质中缺乏赖氨酸但蛋氨酸丰富,而豆类蛋白质中缺少蛋氨酸而赖氨酸丰富,谷类、豆类一起食用,能起到相互补益、提高蛋白质利用率的效果。"五果"系指枣、李、杏、栗、桃,这些水果富含维生素、矿物质、纤维素、糖类和有机酸等物质,生食能避免因烧煮造成的营养成分破坏和丢失。"五畜"指牛、犬、羊、猪、鸡,禽畜肉类为高蛋白、高脂肪、高热量的食物,含有丰富的维生素和矿物质,是维持人体正常新陈代谢及增强机体免疫力的重要营养物质,对人体有补益作用,能增补五谷主食营养之不足,是平衡饮食食谱的主要辅食。"五菜"则指葵、韭、薤、藿、葱等蔬菜。各种蔬菜均含有丰富的微量元素、维生素、纤维素等营养物质,有增食欲、充饥腹、助消化、补营养、防便秘、降血脂、降血糖、防肠癌等作用,故对人体的健康十分有益。

# 第一节　粮食类原料

粮食类原料实际上是谷物和豆类作物的总称。《黄帝内经》中称"五谷为养",在《孟子滕文公》中称五谷为"稻、黍、稷、麦、菽",在佛教祭祀时又称五谷为"大麦、小麦、稻、小豆、胡麻"。明代李时珍在《本草纲目》中记载谷类有 33 种,豆类有 14 种,总共 47 种之多。现在通常说的五谷,是指稻谷、麦子、高粱、大豆、玉米,而习惯性地将米和面粉以外的粮食称作杂粮,所以五谷杂粮也泛指粮食作物。谷物中少数性味偏凉(如荞麦、薏苡仁)或偏温(如糯米),大多数性味甘平,能起到强壮益气之功,对患者则需按其病情寒热虚实加以选用。

现代研究表明,谷物富含糖类、蛋白质、B 族维生素(特别是维生素 $B_1$ 和烟酸),含脂肪较低,无机盐含量也较少。除淀粉外,营养成分多集中于谷胚和谷皮部分。谷芽和麦芽又是中医用于消食健脾的常用药物。

豆类食品富含蛋白质,其中尤以大豆的蛋白质含量最为丰富(黑豆含量为 49%,黄豆为 36%,赤小豆最低亦达到 20%);蛋白质中氨基酸的成分与肉类食品相近;更重要的是豆类食物中所含脂肪主要为不饱和脂肪酸和磷脂,不含胆固醇,为高脂血症、冠心病、动脉硬化、肥胖症等患者的最佳食品。在日常生活中,豆类食品食用方法很多,可煮饭熬粥,又可加工成豆腐、豆浆、豆干、豆腐乳等多种美味佳肴,是人们不可缺少的食品之一。

## 粳　米

【异名】大米、稻米、硬米。

【性味归经】甘,平。入脾、胃、肺经。

【功效】益脾胃,除烦渴,止泻止痢。

【主治】脾胃气虚之食少纳呆,倦怠乏力,心烦口渴,泻下痢疾。

【用法用量】内服:50～100g,煎汤、煮饭、熬粥均可,亦可做成膏饼或锅巴。

【成分】粳米富含碳水化合物、植物蛋白、少量脂肪、粗纤维、B 族维生素及钙、磷等矿物质。

【使用注意】粳米营养丰富,尤其是谷皮和糊粉层,故平时宜选用糙米,少用精白米,以免由于谷皮和糊粉层的丢失而减少蛋白质、脂肪、矿物质和维生素的摄入。此外,粥虽是补人之物,长期单独食用也会导致营养不良。

## 糯　米

【异名】稻米、江米、元米、酒米。

【性味归经】甘,微温。入脾、胃、肺经。

【功效】补中益气,健脾止泻,缩尿敛汗,解毒。

【主治】脾胃虚寒之泄泻、吐逆,消渴尿多,体倦乏力,气虚自汗,痘疮痔疮等。

【用法用量】内服:30～60g,煎汤、煮粥或入丸、散。外用:适量,研末调散。

【成分】糯米含碳水化合物,蛋白质,脂肪,维生素 $B_1$、维生素 $B_2$、烟酸等维生素和磷、钙、铁等矿物质。

【使用注意】湿热痰火及脾滞者禁食。凡发热、咳嗽痰黄、黄疸、腹胀之人忌食。糯米黏腻,若制作糕饼,更难消化,故婴幼儿、老年人和病后消化能力弱者忌食糯米糕饼。

## 小　麦

【异名】淮小麦。

【性味归经】甘,凉。入心、脾、肾经。

【功效】养心益肾,除热止渴,利尿通淋。

【主治】心阴不足,内热上扰引起的心烦不寐、神志恍惚、悲伤欲哭、烦热口干、小便不利等。

【用法用量】内服:50～100g,小麦煎汤或煮粥;小麦面炒黄温水调服。外用:适量,小麦炒黑研末调敷;小麦面干撒或炒黄调敷。

【成分】小麦含大量淀粉、较多的植物蛋白和少量的脂肪(多为不饱和脂肪酸)、矿物质、B族维生素、膳食纤维等。

【使用注意】小麦多食能壅气作渴,故气滞、湿热者宜少食。

## 荞　麦

【异名】花麦、乌麦、荍麦、花荞、甜荞、荞子、三角麦。

【性味归经】甘、微酸,寒。入脾、胃、大肠经。

【功效】健脾除湿,下气消积,解毒敛疮。

【主治】肠胃积滞所致的胀满腹痛,湿热腹泻,痢疾,或妇女带下,自汗盗汗,疱疹丹毒,痈疽瘰疬,烫火伤。

【用法用量】内服:适量,入丸、散,或制面食服。外用:适量,研末掺或调敷。

【成分】荞麦除了含有糖类、蛋白质、脂肪、B族维生素和矿物质外,还含有水杨酸、4-羟基苯甲胺、N-亚水杨基水杨胺。种子含槲皮素、槲皮苷、金丝桃苷、芸香苷,另外还含有多种胰蛋白酶抑制剂。

【使用注意】脾胃虚寒者及肿瘤患者不宜食用。不可与平胃散及矾同食。

## 玉　米

【异名】玉蜀黍、玉黍、苞谷、苞米、珍珠米。

【性味归经】甘,平。入脾、胃经。

【功效】调中健胃,利尿通淋。

【主治】脾胃不健之食欲不振,饮食减少,水湿停滞之小便不利或水肿,尿路结石。

【用法用量】内服:30～60g,煎汤、煮食或磨成细粉做饼。玉米须可用于煎汤代茶,玉米油可烹菜。

【成分】玉米含淀粉 61.2%、脂肪油 4.2%～4.75%、生物碱类约 0.21%,并含有维生素 $B_1$、维生素 $B_2$、维生素 $B_6$、烟酸、泛酸、生物素等 B 族维生素;玉米油富含不饱和脂肪酸,是胆固醇吸收的抑制剂,能降低血浆胆固醇,防治高脂血症、高血压病、冠心病。

【使用注意】脾胃虚弱者,食后易腹泻。久食助湿损胃,故不宜久食。

## 高　粱

【异名】蜀秫、芦粟、荻粱。

【性味归经】甘、涩,温。入脾、胃经。

【功效】益脾温中,涩肠止泻。

【主治】脾胃虚弱之消化不良,便溏腹泻。

【用法用量】内服:30～60g,煎汤,研末,或煮粥服食。

【成分】高粱含较多碳水化合物,另外还含有蛋白质、脂肪、矿物质、B族维生素、膳食纤维等。现代研究发现高粱的糠皮内含大量鞣酸与鞣酸蛋白,具有较好的收敛止泻作用。

【使用注意】久食助湿损胃,故不宜久食。

## 黄　豆

【异名】黄大豆。

【性味归经】甘,平。入脾、胃、大肠经。

【功效】健脾利湿,益血补虚,解毒消肿。

【主治】食积泻痢,腹胀纳呆,疮痈肿毒,脾虚水肿,湿痹拘挛,食物中毒或肺痈。

【用法用量】内服:30～90g,煎汤,研末,炒食,或磨豆浆。外用:10～25g,捣敷或炒焦研末调敷。

【成分】黄豆含丰富的蛋白质,尤以必需氨基酸——赖氨酸含量较高,可与大米的营养成分互补;脂肪主要为不饱和脂肪酸,并含钙、磷、铁、钾、钠等矿物质和糖类、胡萝卜素、维生素 $B_1$、维生素 $B_2$、维生素 $B_{12}$、烟酸、叶酸、胆碱、大豆异黄酮、皂苷等。

【使用注意】不宜多食,食多易胀气。

## 黑　豆

【异名】乌豆、菽、冬豆子、黑大豆。

【性味归经】甘,平。入脾、肾经。

【功效】补肾益阴,健脾利湿,健脾益肾。

【主治】肾虚阴亏之消渴多饮,小便频数;肝肾阴虚之头晕目眩,视物昏暗;或须发早白、脚气水肿;或湿痹拘挛、腰痛,腹中挛急作痛或泻痢腹痛;服药中毒或饮酒过多等。

【用法用量】内服:9～30g,煎汤,酒浸,作丸、散,或煮食。外用:适量,研末掺,或煮汁涂。

【成分】含较丰富的蛋白质、脂肪、碳水化合物、胡萝卜素、维生素 $B_1$、维生素 $B_2$、烟酸等,并含异黄酮类、皂苷类、胆碱,水解产物中含乙酰丙酸。

【使用注意】根据历代医家经验,凡食物中毒或药物中毒,均可饮黑豆汁以解毒,但经明代李时珍亲自试验,认为黑豆必须与甘草煎汤服,才有解毒作用。黑豆忌与厚朴、五参、龙胆草、猪肉等同食。

## 豆　腐

【性味归经】甘,凉。入脾、胃、大肠经。

【功效】清热解毒,生津润燥,和中益气。

【主治】肺热咳嗽,目赤肿痛,脾虚腹胀,烦热消渴,小便黄赤,产后乳少。

【用法用量】内服:适量,烧汤或制作菜肴。外用:适量,切片敷贴。

【成分】含较丰富的蛋白质,脂肪,碳水化合物,钙、磷、铁等矿物质,维生素 $B_1$、维生素 $B_2$、烟酸等维生素。

【使用注意】豆腐含较多嘌呤,痛风患者慎食。

## 赤小豆

【异名】赤豆、红豆、红小豆、米赤豆。

【性味归经】甘、酸,微寒。入心、小肠、脾经。

【功效】利水消肿退黄,清热解毒消痈。

【主治】水肿,脚气,黄疸,淋病,便血,痔疮,疮疡,癣疹。

【用法用量】内服:10~30g,煎汤或入散剂。外用:适量,生研调敷或煎汤洗。

【成分】含蛋白质,脂肪,碳水化合物,膳食纤维,钙、磷、铁等矿物质和维生素 $B_1$、维生素 $B_2$、烟酸等维生素,另外还含有三萜皂苷。

【使用注意】阴虚津伤者慎用。

## 绿　豆

【异名】青小豆。

【性味归经】甘,凉。入心、肝、胃经。

【功效】清热,消暑,利水,解毒。

【主治】暑热烦渴,感冒发热,霍乱吐泻,痰热哮喘,头痛目赤,口舌生疮,水肿尿少,疮疡痈肿,风疹丹毒,药物及食物中毒。

【用法用量】内服:15~30g,煎汤,研末,磨浆,或煮粥。外用:适量,研末调敷。

【成分】除含蛋白质、糖类、维生素和矿物质外,绿豆的磷脂成分有磷脂酰胆碱、磷脂酰乙醇胺、磷脂酰肌醇、磷脂酰甘油、磷脂酰丝氨酸、磷脂酸。

【使用注意】药用不可去皮。脾胃虚寒、滑泄者慎服。

## 白扁豆

【异名】藊豆、南扁豆、蛾眉豆、眉豆、羊眼豆、茶豆、小刀豆。

【性味归经】甘、淡,平。入脾、胃经。

【功效】健脾和胃,消暑化湿。

【主治】脾虚生湿之食少便溏,白带过多,暑湿吐泻,烦渴胸闷,小儿疳积。

【用法用量】内服:10~15g,煎汤煮粥,捣研绞汁,或入丸、散。外用:适量,捣敷。

【成分】含蛋白质、脂肪、碳水化合物,钙、磷、铁等矿物质和多种维生素,另外还含有胰蛋白酶抑制物、淀粉酶抑制物、血凝素、豆甾醇、氰苷等。

【使用注意】本品生用清暑养胃,炒用健脾止泻。将扁豆放于锅内炒至黄色、略带焦斑者,即是炒扁豆;将扁豆经沸水煮至皮鼓起、松软时捞出,即为生扁豆。另外,本品含有血凝素、胰蛋白酶抑制物,故食用时应煮熟煮透。

## 豌　豆

【异名】寒豆、麦豆、雪豆、荸豆。

【性味归经】甘,平。入脾、胃经。

【功效】健脾利湿,和中下气,通乳利水,解毒。

【主治】消渴,吐逆,泻痢腹胀,霍乱转筋,产后缺乳,脚气水肿,疮痈。

【用法用量】内服：50～125g，煎汤或煮食。外用：适量，煎水洗；或研末调涂。

【成分】含蛋白质、脂肪、糖类、胡萝卜素、维生素 $B_1$、维生素 $B_2$、烟酸及磷、钙、铁等。种子含植物凝集素、有机酸及其他成分。

【使用注意】豌豆性平，诸无所忌。

## 马铃薯

【异名】土豆、山药蛋、山洋芋、洋芋。

【性味归经】甘，平。入胃、大肠经。

【功效】益气健脾，缓急止痛，通利大便，解毒消肿。

【主治】脾胃虚弱之消化不良，肠胃不和之脘腹作痛、大便不利。

【用法用量】内服：适量，煮食或煎汤。外用：适量，磨汁涂。

【成分】营养丰富，含糖类、蛋白质、脂肪、胡萝卜素、各种水溶性维生素、无机盐和少量的茄碱、有机酸、丙烯酰胺、植物凝集素等。

【使用注意】脾胃虚寒易腹泻者应少食。皮色发青或发芽的马铃薯因含有大量茄碱，不宜食用。茄碱中毒可引起头痛、呕吐、腹痛、腹泻、瞳孔散大、心率减慢、精神错乱甚至昏迷等。

## 山 药

【异名】薯蓣、薯药、怀山药、淮山药、淮山、白苕。

【性味归经】甘，平。入脾、肺、肾经。

【功效】补脾胃，益肺肾，固肾益精。

【主治】脾胃虚弱之饮食减少，便溏腹泻；妇女脾虚带下；肺虚久咳咽干；肾虚遗精，尿频，消渴多饮。外用治痈肿，瘰疬。

【用法用量】内服：煎汤 15～30g，大剂量 60～250g；或入丸、散。外用：适量，捣敷。补阴，宜生用；健脾止泻，宜炒黄用。

【成分】山药含丰富的糖类、蛋白质、胡萝卜素、多种维生素及钙、磷、铁等矿物质，山药块茎还含薯蓣皂苷元、多巴胺、盐酸山药碱、多酚氧化酶、尿囊素及具有降血糖作用的山药多糖。

【使用注意】湿盛中满或有实邪、积滞、便秘者不宜食用。

## 魔 芋

【异名】蒟蒻、鬼芋、黑芋头、麻芋子、蛇六谷。

【性味归经】辛、苦，寒，有毒。

【功效】化痰消积，解毒散结，行瘀止痛。

【主治】痰嗽，积滞，丹毒，疟疾，瘰疬，癥瘕，跌打损伤，痈肿，疔疮，烫火伤，蛇咬伤。

【用法用量】内服：9～15g，煎汤（因为魔芋有毒，需久煎至 2 小时以上，去毒后方可食用）。外用：适量，捣敷；或磨醋涂。

【成分】除了含有碳水化合物、粗蛋白、脂质、维生素和矿物质等营养素外，还含有葡萄甘露聚糖、甘露聚糖、柠檬酸、阿魏酸、桂皮酸、甲基棕榈酸、二十一碳烯、β-谷甾醇、3,4-二羟基苯甲醛葡萄糖苷等。

【使用注意】不宜生服，内服不宜过量。误食生品或过量服用易产生咽喉灼热、痒痛、肿大等中毒症状。

# 第二节　蔬菜类原料

蔬菜的种类很多,可以来自植物的根、茎、叶、花、果,因此,蔬菜也可以据此分成根菜类、茎菜类、叶菜类、花菜类和果菜类5种。根有肉质根或块根,肉质根菜包括萝卜、胡萝卜、大头菜、芜菁甘蓝和根用甜菜等,块根菜包括豆薯和葛等。茎菜类又有地下茎菜(马铃薯、菊芋、莲藕、姜、荸荠、慈姑和芋等)和地上茎类(茭白、石刁柏、竹笋、莴苣笋、球茎甘蓝和榨菜等)。叶菜类品种最多,这类蔬菜以普通叶片或叶球、叶丛、变态叶为食用部位,又分为4个亚类:①普通叶菜类,包括小白菜、芥菜、菠菜、芹菜和苋菜等。②结球叶菜类,包括结球甘蓝、大白菜、结球莴苣和包心芥菜等。③辛番叶菜类,包括葱、韭菜、芜荽和茴香等。④鳞茎菜类,包括洋葱、大蒜和百合等。花菜类以花或肥大的花茎或花球为食用部位,如花椰菜、金针菜、青花菜、紫菜蔓、朝鲜蓟和芥蓝等。果菜类以嫩果实或成熟的果实为食用部位,又分为3个亚类:①茄果类,如茄子、番茄和辣椒等。②荚果类,豆类菜,如菜豆、豇豆、刀豆、毛豆、豌豆、蚕豆、眉豆、扁豆和四棱豆等。③瓠果类,如黄瓜、南瓜、冬瓜、丝瓜、菜瓜、瓠瓜和蛇瓜等,以及西瓜和甜瓜等鲜食的瓜类。

蔬菜的种类不同,其性能也有所不同,少数蔬菜(如辣椒、香菜)性偏温热,有些蔬菜性偏寒凉。蔬菜类食物主要有和中健脾、消食开胃、清热生津、通利二便的作用,适用于脾胃健运功能失常所致食少、食积、胀满、四肢倦怠等症。

现代营养学研究发现,大多蔬菜水分含量在70%以上,尤以新鲜蔬菜为甚。蔬菜味道鲜美,是人体所需水溶性维生素、矿物质、膳食纤维等的主要来源,是保证人体健康每日不可缺少的食物之一。蔬菜多呈碱性,有助于人体内的酸碱平衡,使血液的pH值稳定在7.35~7.45。

## 白萝卜

【异名】芦菔、莱菔、地灯笼、寿星头。

【性味归经】生者味辛、甘,性凉;熟者味甘,性平。入肺、胃经。

【功效】生用清热生津,凉血止血,化痰止咳;熟者偏于益脾和胃,消食下气。

【主治】消渴口干,鼻衄,咯血;痰热咳嗽,咽喉疼痛,失声;脾胃失和之腹痛作胀,痢疾或腹泻,饮食不消,反胃呕吐,热淋、石淋小便不利或胆石症。

【用法用量】内服:30~100g,生食,捣汁饮;或煎汤、煮食。

【成分】含葡萄糖、蔗糖、果糖、腺嘌呤、精氨酸、胆碱、淀粉酶、B族维生素、维生素C及钙、磷、锰、硼等。各部分还测得香豆酸、咖啡酸、阿魏酸、苯丙酮酸、龙胆酸、羟基苯甲酸和多种氨基酸。

【使用注意】脾胃虚弱、大便溏薄者不宜多食、生食。

## 胡萝卜

【异名】黄萝卜、红萝卜、胡芦菔、红芦菔、金笋。

【性味归经】甘、辛,平。入脾、肝、肺经。

【功效】健脾和中,滋肝明目,化痰止咳,清热解毒。

【主治】脾虚消化不良,食积胀满;肝虚目暗,夜盲或小儿疳积目昏。

【用法用量】内服:30~120g,煎汤或煮食;或生吃捣汁。外用:适量,煮熟捣敷;或切片烧热外敷。

【成分】含有丰富的 α-胡萝卜素、β-胡萝卜素、γ-胡萝卜素、δ-胡萝卜素和多种类胡萝卜素;每 100g 含维生素 $B_1$ 0.1mg,维生素 $B_2$ 0.3mg 和花色素,还含有糖 3～5g、脂肪油 0.1～0.7mg、挥发油 0.014mg、伞形花内酯等。根中挥发油的含量随生长而减少,胡萝卜素含量则随生长而增多。

【使用注意】胡萝卜忌与过多的酸醋同食,否则易被破坏其中的胡萝卜素。

## 莲 藕

【异名】光旁、藕。

【性味归经】甘,寒。入心、肝、脾、胃经。

【功效】清热生津,凉血止血,散瘀。

【主治】热病烦渴,鼻衄,下血。

【用法用量】内服:适量,生食或煮食,捣汁。外用:适量,捣敷。

【成分】含丰富的淀粉、蛋白质、矿物质、维生素 C,还含焦性儿茶酚、右旋没食子儿茶素、新氯原酸、无色矢车菊素、飞燕草素等多酚化合物以及过氧化物酶。

【使用注意】生藕性质偏凉,平素脾胃虚寒之人忌食生藕。煮熟莲藕忌用铁器。

## 莴 苣

【异名】莴苣菜、生菜、千金菜、莴笋、莴菜。

【性味归经】苦、甘,凉。入胃、小肠经。

【功效】利尿,通乳,清热解毒。

【主治】小便不利,尿血,肿毒,乳汁不通,虫蛇咬伤。

【用法用量】内服:煎汤,30～60g。外用:适量,捣敷。

【成分】营养丰富,内含蛋白质、脂肪、碳水化合物、钙、磷、铁,还含有多种维生素。莴苣叶的营养价值更高,钙、胡萝卜素、维生素 C 等含量丰富。

【使用注意】脾胃虚弱者慎服。本品多食使人视力模糊,停食后会自然恢复。

## 毛 笋

【异名】茅竹笋、竹笋、笋。

【性味归经】甘,寒。入胃、大肠经。

【功效】清热除烦,化痰下气,通利二便。

【主治】心胃有热之烦热口渴,小便不利,大便不畅;热痰咳嗽,胸膈不利。

【用法用量】内服:30～60g,煎汤或煮食。

【成分】含蛋白质、氨基酸、脂肪、糖类、钙、磷、铁、胡萝卜素和维生素 $B_1$、维生素 $B_2$、维生素 C 等。多糖水解为木糖、阿拉伯糖和半乳糖。

【使用注意】脾虚便滑者不宜食用。

## 茭 白

【异名】菰菜、茭首、茭笋、茭瓜。

【性味归经】甘,寒。入肝、脾、肺经。

【功效】解热毒,除烦渴,利二便。

【主治】热病烦热口渴,下焦湿热之小便不利、腹泻,产后无乳。

【用法用量】内服:30～60g,煎汤或炒食。

【成分】含蛋白质,脂肪,碳水化合物,粗纤维,钙、磷、铁等矿物质,维生素 $B_1$、维生素 $B_2$、烟酸、维生素 C 等维生素。

【使用注意】其性寒滑,脾胃虚寒之便溏腹泻者慎服。不宜与蜂蜜同食。

## 洋 葱

【异名】玉葱、浑提葱、葱头、洋葱头。

【性味归经】辛、甘,温。入肺经。

【功效】健胃理气,解毒杀虫,降血脂。

【主治】脾胃失和之饮食减少,腹胀腹泻,创伤溃疡,滴虫性阴道炎,高脂血症。

【用法用量】内服:30～120g,生食或熟食。外用:适量,捣敷或捣汁涂。

【成分】含维生素 $B_1$、维生素 $B_2$、维生素 C 和胡萝卜素、钙、磷、铁、咖啡酸、肉桂酸、芥子酸、原儿茶酸、槲皮素、多糖、挥发油、前列腺素以及激活血纤维蛋白活性成分。

【使用注意】多食易目糊,热病后不宜进食。患瘙痒性皮肤疾病者忌食。

## 百 合

【异名】摩罗、百合蒜、夜合花、白花百合。

【性味归经】甘、微苦,微寒。入心、肺经。

【功效】养阴润肺,清心安神。

【主治】阴虚久咳,痰中带血;热病后期,余热未清,或情志不遂所致的虚烦惊悸、失眠多梦、精神恍惚、痈肿、湿疮。

【用法用量】内服:6～12g,煎汤,煮食,煮粥;或入丸、散。外用:适量,捣敷。

【成分】百合鳞茎含秋水仙碱等多种生物碱及淀粉、蛋白质、脂肪等。卷丹的花含灰分、蛋白质、脂肪、淀粉、还原糖、维生素 $B_1$、维生素 $B_2$、泛酸、维生素 C,并含 β 胡萝卜素等。

【使用注意】风寒咳嗽及中寒便溏者慎用。

## 菠 菜

【异名】波棱菜、红根菜、赤根菜、鹦鹉菜、甜茶、波斯草、飞龙菜。

【性味归经】甘,平。入肝、胃、大肠、小肠经。

【功效】清热除烦,润燥通便,生津止渴。

【主治】衄血便血,头痛目眩,目赤,夜盲,消渴引饮,便秘,痔疮。

【用法用量】内服:适量,煮食或捣汁。

【成分】含蛋白质,脂肪,糖类,粗纤维,钙、磷、铁等矿物质,胡萝卜素、维生素 $B_1$、维生素 $B_2$、烟酸、维生素 C、叶酸、类胡萝卜素、维生素 $B_{12}$、α-生育酚等。另外,还含甾醇及其苷和酯,有机酸。

【使用注意】体虚便溏者不宜多食。肾炎和肾结石患者不宜食用。

## 芥 菜

【异名】芥、大芥、雪里蕻、黄芥。

【性味归经】辛,温。入肺、胃、肾经。

【功效】利肺豁痰,温胃散寒,消肿散结。

【主治】寒饮咳嗽,痰滞气逆,胃寒少食,胸膈满闷,砂淋,石淋,牙龈肿烂,乳痈,痔肿,感冒风寒。

【用法用量】内服:10～15g,煎汤,或用鲜品捣汁。

【成分】除含有钙、铁等矿物质,维生素 B$_1$、维生素 B$_2$、维生素 C、胡萝卜素等维生素外,根茎还含 11 种具有挥发性的异硫氰酸酯。叶含芸薹抗毒素、环芸薹宁、马兜铃酸。

【使用注意】凡患目疾、疮疡、痔疮及素体热盛之人慎食。

## 芹 菜

【异名】旱芹、南芹菜、香芹、蒲芹、药芹、野芹。

【性味归经】甘、辛、微苦,凉。入肝、胃、肺经。

【功效】平肝,清热,祛风,利水,止血,解毒。

【主治】肝阳眩晕,风热头痛,咳嗽,黄疸,小便淋痛,尿血,崩漏,带下,疮疡肿毒。

【用法用量】内服:9～15g,煎汤,做菜,或绞汁;或入丸剂。外用:适量,捣敷;或煎水洗。

【成分】营养丰富,茎叶含芹菜苷、佛手柑内酯、挥发油、有机酸等。芹菜籽中含芹菜甲素、芹菜乙素。根含丁基苯酞、新川芎内酯、川芎内酯、Z-藁本内酯、洋川芎内酯,叶含补骨脂素、花椒毒素、香柑内酯、抗坏血酸胆碱。

【使用注意】慢性腹泻者不宜多食。

## 水 芹

【异名】水芹菜、马芹、河芹、小叶芹。

【性味归经】辛、甘,凉。入肺、肝、膀胱经。

【功效】清热解毒,利尿,止血。

【主治】暴热烦渴,小便不利,淋痛,尿血,便血,衄血,崩漏经多,目赤,咽痛,口疮,牙疳,乳痛,痈疽瘰疬,带状疱疹,疰腮,痔疮,跌打伤肿,吐泻,浮肿。

【用法用量】内服:30～60g,煎汤或捣汁。外用:适量,捣敷;或捣汁涂。

【成分】含有丰富的水溶性维生素和矿物质;含挥发油 0.066%,其中有 α-蒎烯、β-蒎烯、月桂烯、异松油烯、苄醇等。

【使用注意】脾胃虚寒者,慎绞汁服。

## 韭 菜

【异名】起阳草、懒人草、长生韭、壮阳草、扁菜。

【性味归经】辛,温。入肾、胃、肺、肝经。

【功效】温阳下气,宣痹止痛,活血化瘀。

【主治】肾阳虚衰之阳痿遗精,里寒腹痛,噎膈反胃,胸痹疼痛,衄血,尿血,痢疾,痔疮,痈疮肿毒,跌打损伤。

【用法用量】内服:60～120g,炒熟或煮粥,捣汁作羹。外用:适量,捣敷;煎水熏洗;热熨。

【成分】含挥发油、硫化物、苷类、蛋白质、脂肪、糖类、胡萝卜素、B 族维生素、维生素 C、纤维素及钙、磷、铁等矿物质。

【使用注意】阴虚内热及疮疡、目疾患者慎食。

## 荠 菜

【异名】荠、护生草、清明菜、地米菜。

【性味归经】甘、淡,凉。入肝、脾、膀胱经。

【功效】凉血止血,平肝明目,清热利湿。

【主治】吐血,咯血,衄血,尿血,崩漏,水肿,目赤疼痛,眼底出血,高血压病,赤白痢疾,乳糜尿。

【用法用量】内服:15～30g,煎汤、做菜;或入丸、散。外用:适量,捣汁点眼。

【成分】除了含有丰富的水溶性维生素和矿物质外,还含有草酸、酒石酸、苹果酸、丙酮酸、对氨基苯磺酸等有机酸及胆碱、山梨醇、甘露醇等。

【使用注意】荠菜性味平和,诸无所忌。

## 蕨 菜

【异名】甜蕨、山凤尾、蕨儿菜、拳头菜。

【性味归经】甘,寒。入肝、胃、大肠经。

【功效】清热利湿,降气化痰,凉血止血。

【主治】感冒发热,黄疸,痢疾,带下,噎膈,肺结核咳血,肠风便血,风湿痹痛。

【用法用量】内服:煎汤,9～15g。外用:适量,捣敷;或研末撒。

【成分】全草含多种蕨素、乙酰蕨素 C、苯甲酰蕨素 B、异巴豆酰蕨素 B、棕榈酰蕨素 A、棕榈酰蕨素 B、棕榈酰蕨素 C 和苯乙酰蕨素 C、凤尾蕨茚酮苷、丙三基桐甘油酯、苯甲酸、对羟基苯甲酸、香草酸、香草醛、山奈酚、紫云英苷、银椴苷、对香豆酰奎尼酸、β-谷甾醇、多种蕨苷及延胡索酸、琥珀酸、异槲皮苷。

【使用注意】小儿、脾胃虚寒及生疥疮者慎服。多食令人发落、鼻塞、目暗,不宜生食、久食。

## 胡 荽

【异名】香菜、胡菜、园荽、芫荽、满天星。

【性味归经】辛,温。入肺、脾、肝经。

【功效】发表透疹,消食开胃,止痛解毒。

【主治】风寒感冒,麻疹、痘疹透发不畅,呕恶,食积,脘腹胀痛,脱肛,丹毒,疮肿初起,蛇伤。

【用法用量】内服:9～15g,煎汤,拌食,或作调味品。外用:适量,煎汤洗;或捣敷;或绞汁涂。

【成分】维生素 C 和矿物质铝、钡、铜、铁、锂、锰、硅、钛等含量丰富,100g 全草含维生素 C 98.1mg,以及正癸醛、壬醛和芳樟醇等。叶子含香柑内酯、欧前胡内酯、伞形花内酯、花椒毒酚和东莨菪素,此外,尚含有槲皮素-3-葡萄糖醛酸苷、异槲皮苷、芸香苷。

【使用注意】本品不宜久煎;口臭、龋齿、狐臭、目疾者不宜食。用于透疹时,疹出已透,或虽未透出而热毒壅滞,非风寒外束者禁服。凡服补药或所服药中有白术、牡丹者均不宜食用。

## 茼 蒿

【异名】同蒿、蓬蒿菜、菊花菜、茼蒿菜。

【性味归经】辛、甘,凉。入心、脾、胃经。

【功效】和脾胃,消痰饮,安心神。

【主治】脾胃不和之二便不通,咳嗽痰多,烦热不安。

【用法用量】内服:煎汤,鲜品 60～90g。

【成分】除维生素和矿物质外,还含有丝氨酸、天门冬素、苏氨酸、丙氨酸、谷氨酰胺、缬氨酸、亮氨酸、脯氨酸、酪氨酸、天门冬氨酸、谷氨酸、β-丁氨酸、苯丙氨酸等。

【使用注意】泄泻者禁用。不宜多食,多食动风气。

## 月季花

【异名】四月花、月月红、月桂花。

【性味归经】甘、微苦,温。入肝经。

【功效】活血调经,解毒消肿。

【主治】月经不调、痛经、闭经、跌打损伤、瘰疬、痈肿、烫伤。

【用法用量】内服:煎汤或开水泡服,3～6g,鲜品9～15g。外用:鲜品捣敷患处,或干品研末调搽。

【成分】花含挥发油,主要包括牻牛儿醇、橙花醇、香茅醇、丁香油酚、苯甲醇、玫瑰醚、玫瑰呋喃。花瓣含有山柰素-3-O-鼠李糖苷、槲皮苷、槲皮素等。

【使用注意】脾胃虚弱者慎用。

## 枸杞叶

【异名】枸杞尖、枸杞苗、枸杞菜、枸杞头。

【性味归经】苦、甘,凉。入肝、脾、肾经。

【功效】补虚益精,清热明目。

【主治】虚劳发热,目赤昏痛,障翳夜盲,崩漏带下,热毒疮肿。

【用法用量】内服:煎汤,鲜品60～240g;或煮食;或捣汁。外用:适量,煎水洗;或捣汁滴眼。

【成分】含蛋白质,脂肪,碳水化合物,膳食纤维,钙、磷、铁等矿物质,胡萝卜素、维生素$B_1$、维生素$B_2$、烟酸、维生素C等维生素。

【使用注意】大便滑泄之人忌食。忌与乳酪同食。

## 三七叶

【异名】人参三七叶、田七叶、山漆叶。

【性味归经】辛,温。入肝、胃、心、大肠经。

【功效】散瘀止血,消肿定痛。

【主治】外伤出血、跌打损伤、痈肿、偏头痛。

【用法用量】内服:煎汤,3～10g;或冲泡代茶,或入丸、散。外用:研磨撒或调敷。

【成分】主要含四环三萜皂苷人参二醇、人参三醇、达玛-20(22)-烯-3β,12β,26-三醇。

【使用注意】孕妇慎服。

## 菊 花

【异名】日精、真菊、金蕊、药菊。

【性味归经】甘、苦,微寒。归肺、肝经。

【功效】疏风清热,平肝明目,解毒消肿。

【主治】外感风热见发热头痛、目赤肿痛,肝火头痛,眩晕,心胸烦热,疔疮肿毒。

【用法用量】内服:10～15g,煎汤;入丸、散;或泡茶饮。

【成分】含有部分维生素和矿物质,所含的黄酮类化合物、三萜类化合物和挥发油是其药用主要有效成分。挥发油主要有龙脑、樟脑、菊油环酮等。黄酮类有木樨草素、大波斯菊苷、刺槐苷。

【使用注意】气虚胃寒、食少泄泻者慎服。

## 苦　瓜

【异名】锦荔枝、癞葡萄、红姑娘、凉瓜、癞瓜。

【性味归经】苦，寒。入心、脾、肺经。

【功效】祛暑涤热，明目，解毒。

【主治】热病或暑热烦渴，肝热目赤或疼痛，湿热痢疾，疮痈肿毒。

【用法用量】内服：6～15g，凉拌、烧菜、煎汤；绞汁或研末服食。外用：适量，鲜品捣敷；或取汁外涂。

【成分】果实含的蛋白质有谷氨酸、丙氨酸、苯丙氨酸、脯氨酸、瓜氨酸等多种氨基酸，脂肪酸有棕榈酸、硬脂酸、油酸、亚油酸、亚麻酸，碳水化合物有半乳糖醛酸、果胶等，另外还含有 $\beta$-谷甾醇-$\beta$-D-葡萄糖苷和 5,25-豆甾二烯醇-3-葡萄糖苷等。

【使用注意】脾胃虚寒者慎服。

## 冬　瓜

【异名】白瓜、水芝、白冬瓜、地芝、东瓜、枕瓜。

【性味归经】甘、淡，微寒。入肺、大肠、膀胱经。

【功效】清热化痰，利尿消肿，生津止渴，除烦解毒。

【主治】水肿胀满，淋证，痰喘，脚气，消渴，暑热烦闷，痈肿痔漏，并且解丹石毒、鱼毒、酒毒。

【用法用量】内服：60～120g，煎汤，绞汁，或熟食。外用：适量，捣敷；或煎水洗。

【成分】含蛋白质，糖类，膳食纤维，钙、磷、铁等矿物质，胡萝卜素、维生素 $B_1$、维生素 $B_2$、烟酸、维生素 C 等维生素。

【使用注意】脾胃虚寒、久病滑泄者忌食。

## 黄　瓜

【异名】胡瓜、王瓜、刺瓜。

【性味归经】甘，凉。入肺、脾、胃经。

【功效】清热止渴，利水解毒。

【主治】胸中烦热，口渴喜饮，水肿尿少，水火烫伤，汗斑，痱疮，湿热泻痢。

【用法用量】内服：适量，煮熟或生食；或绞汁服。外用：适量，生擦或捣汁外涂。

【成分】含糖类、多种氨基酸、维生素 $B_2$、维生素 C、矿物质等营养成分等。另外还含有苷类、咖啡酸、绿原酸、挥发油、葫芦苦素 A、葫芦苦素 B、葫芦苦素 C、葫芦苦素 D 等。

【使用注意】胃寒者不宜多食。中寒吐泻及病后体弱者不宜食用。

## 丝　瓜

【异名】绵瓜、布瓜、天罗瓜、天吊瓜、菜瓜。

【性味归经】甘，凉。入肺、肝、胃、大肠经。

【功效】清热化痰，止咳平喘，凉血解毒。

【主治】湿热蕴结之发热烦渴，痰热咳嗽，咳痰黄稠，咽喉肿痛，痔疮便血，乳汁不通，无名肿痛，血淋，崩漏，痈疽疮疡。

【用法用量】内服：9～15g，煎汤，绞汁，煮食。外用：适量，捣汁涂；或捣敷；或研末调敷。

【成分】含少量糖类、脂肪、蛋白质，但 B 族维生素和维生素 C、矿物质含量丰富。另外丝瓜还含有三萜皂苷、丙二酸、柠檬酸、甲氨甲酸萘酯、瓜氨酸、丝瓜苦味质等。

【使用注意】脾胃阳虚、大便泄泻者慎用。

## 辣 椒

【异名】番椒、辣茄、海椒、辣子、牛角椒。

【性味归经】辛,热。入脾、胃经。

【功效】温中健胃,散寒燥湿,下气消食,发汗解表。

【主治】胃寒气滞之脘腹冷痛,肢体酸痛,风寒感冒,冻疮,泻痢,呕吐。

【用法用量】内服:1～3g,煎炒,煮食,研末服或生食。外用:适量,煎水熏洗或捣敷。

【成分】除含有丰富的维生素 C、胡萝卜素及矿物质(如钙、磷、铁)外,还含大量辣椒碱类成分,主要有辣椒碱、二氢辣椒碱、去甲双氢辣椒碱、高辣椒碱、高二氢辣椒碱、壬酰香荚兰胺、辛酰香荚兰胺。另外,含少量挥发油、蛋白质、辣椒红素、玉米黄质、微量辣椒玉红素、胡萝卜素、柠檬酸、酒石酸、苹果酸等。

【使用注意】阴虚火旺、目疾、痔疮、消化道溃疡及诸出血症者禁服。过食可引起头昏、眼干、唇生疱疹。

# 第三节　食用菌类原料

食用菌是指以肥大子实体供人类作为蔬菜食用的某些真菌。已知的食用菌全球有 2000 多种,但广泛被食用的仅有 30 余种。

食用菌种类繁多,味道鲜美。其营养丰富,含有蛋白质、糖类、多种维生素、矿物质等,脂肪含量低,并且多系不饱和脂肪酸,食后不易引起身体发胖。另外,食用菌所含的功效成分有助于降血糖、降血脂、抗氧化、提高机体免疫力等,有防治糖尿病、高脂血症、冠心病、恶性肿瘤、贫血、骨质疏松症等作用。除了食用价值外,食用菌在医疗方面也展露出越来越广阔的开发前景。

食用菌的形态不尽相同,但均是由吸收营养的菌丝体和繁殖后代的子实体两部分组成,供食用的即是子实体。子实体常为伞状,包括菌盖、菌柄两个基本组成部分,有些种类尚有菌膜、菌环等。此外,还有耳状、头状、花状等形状的子实体。食用菌颜色繁多,质地多样(如胶质、革质、肉质、海绵质、软骨质、木栓质等)。

**1. 食用菌的营养成分和风味特点**

(1)蛋白质含量占干重的 20%～40%,且有一半处于非蛋白质状态,如谷胱甘肽、氨基酸等。

(2)绝大多数如(鸡枞、香菇、竹荪、侧耳、鸡油菌等)具有特殊的鲜香风味。

(3)某些品种如(香菇、猴头菇等)含特殊的多糖类物质,因此具有增强免疫力、防癌抗癌的功效。

(4)各种维生素、矿物质的含量较丰富。

**2. 食用菌的分类**

(1)按其生长方式,食用菌为分为寄生、共生、腐生三种方式。

(2)按商品来源,食用菌为分野生和栽培两类。

(3)按加工方法,食用菌可分为鲜品、干品、腌渍品和罐头四类。

**3. 食用菌类在烹饪中的运用特点**

(1)可做菜肴、汤品的主料或配料。

(2)可做面点的馅心或面臊子的用料。

(3)可作为提鲜增香的用料。

(4)可作为配色配形的用料。

(5)可加工成干制品、盐渍品、罐制品等。

食用菌食用时需注意:谨防误食毒菇,有些毒菇可通过外观来加以鉴别。毒菇大多颜色艳丽,伞盖和伞柄上常有斑点,并常有黏液状物质附着,表皮容易脱落,破损处有乳汁流出,而且很快变色,外形丑陋。可食蘑菇颜色大多为白色或棕黑色,有时为金黄色,肉质厚软,表皮干滑并带有丝光。

## 蘑　菇

【异名】蘑菰、肉蕈、鸡足蘑菇、蘑菇草、麻菰。

【性味归经】甘,平。入肠、胃、肺经。

【功效】健脾开胃,平肝提神,润燥化痰。

【主治】脾胃虚弱之食欲不振,体倦乏力,乳汁不足,高血压病,神倦欲眠,咳嗽气逆。

【用法用量】内服:15～30g,煎汤,煮食;或研末服。

【成分】含蛋白质、脂肪、糖类、粗纤维、钠、钾、钙、磷、铁、铜、锌、锰、氟、叶酸、烟酸、生物素等营养成分,还含有挥发性成分3-辛酮、1-辛烯-3-醇、异硫氰酸苄酯、甘油酯、亚油酸及甾醇等化合物。

【使用注意】动气发病,不宜多食。气滞者慎服。不吃野蘑菇,防止中毒。

## 香　菇

【异名】香蕈、冬菇、菊花菇、石蕈。

【性味归经】甘,平。入肝、胃经。

【功效】扶正补虚,健脾开胃,祛风透疹,化痰理气,解毒抗癌。

【主治】正气衰弱之神倦乏力,食欲减退,小便不禁,盗汗,水肿。

【用法用量】内服:15～30g,煎汤或煮食。

【成分】含蛋白质、氨基酸、膳食纤维、维生素 $B_1$、维生素 $B_2$、维生素 C、烟酸、钙、磷、铁等营养成分,还含 1-辛烯-3-醇、2-辛烯-1-醇等挥发性物质,$\gamma$-谷氨酰基烟草香素、酵母氨酸等肽类化合物及 $5'$-磷酸腺苷等核苷酸类化合物,麦角甾醇、香菇多糖、葡聚糖、水溶性杂半乳聚糖。

【使用注意】脾胃寒湿气滞者慎服。

## 黑木耳

【异名】木耳、木菌、云耳、耳子、蕈耳、木蛾。

【性味归经】甘,平。入肺、脾、大肠、肝经。

【功效】补气养血,润肺益胃,通利肠道,凉血止血,降压抗癌。

【主治】肺虚久咳,衄血,血痢,痔疮出血,妇女崩漏,胃阴不足,咽干口燥,跌打伤痛。

【用法用量】内服:5～10g,煎汤,煮食,研末服;或烧炭存性研末。

【成分】含糖类、蛋白质、膳食纤维、烟酸、胡萝卜素、维生素 A、维生素 $B_1$、维生素 $B_2$ 及各种矿物质(钾、钠、钙、镁、铁、铜、锌、锰、磷等),还含有木耳多糖、麦角甾醇、卵磷脂、脑磷脂、鞘磷脂、黑刺菌素等。

【使用注意】虚寒溏泻者慎服。

## 银　耳

【异名】白木耳、白耳子、白耳、桑鹅、雪耳。

【性味归经】甘、淡,平。入肺、胃、肾经。

【功效】滋阴润肺,益胃生津。

【主治】虚劳咳嗽,痰中带血,胃阴不足,咽干口燥,大便秘结,病后体虚,气短乏力。

【用法用量】内服:3～10g,煎汤,煮或蒸熟食;或研末服。

【成分】含蛋白质、脂肪、膳食纤维、钙、硫、磷、铁、镁、钾、B族维生素等营养成分及岩藻糖、甘露醇、银耳子实体多糖、银耳孢子多糖、甾醇和萨尼丹宁 A、萨尼丹宁 B、萨尼丹宁 C、萨尼丹宁 D。

【使用注意】风寒咳嗽、湿痰咳嗽、痰多和外感口干者忌用。

## 猴头菌

【异名】猴头菇、小刺猴头、猴菇、刺猬菌。

【性味归经】甘,平。入脾、胃经。

【功效】健脾养胃,安神益气,抗癌。

【主治】脾胃虚弱之体虚乏力,消化不良,失眠多梦。

【用法用量】内服:10～30g,煎汤,煮食,浸酒或压片服。

【成分】猴头菌子实体含挥发油、蛋白质、多糖类、氨基酸、维生素、矿物质,还含有猴头菌酮A、猴头菌酮 B、猴头菌酮 C、猴头菌酮 D、猴头菌酮 E、猴头菌酮 F、猴头菌酮 G、猴头菌酮 H、猴头菌碱、植物凝集素、葡聚糖、多种麦角甾醇。

【使用注意】本品甘、平,补虚健胃,诸无所忌。

# 第四节　果品类原料

果品类原料通常分为水果和干果。其中含水分较多的植物果实为水果,如桃、梨、苹果等;外有硬壳而水分含量较少或者晒干了的水果称为干果,如花生、核桃、柿饼等。

**1. 果品的分类**

根据植物学上果实的概念,果品可分为以下几大类。

(1)仁果类:这类果实是假果,即整个果实是由子房和花器官的其他部位共同发育而来的,其食用部位是肉质化的花托,果心中含有多粒种子。仁果类果品有苹果、梨、山楂、枇杷等。

(2)核果类:这类果实是真果,整个果实是由子房发育而来,有明显的外、中、内三层果皮。外果皮薄;中果皮肉质,是食用部位;内果皮木质化,成为坚硬的核。核果类果品有桃、梅、李、杏、樱桃、芒果、橄榄等。

(3)浆果类:这类果实是真果,整个果实是由子房发育而来,也有外、中、内三层果皮。外果皮薄,中、内果皮肉质,是食用部位,内含多粒种子。浆果类果品有葡萄、猕猴桃、柿等。

(4)坚果类:这类果实外部具有坚硬的外壳,食用部位是种子的子叶或胚乳。坚果类果品如板栗、松子、核桃等。

(5)柑果类：这类果实称为柑果，整个果实是由子房发育而来。外果皮革质，且具有许多油胞，内含芳香油；中果皮呈白色海绵状，内果皮向内折叠形成由汁胞构成的囊瓣，是食用的部位。柑、橘、橙、柚、柠檬、葡萄柚等均属于柑果类。

(6)瓜果类：这类果实是由花托、外果皮、中果皮、内果皮、胎座、种子构成。甜瓜可食部分为中果皮和内果皮，西瓜可食部分还包括胎座。瓜果类果品主要品种有西瓜、甜瓜、白兰瓜等。

(7)复果类：这类果实是由整个花序组成，肉质的花序轴及苞片、花托、子房等可供食用。复果类果品主要品种有菠萝、无花果、草莓、桑葚。

**2. 果品的药用价值**

关于果品药用，早在两千多年前的医学古籍《黄帝内经》中就有"五果为助"的记载，《神农本草经》亦收载食用果品类如葡萄、龙眼、杨桃等数种，《五十二病方》中也有大枣、李实、杏核仁等药用的记载。这些都说明果品类食物自古在医疗保健中就占有非常重要的地位。

水果大多质柔而润，富含液汁，具有补虚除烦、养阴生津、消食开胃、润肠通便等功能，适用于病后体虚、津伤烦渴、食欲不振、肠燥便秘等患者。

果品类含有丰富的维生素、无机盐、有机酸及糖类等人体必需的营养物质，是人们日常生活中必不可少的食物，经常适量食用可增强人的体质和耐力，也能防治高血压、动脉硬化、冠心病等多种疾病。果品类食物中含有的果胶还具有吸收毒素的功能，可增强人体的抗病能力，减少癌症的发生。

### 苹　果

【异名】奈子、超凡子、频婆、频果、天然子等。

【性味归经】甘、微酸，凉。入肺、脾、胃经。

【功效】清热除烦，生津止渴，补脾止泻，助消化，醒酒。

【主治】脾胃不和之食后腹胀，泄泻少食，津液不足，烦热口渴，口腔糜烂，饮酒过多。

【用法用量】内服：适量，生食、绞汁、熬膏，蒸或煮食；或以干品研末。

【成分】除了蔗糖、还原糖、柠檬酸、酒石酸、醇类、维生素 C、钾、钠等营养成分以外，还含有 L-苹果酸、延胡索酸、琥珀酸、酒石酸、奎宁酸、丙酮酸、果胶等。果皮含叶绿素 A、叶绿素 B、胡萝卜素等。

【使用注意】不宜多食，多食易致腹胀不适。

### 梨

【异名】果宗、蜜父、甘棠、杜梨、快果等。

【性味归经】甘、微酸，凉。入肺、胃经。

【功效】清热化痰，润肺止咳，养胃生津，降火去燥，解除酒毒。

【主治】肺阴亏虚，肺热之痰热咳嗽，干咳少痰，咽干口燥，声音嘶哑；热病津伤之心烦口渴；或胃阴亏虚之消谷善饥，噎嗝反胃，大便干结，饮酒过度，目赤肿痛。

【用法用量】内服：100～200g，生食或熟食；或捣汁、熬膏；或榨汁饮。外用：捣敷或捣汁点眼。

【成分】主要含葡萄糖、蔗糖、果糖、维生素 $B_1$、维生素 $B_2$、维生素 C、烟酸及苹果酸、柠檬酸等有机酸。此外，尚含钾、钠、钙、镁、硒、铁、锰等矿物质及膳食纤维、少量蛋白质、脂肪等。

【使用注意】不宜多食,过食则伤脾胃、助寒湿。脾胃虚寒之大便稀薄及外感风寒而致的咳嗽痰白者忌用。

## 桃

【异名】桃子、桃实。

【性味归经】甘、酸,温。入肺、大肠经。

【功效】生津润肠,活血通络,补气养血,益肝养颜。

【主治】胃阴不足之口中干渴;肠道燥热之大便干结,瘀血肿块;气血不足之面色少华,阴虚盗汗。

【用法用量】内服:适量,生食,蒸食,或制作果脯。

【成分】含葡萄糖、果糖、蔗糖、木糖、蛋白质、脂肪、胡萝卜素、维生素 $B_1$、维生素 $B_2$、维生素 C、维生素 E、烟酸、苹果酸、柠檬酸、灰分、钙、磷、铁、钾、钠等,其含铁量较高,尚含有多种挥发油。

【使用注意】不宜多食,易生内热、腹胀、痈疖、疟痢。忌与甲鱼同食。

## 杏 子

【异名】杏、杏实、甜梅。

【性味归经】甘、酸,温。入肺、心经。

【功效】润肺定喘,生津止渴。

【主治】胃阴不足之口中干渴,肺经燥热之咳嗽咽干。

【用法用量】内服:生食,6～12g;或水煎服;或制作脯食;或沸水中浸泡服。

【成分】含糖类、微量蛋白质、钙、磷、铁、胡萝卜素、维生素 $B_1$、维生素 $B_2$、维生素 C、柠檬酸、苹果酸、绿原酸等,还含有槲皮素、槲皮苷等黄酮类化合物和挥发性成分等。果实含柠檬酸、苹果酸、$\beta$-胡萝卜素、少量 $\gamma$-胡萝卜素和番茄烃;果实的挥发油成分有月桂烯、柠檬烯、对-聚伞花素、异松油烯、反式 2-己烯醇、$\alpha$-松油醇、牻牛儿醛、牻牛儿醇、2-甲基丁酸、乙酸、芳樟醇、环氧二氢芳樟醇的顺反异构体、$\gamma$-辛酸内酯、$\gamma$-癸酸内酯、橙花醛、柠檬醛。未成熟果实含绿原酸类、焦性儿茶酚类、赭朴鞣质、黄酮类等成分。

【使用注意】不宜多食,多食伤脾胃、损齿、生痈疖、伤筋骨。

## 大 枣

【异名】枣、良枣、木蜜、干枣、美枣等。

【性味归经】甘,温。入心、脾、胃经。

【功效】补中益气,养血安神,缓和药性。

【主治】脾胃虚弱之神疲乏力,食少便溏;营卫不和之心悸怔忡;血虚面黄,心烦不寐,妇女脏躁。与祛邪药配伍,可缓其毒烈之性,以护正气。

【用量用法】内服:生食或煎汤,9～15g;煮粥,或捣烂作丸。外用:煎水洗或烧存性研末调敷。

【成分】除糖类、蛋白质、脂肪、有机酸、胡萝卜素、维生素 $B_2$、维生素 C、维生素 P、钙、磷、铁等成分外,还含有生物碱、白桦脂酮酸、齐墩果酸等三萜酸类化合物,大枣皂苷 I、大枣皂苷 II、大枣皂苷 III 等皂苷类化合物,环磷酸腺苷和环磷酸鸟苷。

【使用注意】味甘而能助湿,食之不当可致脘腹痞闷。中焦湿盛,脘腹胀满,饮食积滞和痰热咳嗽者均忌用。

## 桂　圆

【异名】桂圆肉、益智、龙眼干、比目、圆眼、亚荔枝等。

【性味归经】甘,温。入心、脾经。

【功效】补心益脾,养血安神。

【主治】心脾两虚之心悸不安,失眠健忘;气虚血亏之气虚倦怠,面色少华,头昏目眩;脾胃虚弱之食欲不振,便溏泄泻等。

【用量用法】内服:10～15g,生食、水煎服;或浸酒、熬膏、入丸剂。

【成分】含有葡萄糖、蔗糖、蛋白质、脂肪、B族维生素、维生素C、钙、磷、铁、酒石酸、腺嘌呤、胆碱等成分。干果肉含可溶性部分79.77%,其中含葡萄糖26.91%,蔗糖0.22%,蛋白质5.6%,脂肪0.5%,有机酸1.26%,腺嘌呤和胆碱等含氮物质6.309%;不溶性物质19.39%,灰分0.84%。

【使用注意】湿滞停饮、腹胀或有痰火者不宜服用。

## 荔　枝

【异名】离支、荔支、丹荔、丽枝。

【性味归经】甘、酸,温。入脾、肝经。

【功效】健脾理气,养血补肝,消肿止痛。

【主治】病后体虚,津伤口渴,脾气虚弱之大便泄泻,胃寒疼痛,呃逆,食少,肝血亏虚之眩晕失眠,崩漏经少,产后水肿,瘰疬,疔肿,外伤出血等。

【用法用量】内服:煎汤,5～20枚;或烧存性研末;或浸酒。外用:适量,捣烂敷;或烧存性研末撒。

【成分】果肉含葡萄糖60%、蔗糖5%、蛋白质1.5%、脂肪1.4%、维生素C、维生素A、B族维生素以及柠檬酸、苹果酸等有机酸,尚含大量游离的精氨酸和色氨酸。

【使用注意】阴虚火旺者不宜多食。

## 枇　杷

【异名】金丸、琵琶果。

【性味归经】甘、酸,凉。入肺、脾经。

【功效】润肺止咳,化痰生津,降逆止呕。

【主治】肺热咳嗽,咽干痰稠,燥咳或咯血;胃阴不足之胃热口干;胃失和降之呕逆食少等。

【用法用量】内服:30～60g,生食、熬膏或煎汤;制作罐头、果酒、果酱等。

【成分】成熟果实含蔗糖、蛋白质、脂肪、酒石酸、苹果酸等,此外还含有果胶、戊糖、胡萝卜素、B族维生素、维生素C、琥珀酸等。

【使用注意】脾虚泄泻者不宜多食。枇杷仁有毒,不可食用。

## 杨　梅

【异名】水杨梅、圣生梅、白蒂梅、椴梅、朹子。

【性味归经】甘、酸,温。入脾、胃、肝经。

【功效】生津止渴,和胃消食,收敛止痢。

【主治】阴虚有火之口干咽燥;胃气不和之食欲不振,消化不良,痢疾。

【用法用量】内服:适量,生食、煎汤、腌制、研末或浸酒。

【成分】含葡萄糖、果糖、柠檬酸、苹果酸、草酸、乳酸、丰富的维生素 C、鞣酸等。

【使用注意】血热火旺、大便秘结者及孕妇慎食。忌与生葱同食。

## 樱 桃

【异名】含桃、朱桃、樱珠、山朱樱、朱果、荆桃等。

【性味归经】甘、酸,温。入脾、肾经。

【功效】健脾养胃,滋养肝肾,涩精止泻,祛风除湿。

【主治】脾胃虚弱之少食腹泻;肝肾不足之腰膝酸软,关节不利,四肢无力,遗精。

【用法用量】内服:30～150g,生食、煎汤;或浸酒、蜜渍。

【成分】含糖类、枸橼酸、酒石酸、胡萝卜素、维生素 C、铁、钙、磷等。樱桃含铁量居水果之首,比苹果和梨高 20～30 倍;维生素 A 含量比苹果、葡萄高 4～5 倍。

【使用注意】不宜多食,热病及虚热喘咳患者忌食。

## 芒 果

【异名】庵罗果、香盖、望果、檬果、闷果、蜜望等。

【性味归经】甘、酸,微寒。入肺、脾、胃经。

【功效】益胃解渴,止咳止呕,通利小便。

【主治】烦热口渴,肺热咳嗽,消化不良,呕吐恶心,小便不利。

【用法用量】内服:适量,生食,或制成芒果干。

【成分】果实中含内消旋肌醇、葡萄糖、烯类、没食子酸、槲皮素、维生素 $B_1$、维生素 $B_2$、叶酸等;芒果干含酒石酸、柠檬酸、草酸、葡萄糖等。

【使用注意】不宜与大蒜等辛辣物同食,饱餐后禁食,过敏体质者不宜食用。

## 橄 榄

【异名】青榄、青果、青子、黄榄、橄榄子、甘榄等。

【性味归经】甘、酸、涩,平。入肺、胃经。

【功效】清肺利咽,化痰解毒,生津止渴,健胃消食,除烦醒酒。

【主治】风火上攻之咽喉肿痛,肺热咳嗽,心烦口渴,饮酒过度,河豚中毒,食鱼、鳖引起的轻微中毒或肠胃不适等。

【用法用量】内服:水煎服,6～15g,鲜品尤佳;或每日含服、嚼食 5～10 枚鲜青果;或绞汁,或熬膏,或制成五香橄榄、丁香橄榄、甘草橄榄等。

【成分】含蛋白质,脂肪,糖类,钙、磷、铁等矿物质和抗坏血酸等维生素。

【使用注意】热性咳嗽者忌食。

## 葡 萄

【异名】蒲陶、草龙珠、菩提子、索索葡萄。

【性味归经】甘、酸,平。入肺、脾、肾经。

【功效】益气补血,补益肝肾,强壮筋骨,生津止渴,通利小便 。

【主治】气血不足之头昏目眩,心悸盗汗;肝肾不足,腰背酸痛;肺虚咳嗽,咽干烦渴;水湿内停之风湿痹痛,水肿面浮,小便不利等。

【用量用法】内服:适量,生食;或浸酒、煎汤;或绞汁饮;或加工成葡萄干、葡萄汁、葡萄酱、葡萄脯、葡萄罐头、葡萄酒等。

【成分】含糖类 15%～30%,主要是葡萄糖、果糖和少量蔗糖、木糖等;还含有酒石酸、草酸、柠檬酸、苹果酸、蛋白质及多种氨基酸。此外,尚含有单葡萄糖苷和双葡萄糖苷、维生素 C、胡萝卜素、B 族维生素及钙、磷、铁等矿物质。

【使用注意】胃肠实热、痰热内蕴及阴虚内热者不宜多食。

### 猕猴桃

【异名】藤梨、木子、猕猴梨、羊桃、猴仔梨、金梨、狐狸桃。

【性味归经】酸、甘,寒。入肝、胃、肾经。

【功效】生津止渴,和胃降逆,清热通淋。

【主治】热病伤津之心烦口渴,肺热干咳,湿热石淋,胃热消渴,反胃呕逆,食欲减退,痔疮,便血。

【用法用量】内服:适量,生食;煎汤,30～60g;或浸酒服、榨汁饮。

【成分】含猕猴桃碱、中华猕猴桃蛋白酶、游离氨基酸、糖类、蛋白质、脂肪、有机酸、丰富的维生素 C、B 族维生素、磷、钙、铁、钾等。

【使用注意】便溏、脾胃虚寒者慎服。

### 香 蕉

【异名】蕉子、蕉果等。

【性味归经】甘,寒。入脾、胃、大肠经。

【功效】清热解毒,润肺滑肠。

【主治】热病烦渴,肠燥便秘,痔疮便血,肺热燥咳。

【用法用量】内服:生食、炖服,或蒸熟食,或连皮煮熟食,1～4 枚。

【成分】含己糖、糖醛酸、多巴胺、蛋白质、枸橼酸、脂肪、胡萝卜素、维生素 $B_1$、维生素 $B_2$、维生素 C、维生素 K、烟酸、果胶、钙、磷、铁等。

【使用注意】进食过多可导致胃肠功能障碍。香蕉含钾盐较多,患有慢性肾炎、高血压、水肿者尤应慎食;香蕉含糖量大,糖尿病患者不宜。

### 核桃仁

【异名】虾蟆、核桃穰、核桃仁、核桃仁。

【性味归经】甘,涩,温。入肺、肾、肝经。

【功效】补肾固精,温肺定喘,润肠通便,排石通淋。

【主治】肺肾两虚之久咳痰喘,肾虚腰痛,阳痿遗精,小便频数,下肢痿弱,失眠多梦,肠燥便秘,小便不利,石淋,尿血,痛经,崩漏,乳汁不通。

【用法用量】内服:煎汤,9～15g;单味熟食、嚼服,10～30g;或入丸、散。外用:适量,研末调敷。

【成分】含蛋白质、多种游离的氨基酸、糖类、脂肪,总脂和中性脂类中脂肪酸组成主要为亚油酸和油酸;另含钾、钙、铁、锰、锌、铜、锶等多种矿物质和维生素 $B_1$、维生素 $B_2$、烟酸、胡萝卜素、维生素 C 等。

【使用注意】泄泻便溏者不宜多食;痰火积热或阴虚火旺者忌食;不宜与浓茶同食。

## 花　生

【异名】落花生、长生果、落地生、及地果、落花参。

【性味归经】甘,平。入脾、肺经。

【功效】补血止血,健脾养胃,润肺化痰。

【主治】血虚失血之面色萎黄或苍白,头昏眼花,皮肤紫癜,各种出血症;脾虚不运之反胃不舒,乳汁不足;肺阴亏虚之肺燥咳嗽,干咳少痰,大便燥结,脚气病。

【用法用量】内服:煎汤,30～100g;炒熟或煮熟食,30～60g;生研冲汤,每次10～15g。

【成分】含有丰富的脂肪、蛋白质、淀粉、纤维素、水分,还含有三萜皂苷、卵磷脂、嘌呤、花生碱、维生素 $B_1$、维生素 C、泛酸、生物素、甾醇、木聚糖、葡萄甘露聚糖以及微量元素铬、铁、钴、锌等。

【使用注意】寒湿腹泻及肠滑便泄者慎服。霉变花生有致癌作用,不宜食用。

## 南瓜子

【异名】南瓜仁、白瓜子、金瓜米、窝瓜子、倭瓜子。

【性味归经】甘,平。入大肠经。

【功效】杀虫,通乳,利水消肿。

【主治】绦虫、蛔虫、血吸虫、钩虫、蛲虫等寄生虫病,产后缺乳,产后手足浮肿,百日咳,小便不利,痔疮。

【用法用量】内服:煎汤或炒制,30～60g;研末或制成乳剂。外用:适量,煎水熏洗。

【成分】种子含油丰富,其中主要脂肪酸为亚油酸、油酸、棕榈酸及硬脂酸,还有亚麻酸、肉豆蔻酸。另外还含类脂成分,如甾醇、甾醇酯以及磷脂酰胆碱、磷脂酰乙醇胺、磷脂酰丝氨酸、脑苷脂等。

【使用注意】不宜多食,多食壅气滞膈。

## 橘

【异名】黄橘、橘子、橘实。

【性味归经】甘、酸,平。入肺、胃经。

【功效】开胃理气,润肺止渴。橘饼:止嗽,止痢,疏肝解郁。

【主治】肺热咳嗽,心烦口渴;胃阴不足之胃气郁滞,胸中烦热,满闷不舒,口中干渴,呕逆少食,食欲不振。

【用量用法】内服:生食或绞汁服,适量;或用蜜煎;或制成橘饼。

【成分】含少量蛋白质、脂肪,丰富的葡萄糖、果糖、蔗糖、苹果酸、柠檬酸以及维生素 C、胡萝卜素、维生素 $B_1$、维生素 $B_2$、烟酸等。

【使用注意】风寒及痰饮者不宜食;阴虚燥咳及咯血、吐血者慎用。不宜与萝卜同食。

## 柚

【异名】雷柚、柚子、胡柑、香栾、文旦等。

【性味归经】甘、酸,寒。入肺、胃经。

【功效】健胃消食,化痰止咳,醒酒止渴。

【主治】老年喘咳,咳嗽痰多,胸闷食少,腹胀,饮食停滞之气滞胃痛,酒醉食积。

【用法用量】内服:生食或绞汁,适量。

【成分】含有丰富的糖类,并含挥发油、微量元素、维生素等。柚中含柚皮苷、枳属苷、新橙皮苷和柚皮素-4′-葡萄糖苷-7-新橙皮糖苷;果皮含挥发油,主要成分为柠檬醛、牻牛儿醇、芳樟醇和邻氨基苯甲酸甲酯。

【使用注意】脾胃虚寒、泄泻者忌服果肉;孕妇及气虚者忌服果皮。

## 柠　檬

【异名】宜母果、黎檬子、宜母子、里木子、黎檬干、药果等。

【性味归经】酸、微甘,微寒。入肺、胃经。

【功效】解暑生津,和胃降逆,化痰止咳。

【主治】暑热伤津之中暑烦渴;痰热咳嗽;胃热伤津之口渴喜饮;胃气不和之呕吐少食,脘腹痞胀,妊娠呕吐。

【用法用量】内服:生食、煎汤、绞汁饮或以盐腌食,适量。

【成分】果肉含糖类、柠檬酸、苹果酸、橙皮苷、柚皮苷、维生素 $B_1$、维生素 $B_2$、维生素 C、烟酸、钙、磷、铁等;果皮含 β-谷甾醇、γ-谷甾醇、橙皮苷、香叶木苷、咖啡酸等;种子含黄柏酮、柠檬苦素。

【使用注意】胃酸过多者忌食。

## 西　瓜

【异名】寒瓜、夏瓜、水瓜。

【性味归经】甘,寒。入心、胃、膀胱经。

【功效】清热解暑,除烦止渴,利小便。

【主治】暑热烦渴;热病伤津,心火上炎之心烦口渴,口舌生疮,咽喉肿痛,目赤肿痛;湿热蕴结下焦之小便黄赤,淋沥涩痛。

【用量用法】内服:生食,绞汁服,煎汤,或熬膏,适量。

【成分】含瓜氨酸、α-氨基-β-丙酸、丙氨酸、α-氨基丁酸、γ-氨基丁酸、谷氨酸、精氨酸、磷酸、苹果酸、乙二醇、甜菜碱、腺嘌呤、果糖、葡萄糖、蔗糖、维生素 C、β-胡萝卜素、γ-胡萝卜素、番茄烃、六氢番茄烃等,还含有蛋白质、B族维生素、甜菜碱、钙、磷、铁等。

【使用注意】中寒湿盛者慎用。

## 黑芝麻

【异名】胡麻、巨胜、巨胜子、乌麻、乌麻子、黑脂麻、乌芝麻、小胡麻。

【性味归经】甘,平。入肝、脾、肾经。

【功效】补肝益肾,养血益精,润肠通便。

【主治】肝肾不足所致的头晕耳鸣,记忆力下降,腰膝痿软,须发早白,肌肤干燥,肠燥便秘,妇人乳少,痈疮湿疹,风癞痹痒,粉刺痘疹,小儿瘰疬,汤火烫伤,痔疮便血。

【用法用量】内服:煎汤,9~15g;或入丸、散。外用:适量,煎水洗浴或捣敷。

【成分】脂肪含量丰富,脂肪酸为油酸、亚油酸、棕榈酸、硬脂酸、花生酸、二十二烷酸、二十四烷酸的甘油酯等,还含有芝麻素、芝麻酚、维生素 E、植物甾醇、卵磷脂、叶酸、胡麻苷、蛋白质、寡糖类、磷、钾、钙、细胞色素、烟酸、蔗糖、戊聚糖等。

【使用注意】脾胃虚寒之便溏及痰湿咳嗽者忌用。

莲　子

【异名】藕实、水芝丹、莲实、莲蓬子、莲肉。

【性味归经】甘、涩，平。入心、脾、肾经。

【功效】健脾止泻，补肾固精，养心安神。

【主治】脾虚久泻、久痢，食欲不振，心肾不交，失眠多梦，心悸不宁，肾虚遗精，五心烦热，精关不固，遗精滑泄，带下量多，尿频，遗尿，尿失禁等。

【用法用量】内服：煎汤，10～30g；或入丸、散。

【成分】含碳水化合物、蛋白质、脂肪、钙、磷、铁等。果实含和乌胺；果皮含荷叶碱、原荷叶碱、氧黄心树宁碱、N-去甲亚美罂粟碱等。

【使用注意】实热积滞、腹胀痞满、痔疮、疳积者忌服。

桑　葚

【异名】葚、桑实、乌椹、黑椹、桑枣等。

【性味归经】甘、酸，寒。入肝、肾经。

【功效】滋阴养血，补肝益肾，生津润肠。

【主治】精血亏损之须发早白，脱发，头晕眼花，耳鸣失聪，失眠多梦，神疲健忘，津伤口渴及消渴，肠燥便秘。

【用法用量】内服：生食，适量；或加蜜熬膏、浸酒。

【成分】含糖类、鞣酸、苹果酸、维生素 $B_1$、维生素 $B_2$、维生素 C 及胡萝卜素等。桑葚油主要由亚油酸、硬脂酸、油酸等组成。

【使用注意】脾胃虚寒而大便溏者忌食。

草　莓

【异名】荷兰草莓、凤梨草莓。

【性味归经】甘、微酸，凉。入脾、胃经。

【功效】消暑止渴，清热利尿，滋阴补血，润肺生津，健胃消食。

【主治】风热咳嗽，咽喉肿毒，口舌糜烂，口渴咽痛，干咳无痰，消化不良，便秘食少。

【用法用量】内服：生食、绞汁服，适量。

【成分】含丰富的维生素 C，B 族维生素，钠、钾、钙、镁、氯、磷等矿物质和没食子酸。

【使用注意】泌尿系统结石者不宜多食。

无花果

【异名】映日果、天生子、品仙果、奶浆果、品鲜果、文仙果、蜜果等。

【性味归经】甘，凉。入肺、胃、大肠经。

【功效】补益脾胃，清肺利咽，润肠通便，解毒消肿，通乳汁。

【主治】脾胃虚弱之纳少腹胀；肺经燥热之咽喉疼痛，咳嗽声嘶；肠燥便秘，痔疮，脱肛，产妇乳汁不通。

【用法用量】内服：煎汤，9～15g，大剂量可用至 30～60g；或生食鲜果，1～2 枚。外用：煎水熏洗。

【成分】含葡萄糖、果糖、蔗糖、蛋白质、柠檬酸、琥珀酸、丙二酸、莽草酸、苹果酸、延胡索酸等有机酸，植物生长激素，胶质，维生素 C、B 族维生素，钙、磷等矿物质。

【使用注意】不宜多食。

## 罗汉果

【异名】拉汉果、光果木鳖、假苦瓜、茶山子、红毛果。

【性味归经】甘,凉。入肺、脾经。

【功效】清热润肺,生津止渴,润肠通便。

【主治】肺热咳嗽,咽痛失音,津伤口渴,肠燥便秘。

【用法用量】内服:水煎服,10~30g;或加蜂蜜泡服;或做成黏糕、糖果、饼干等。

【成分】果中含非糖甜味成分,主要是三萜苷类,如罗汉果苷 V 和罗汉果苷 VI;另外还含大量的葡萄糖、果糖,锰、铁、镍、锌等 26 种矿物质,少量蛋白质,多种维生素(尤以维生素 C 含量最高)。种仁含油脂,其中脂肪酸有亚油酸、油酸、棕榈酸、肉豆蔻酸等。

【使用注意】不宜过量食用。

## 菠　萝

【异名】番梨、凤梨。

【性味归经】甘,微酸,平。入胃、膀胱经。

【功效】生津止渴,和胃消食,消肿祛湿。

【主治】胃阴不足之口干烦渴,腹胀,口气,少食,腹泻,小便不利,面浮水肿。

【用法用量】内服:生食,绞汁饮,或煎汤服,适量。

【成分】含有蛋白质、糖类、脂肪、维生素 $B_1$、维生素 $B_2$、维生素 C、胡萝卜素、烟酸、钙、磷、铁、多种有机酸、菠萝蛋白酶等。

【使用注意】湿疹和疥疮者忌食。菠萝中含有生物苷会刺激口腔黏膜,使人感觉口腔涩痒;其菠萝蛋白酶会使某些人食后过敏,因此,吃鲜菠萝时最好用盐水浸泡,以防过敏。

## 荸　荠

【异名】水芋、乌芋、黑山棱、地栗、红慈菇、马蹄、马薯。

【性味归经】甘,寒。入肺、胃经。

【功效】清热生津,凉血解毒,开胃消积,润燥化痰,利咽明目。

【主治】热病口渴,咽喉肿痛,口疮目赤;痞块积聚,食积不消;肺燥痰黄,痰热咳嗽;阴虚火旺之大便秘结;痔疮或痢疾便血,妇女崩漏。

【用法用量】内服:生食、绞汁、水煎、浸酒或研末等,适量。

【成分】含糖类、蛋白质、脂肪、钙、磷、铁、B 族维生素、维生素 C、荸荠素等。

【使用注意】肺寒咳嗽、脾胃虚寒、血虚者忌服。

## 甘　蔗

【异名】干蔗、竿蔗、糖梗、薯蔗、接肠草等。

【性味归经】甘,凉。入肺、脾、胃经。

【功效】清热生津,润燥止咳,和胃止呕,解酒毒。

【主治】肺热咽痛;肺阴亏虚,肺燥虚热,干咳少痰,咯血,鼻衄;胃热津伤,胃阴亏虚之干呕频频,食欲不振,口渴,口臭,大便燥结;暑热津伤之身热心烦;酒精中毒,河豚中毒等。

【用法用量】内服:煎汤,30~90g;或生食或榨汁饮,每日 60~120g。

【成分】含水分、蛋白质、脂肪、碳水化合物、钙、磷、铁等。蔗汁中含多种氨基酸,有天门冬酰胺、天门冬氨酸、谷氨酸、丝氨酸、丙氨酸、缬氨酸、亮氨酸、正亮氨酸、赖氨酸、谷氨酰胺、脯氨酸、酪氨酸、胱氨酸和苯丙氨酸等,还含甲基延胡索酸、琥珀酸、乌头酸、甘醇酸、苹果酸、柠檬酸和草酸等有机酸。乌头酸的含量在甘蔗茎的上部较高,中部次之,下部较低。此外,甘蔗茎还含有维生素 $B_1$、维生素 $B_2$、维生素 $B_6$、维生素 C 等。

【使用注意】脾胃虚寒、痰湿内盛者及糖尿病患者忌食。

## 椰 子

【异名】越头王、耶栗、胥耶等。

【性味归经】种子:微甘、辛,平。瓤:甘,平。浆:甘,凉。入心、脾经。

【功效】种子:补脾益肾,催乳。瓤:益气健脾,生津消疳,杀虫。浆:补虚生津,利尿,止血。壳:祛风止痛,利湿止痒。

【主治】种子:脾虚水肿之腰膝酸软,产妇乳汁减少。瓤:消疳积,杀姜片虫。浆:口干烦渴,水肿,吐血。壳:体癣,脚癣,杨梅疮,筋骨痛,心胃疼痛。

【用法用量】种子:内服,煎汤,6～15g;瓤:内服,食肉或压滤取汁,75～100g;浆:内服,75～100g。椰壳:外用,放炉上烧,用碗覆盖收集其蒸汽,冷凝得馏油,加30％乙醇混合后涂患处。

【成分】椰肉含有蛋白质、碳水化合物;椰汁含有果糖、葡萄糖、蔗糖、蛋白质、脂肪、B族维生素、维生素 C 以及钙、磷、铁等矿物质;椰子油中含游离脂肪酸、棕榈酸、辛酸、癸酸、油酸、月桂酸等。

【使用注意】体内热盛、失眠不寐者少食或忌食。

# 第五节　肉食类原料

肉食类原料动物肌肉、内脏及其他可食用的器官,分为畜肉类和禽肉类。

**1. 畜肉类**

畜肉类是人工饲养的牲畜动物及野生动物的肉及内脏器官。人工饲养的牲畜动物常作为菜肴的有猪、牛、羊、狗、兔、驴、马、鹿等。野生动物如野兔、野猪等,但为了保护野生动物,目前一般只食用上述人工饲养的牲畜动物。

畜肉类食物营养价值较高,是人类脂肪、蛋白质、维生素和矿物质的重要来源之一。现代研究表明,畜肉类食品中蛋白质含量为 10％～20％,属于优质蛋白,其氨基酸的组成接近人体,人体对其吸收率和利用率高,是人类生存不可缺少的物质。畜肉类食物中赖氨酸含量较高,有利于弥补植物性食物中赖氨酸不足的缺陷。

畜肉类食物以味甘、咸,性平或温为主。甘平益气,甘温助阳,甘淡渗湿通利,咸入血分阴分,可益阴血,温以祛寒。因此,畜肉类食物可以阴阳、气血俱补,除此以外还可"以脏补脏""以血补血",适用于先天、后天不足或诸虚百损之人,但脾虚、脾湿之人应慎用。另外,过食某些畜肉类食物易引起高脂血症、糖尿病等,建议食用时以瘦肉为主。

**2. 禽肉类**

禽肉类是人工饲养或野生的鸟类食物。为了保护野生动物,目前食用鸡、鸭、鹅、鸽子、鹌鹑等人工饲养的禽类。

禽肉类食物营养非常丰富,脂肪少,结缔组织少,胆固醇含量低,富含蛋白质、矿物质和维生素,比畜肉类更易吸收消化,可做成美味的菜肴,老幼皆宜,特别适合病后、产后人群。肥胖症、糖尿病、冠心病患者亦可适量食用。

## 猪　肉

【异名】豕肉、豚肉、彘肉、豨肉。

【性味归经】甘、咸,微寒。入脾、胃、肾经。

【功效】滋阴润燥,补肾消肿,益气养血。

【主治】肾虚羸瘦;血燥津枯,阴虚肺燥之干咳少痰,口燥咽干;气血不足之头晕目眩,虚肿,便秘等。

【用法用量】内服:50～100g,煮食,煮汤饮。

【成分】含有丰富的蛋白质、脂肪、碳水化合物、钙、磷、铁等营养成分。

【使用注意】猪肉尤其是肥肉含脂肪和胆固醇较高,过食易引起心血管疾病。湿热、痰湿内蕴者慎服。

## 猪　肝

【性味归经】甘、苦,温。入脾、胃、肝经。

【功效】补气健脾,养肝明目。

【主治】肝血不足之夜盲,贫血,面色萎黄,小儿疳积,目赤浮肿,水肿,脚气病,久痢脱肛等。

【用法用量】内服:50～100g,煮食,煮汤饮。

【成分】含蛋白质、脂肪、碳水化合物、维生素 A 及钙、磷、铁等。

【使用注意】猪肝属于动物内脏,含胆固醇较高,高血压病、冠心病、肥胖症及血脂高的患者忌食猪肝。另外有病而变色或有结节的猪肝忌食。

## 猪　肚

【性味归经】甘,温。入脾、胃、肾经。

【功效】健脾养胃,益肾补虚。

【主治】虚劳羸弱,骨蒸潮热,消渴,泄泻,下痢,小儿疳积,尿频,带下,遗精,食少纳呆等。

【用法用量】内服:1 个,煮、炖、蒸、焖、炒、卤;或入丸剂。

【成分】含蛋白质、脂肪、维生素 $B_1$、维生素 $B_2$、烟酸、钙、磷、铁,以及胃泌素、胃蛋白酶、胃膜素、胃蛋白酶稳定因子等。

【使用注意】外感未清、胸腹痞胀者忌服。

## 猪　肾

【性味归经】咸,平。入肾经。

【功效】补肾利水,益精复聪。

【主治】肾虚耳聋,腰痛,遗精盗汗,产后虚羸,身面浮肿等。

【用法用量】内服:1 个,煮、炖、煨。

【成分】含蛋白质、脂肪、维生素 $B_2$、维生素 C、烟酸及钙、磷、铁等。

【使用注意】不可久服。不与吴茱萸、白花菜合食。

## 猪　蹄

【异名】猪四足、猪脚、猪爪。

【性味归经】甘、咸,平。入脾、胃经。

【功效】补气血,润肌肤,通乳汁,托疮毒。

【主治】产后乳汁不下,鼻衄,便血,贫血,痈疽疮毒,面皱少华,虚劳羸瘦等。

【用法用量】内服:1~2只,煮、炖。

【成分】含蛋白质、脂肪、碳水化合物及钙、磷、铁等,另含大量的胶原蛋白。

【使用注意】一切热证、实证期间不宜多食。

## 猪 血

【性味归经】咸,平。入心、肝经。

【功效】滋阴补血,养心镇惊,下气,息风。

【主治】贫血,头目眩晕,中满腹胀,惊风,气逆,崩漏下血等。

【用法用量】内服:100~250g,煮、炖、煨、焖;或研末,每次3~9g。

【成分】含水分95%,蛋白质4.3%,脂肪0.2%,糖0.1%,灰分0.5%及钙、磷、铁等微量元素。

【使用注意】患病期间忌食;上消化道出血阶段忌食,以免混淆黑便的病情。

## 猪 心

【性味归经】甘、咸,平。入心经。

【功效】安神定惊,益心补血。

【主治】心虚之自汗,失眠,血虚心悸,癫痫,精神分裂症等。

【用法用量】内服:1~2个,煮、炖、蒸、研末等。

【成分】含蛋白质19.1%,尚含一定量的维生素 $B_1$、维生素 $B_2$、维生素 C、烟酸。

【使用注意】猪心属于动物内脏,高血压病、冠心病、肥胖症及血脂高的患者忌食猪心。

## 牛 肉

【性味归经】甘,温。入脾、胃经。

【功效】补脾益胃,益气养血,强筋壮骨。

【主治】脾虚不运之虚损羸瘦,腰膝酸软,痞满水肿等。

【用法用量】内服:50~500g,煮、炖、焖、煨、炒等;或入丸剂。

【成分】因牛的种类、性别、年龄、部位等不同,其营养差别很大,大体上每100g牛肉含蛋白质20.1g,脂肪10.2g,维生素 $B_1$ 0.07mg,维生素 $B_2$ 0.15mg,钙7mg,磷170mg,铁0.9mg,此外还含有胆甾醇125mg。

【使用注意】牛自死、病死者,禁食其肉。

## 牛 鞭

【异名】牛冲。

【性味归经】甘、咸,温。入肝、肾经。

【功效】补肾壮阳,固本培元,散寒止痛。

【主治】肾虚阳痿,腰膝酸软,遗精,遗尿,宫寒不孕,耳鸣,疝气等。

【用法用量】内服:炖煮,1具;或入丸、散;或浸酒。

【成分】含天门冬氨酸、苏氨酸、甘氨酸、缬氨酸、甲硫氨酸等多种氨基酸和辛酸、己酸、硬脂酸、亚油酸等脂肪酸,另含胆固醇、睾酮、雌二醇、二氢睾酮等甾体成分。

【使用注意】阳盛易上火者忌用。

## 羊　肉

【性味归经】甘,热。入脾、胃、肾经。

【功效】温中健脾,补肾壮阳,益气养血。

【主治】脾胃虚寒之食少,腹泻,肢冷不温,产后虚冷疼痛,缺乳,寒疝,阳痿,腰膝酸软,夜尿多,小便清长等。

【用法用量】内服:50～100g,煮熟、炖熟、煮粥或煎汤。

【成分】因羊的品种、年龄、营养状况及部位的不同,羊肉所含的营养成分有差异。有研究表明,其中瘦肉含水分68%,蛋白质17.3%,脂肪13.6%,糖类0.5%,灰分1%及钙、磷、铁,此外,尚含有维生素 $B_1$、维生素 $B_2$ 等。

【使用注意】外感时邪或有宿热者禁服。孕妇不宜多食。

## 羊　肾

【异名】羊腰子、羊肾子。

【性味归经】甘,温。入肝、肾经。

【功效】补肾气,益精髓。

【主治】肾虚劳损之腰脊疼痛,足膝痿弱,耳聋,消渴,阳痿,尿频,遗尿等。

【用法用量】内服:煎汤或煮粥,或入丸、散。

【成分】每100g约含水分79g,蛋白质16.3g,脂肪3.2g,灰分1.8g,钙48mg,磷279mg,铁11.7mg,维生素 $B_1$ 0.49mg,维生素 $B_2$ 1.78mg,烟酸8.2mg,抗坏血酸7mg,维生素 A 140U。

【使用注意】阴虚火旺、潮热盗汗、心烦、心悸、失眠、性欲亢进者,不可服用。

## 狗　肉

【异名】犬肉、黄耳、地羊、家犬。

【性味归经】咸、酸,温。入脾、胃、肾经。

【功效】健脾益气,温肾助阳。

【主治】脾胃虚寒之脘腹冷痛、胀满、纳差,腰膝酸软,小便频数,寒疝疼痛,早泄,阳痿,老年体弱等。

【用法用量】内服:50～100g,煮熟、炖熟或煎汤。

【成分】狗肉(以氮的克数计)含嘌呤类0.027%,肌肽0.109%。新鲜狗肉含肌酸0.266%～0.472%。此外,狗肉含固形物25.2%,水分74.8%,钾0.325%,钠0.049%,氯0.028%。

【使用注意】阴虚内热、素多痰火及热病后期慎食。

## 兔　肉

【异名】草兔、山兔、家兔等。东北兔又名草兔、山兔、野兔;蒙古兔又名草原兔、跳猫;华南兔又名短耳兔、粗毛兔、硬毛兔等。

【性味归经】甘,寒。入、肝、大肠经。

【功效】健脾益气,凉血解毒。

【主治】脾胃虚弱之体倦乏力,消渴,羸瘦,呕吐,便血,便秘,饮食减少,丹毒,肌肤干燥。

【用法用量】内服:50～100g,煮熟、炖熟、炒熟或煎汤。

【成分】含蛋白质24.5%,脂肪1.91%,灰分1.52%,胆固醇65mg/100g,赖氨酸9.6%,烟

酸 12.8mg/100g。此外,还含有硫、钾、钙、磷、铁、钠、维生素、卵磷脂等成分。

【使用注意】脾胃虚寒者不宜服用。

## 驴 肉

【异名】毛驴肉。

【性味归经】甘、酸,平。入脾、胃、心经。

【功效】补血益气。

【主治】气血不足之劳损,疯癫,心烦,风眩。

【用法用量】内服:50～100g,煮食,或煎汤。

【成分】每 100g 驴肉中含蛋白质 18.6g,脂肪 0.7g,钙 10mg,磷 144mg,铁 13.6mg。

【使用注意】脾胃虚寒、慢性肠炎、腹泻者忌服。

## 鹿 肉

【异名】斑龙肉。

【性味归经】甘,温。入脾、肾经。

【功效】补肾助阳,益气养血,祛风。

【主治】虚劳羸瘦,产后缺乳,阳痿,腰酸,中风。

【用法用量】内服:100～150g,煮熟、炖熟、熬膏或煎汤。

【成分】含水分 75.76%,粗蛋白 19.77%,粗脂肪 1.92%,灰分 1.13%。

【使用注意】阴虚火旺吐血者及胃中有火、素有痰热者慎服。

## 鹿 鞭

【异名】鹿肾。

【性味归经】甘、咸,温。入肝、肾、膀胱经。

【功效】补肾壮阳,填精益髓。

【主治】肾虚阳痿,遗精,腰痛,耳聋,耳鸣,妇女宫冷不孕,产后缺乳。

【用法用量】内服:炖煮,1 具;或入丸、散;或浸酒。

【成分】含有天门冬氨酸、苏氨酸、甘氨酸、缬氨酸、甲硫氨酸等多种氨基酸和辛酸、己酸、硬脂酸、亚油酸等脂肪酸,另含睾酮、雌二醇、二氢睾酮等甾体成分及钠、钾、锌等。

【使用注意】性功能亢进者忌服。

## 鸡 肉

【异名】丹雄鸡、烛夜、家鸡。

【性味归经】甘,温。入脾、胃经。

【功效】温中健脾,益气养血,补精填髓。

【主治】虚损羸瘦,久病不复,或脾虚水肿,食少,泄泻,小便频数,遗精,崩漏带下,产后乳少,下痢,消渴等。

【用法用量】内服:50～100g,煮熟,炖汤等。

【成分】每 100g 鸡肉含水分 74g,蛋白质 23.3g,脂肪 1.2g,灰分 1.1g,钙 11mg,磷 190g,铁 1.5mg,维生素 $B_1$ 0.03mg,维生素 $B_2$ 0.09mg,烟酸 8mg,尚含维生素 A、胆甾醇、3-甲基组氨酸。

【使用注意】实证、邪毒未清者慎用;不宜食用鸡臀尖。

## 乌骨鸡肉

【异名】药鸡、乌鸡、武山鸡、绒毛鸡、黑脚鸡等。

【性味归经】甘,平。入肝、肾经。

【功效】补肝益肾,补气养血,退虚热。

【主治】虚劳赢瘦,骨蒸,遗精滑泄,消渴,泻痢,崩中,带下等。

【用法用量】内服:煮、炖、蒸、煨、焖,每次 150g 左右;或入丸。

【成分】含蛋白质、脂肪、维生素 $B_1$、维生素 $B_2$、烟酸、乌鸡黑素及钙、磷、铁、铜、锌、锰等。

【使用注意】感冒发热、咳嗽痰多时忌食;急性细菌性痢疾、肠炎初期患者忌食。

## 鸡　肝

【性味归经】甘、苦,温,微毒。入肝、肾经。

【功效】起阳,补肝肾,明目,安胎止血。

【主治】阳痿,遗尿,老人肝虚目暗,食积,夜盲,贫血等。

【用法用量】内服:1～3 具,煮熟;或研末入丸等。

【成分】富含蛋白质、脂肪、糖类、钙、磷、铁及维生素等营养成分。

【使用注意】一般选用雄鸡肝。鸡肝为动物内脏,胆固醇含量高,高血压、心脏病以及高脂血症患者慎服。

## 鸭　肉

【异名】鹜肉、家凫肉。

【性味归经】甘、咸,平。入脾、肺、肾经。

【功效】滋阴养胃,补气,利水消肿。

【主治】虚劳病,阴虚发热,咽干口渴,咳嗽,脾胃虚弱,水肿,小便不利等。

【用法用量】内服:煮熟、蒸熟或炖汤等,适量。

【成分】富含水、蛋白质、脂肪、糖、灰分、钙、铁、磷,另外还含有维生素 $B_1$、维生素 $B_2$、烟酸等。

【使用注意】不宜过量食用,易滞气,滑肠。凡感冒初期、便溏、腹泻、肠风下血、腰痛、痛经、脚气等患者均慎用。

## 鹅　肉

【异名】家雁,舒雁。

【性味归经】甘,平。入脾、肺、肝经。

【功效】益气补虚,和胃止渴。

【主治】脾胃虚弱之消瘦乏力,饮食减少;气阴不足之乏力短气或消渴等。

【用法用量】内服:50～100g,煮熟、蒸熟或炖汤。

【成分】含蛋白质、脂肪、维生素 $B_1$、维生素 $B_2$、维生素 C、胆固醇及钙、磷、铁等。

【使用注意】湿热内蕴、皮肤疮毒者禁食。

## 鸽　肉

【异名】鹁鸽、飞奴。

【性味归经】咸,平。入肺、肝、肾经。

【功效】滋补肝肾,益气补血,祛风解毒,调经止痛。

【主治】虚劳羸瘦,消渴多饮,妇女血虚经闭,月经量少,气短乏力,肠风下血,恶疮,疥癣。

【用法用量】内服:50~100g,煮熟、蒸熟、炖汤或浸酒等。

【成分】鸽肉含水、蛋白质、脂肪等。

【使用注意】不宜多食。

## 鹌 鹑

【异名】鹑、罗鹑、红面鹌鹑。

【性味归经】甘,平。入脾、胃、大肠经。

【功效】补虚益气,清利湿热,强壮筋骨,止泻痢。

【主治】虚劳羸弱,泄泻,痢疾,疳积,湿痹。

【用法用量】内服:1至数只,蒸、煮、炸、炖或熬等。

【成分】鹌鹑肉含蛋白质、脂肪及维生素 A、维生素 $B_1$、维生素 $B_2$、维生素 C、烟酸、维生素 E 等。

【使用注意】不可与猪肉同食。

## 雀 肉

【异名】家雀、宾雀、麻禾雀。

【性味归经】甘,温。入肾、肺、膀胱经。

【功效】补肾壮阳,固涩益精,暖腰缩泉。

【主治】阳虚羸瘦,肾虚腰膝酸软,阳痿遗精,小便频数,崩漏带下等。

【用法用量】内服:1至数只,煮、蒸、煨、炸、炒、炖;或熬膏、浸酒;或煅存性入丸、散等。

【成分】雀肉含有蛋白质、脂肪、无机盐和多种维生素。

【使用注意】阴虚火旺者及孕妇禁服。

# 第六节  奶蛋类原料

奶蛋类是奶类食品和蛋类食品的总称。本类食品营养丰富,含有优良的蛋白质,易消化吸收,是老少皆宜的食品,尤其对婴幼儿生长发育有重要的促进作用。蛋类和奶类食物大多性味甘平,可滋阴养血,益气补虚,适合长期服食。

**1. 蛋类**

蛋类食品富含蛋白质、脂肪、维生素及矿物质,营养价值极高。全蛋的蛋白质含量为11%~13%,其氨基酸组成与人体组织蛋白接近;所含脂肪,主要存在于蛋黄之中,呈液态,含有丰富的卵磷脂和胆固醇,易消化吸收;维生素含量十分丰富,且品种较为齐全,包括所有的B族维生素、维生素 A、维生素 D、维生素 E 和微量的维生素 C;另外,还含有钙、磷、铁等矿物质,是人们日常生活的必需食品。常用的蛋类食品有鸡蛋、鸭蛋、鹅蛋、鹌鹑蛋、鸽蛋。

**2. 奶类**

奶类也是营养价值极高的食品之一,是膳食中钙、维生素 $B_2$ 和蛋白质等营养素的重要来源,也是脂肪、其他B族维生素的良好来源。其中乳汁中的蛋白质为完全蛋白,含量较恒定,以饱和脂肪酸为主。乳汁为食物中最好的天然钙源。常用的奶类食品有牛奶、羊奶。牛奶性味甘平,为平补之品;羊奶性味甘温,为温补之品,更适合虚寒体质之人。

## 鸡　蛋

【异名】鸡子、鸡卵。

【性味归经】甘,平。入肺、脾、胃经。

【功效】滋阴润燥,养血安胎。

【主治】虚人体弱,阴血亏虚之胎动不安,产后口渴,头风,瘙痒,起白屑,热病烦闷,燥咳声哑,目赤咽痛,烫伤等。

【用法用量】内服:50～100g,去壳生服、沸水冲、与他药同煮;或入丸剂。外用:去壳取黄、白,和药调敷。

【成分】含蛋白质、脂肪、糖类、钙、磷、铁及维生素等。

【使用注意】老人宜少食蛋黄。有痰饮、积滞及宿食内停者、脾胃虚弱者不宜多食。

## 鸭　蛋

【异名】鸭卵、鸭子。

【性味归经】甘,凉。入肺、肝经。

【功效】滋阴平肝,清肺止咳,止泻。

【主治】阴虚肺燥之咳嗽痰少,咽干口渴,鼻出血,头胀头痛,齿痛,咽喉疼痛等。

【用法用量】内服:1～2枚,煎汤、煮食或开水冲服。

【成分】每100g鸭蛋含水分70g,蛋白质13g,脂肪14.7g,糖类1g,维生素A 1380IU,灰分1.8g,钙71mg,磷210mg,铁3.2mg,镁7mg,钾60mg,钠82mg,氯6mg,并含有维生素$B_2$、烟酸等。

【使用注意】脾阳虚、寒湿泻痢,以及食后气滞痞闷者禁食。

## 鹌鹑蛋

【性味归经】甘、淡,平。入脾、胃经。

【功效】补中益气,健脑。

【主治】小儿气血不足之面黄肌瘦,脾胃虚弱之肺痨,失眠,健忘,慢性胃炎等。

【用法用量】内服:煮食,适量。

【成分】含较高的蛋白质、脑磷脂、卵磷脂、铁、维生素及赖氨酸、胱氨酸等。

【使用注意】脾胃虚弱,素有痰湿者不宜多食。

## 鹅　蛋

【异名】鹅卵、鹅弹。

【性味归经】甘,温。入脾、胃、肝经。

【功效】补五脏,补中气。

【主治】虚赢,消渴,高血压病等。

【用法用量】内服:煮食,或盐腌煮熟食用,适量。

【成分】每100g鹅蛋含(理论值)蛋白质11.1g,脂肪15.6g,碳水化合物2.8g,胆固醇704mg,维生素A 192$\mu$g,维生素$B_1$ 0.08mg,维生素$B_2$ 0.3mg,烟酸0.4 mg,维生素E 4.5mg,钙34mg,磷130mg,钾74mg,钠90.6mg,镁12mg,铁4.1mg,锌1.43mg,硒27.24$\mu$g,铜0.09mg,锰0.04mg。

【使用注意】鹅蛋忌鸡蛋:同食伤元气。低热不退、动脉硬化、气滞者不宜食用。鹅蛋每天食用不要超过 3 个。

## 鸽 蛋

【异名】鸽卵、家鸽卵。

【性味归经】甘、咸,平。入肝、肾经。

【功效】益气补肾,解疮痘毒。

【主治】肾虚腰酸遗精,麻疹,疲乏无力,心悸,头昏,疮疖痘疹等。

【用法用量】内服:煮食,适量。

【成分】每 100g 鸽蛋可食部分含水分 82g,蛋白质 9.5g,脂肪 6.4g,糖类 2g,灰分 0.7g,钙 108mg,磷 117mg,铁 3.9mg。

【使用注意】脾胃虚弱、痰湿积饮者不宜多食。

## 牛 奶

【异名】牛乳。

【性味归经】甘,微寒。入肺、胃、心、肾经。

【功效】补虚益胃,生津润燥,养血解毒。

【主治】气血不足之头晕眼花,神疲乏力,虚弱劳损,反胃噎膈,消渴,血虚便秘,气虚下痢,黄疸等。

【用法用量】内服:煮饮,适量。

【成分】成分因牛的种类、年龄、饲养方法、采乳时间、生活及健康状况、气温的不同而异。据分析,每 100g 牛奶含水分 87g,蛋白质 3.1g,脂肪 3.5g,糖类 6g,灰分 0.7g,钙 120mg,磷 90mg,铁 0.1mg,另外还含有镁、钾、维生素 $B_1$、维生素 $B_2$、烟酸、维生素 C、维生素 A、乳清酸等。

【使用注意】脾胃虚寒泄泻、冷痰积饮者慎服。

## 羊 奶

【异名】羊乳。

【性味归经】甘,温。入肺、心经。

【功效】补虚润燥,和胃解毒。

【主治】小儿口疮,漆疮,阴血亏虚之虚劳羸瘦,消渴,反胃,呕逆等。

【用法用量】内服:煮饮或生饮,适量。外用:涂敷。

【成分】每 100g 羊奶含水分 87g,蛋白质 3.8g,脂肪 4.1g,糖类 5g,灰分 0.9g,钙 140mg,磷 106mg,铁 0.1mg,另外还含有维生素 $B_1$、维生素 $B_2$、烟酸、维生素 A、抗坏血酸等。

【使用注意】有痰湿积饮者慎服。

# 第七节　水产类原料

水产类原料包括淡水鱼、海水鱼类和介壳类、蛙类等动物,以鱼类为主,另外海参、紫菜、海带亦属于水产品。这类食物是人类营养物质的主要来源之一。

水产类食物蛋白质含量高,结缔组织少,容易消化,另外又含有丰富的人体必需的氨基酸和不饱和脂肪酸等;鱼油和鱼肝油是维生素 A 和维生素 D 的重要来源;矿物质方面,锌的含量极为丰富,海产品则富含碘。水产类无增加摄入胆固醇之忧,是人们喜爱的食物。

水产类食物性味以甘平为主,具有补脾益肾、滋阴养血的功效,一般认为,淡水鱼中的有鳞鱼和鳝鱼性平或略偏温,体质偏寒者服之佳,热病后、疮疖、麻疹者不宜多食;无鳞鱼性平偏凉,适于体质偏热者食用。介壳类中的龟、鳖善补肝肾,为滋阴之佳品,阴虚火旺者宜食。

水产类较其他肉类更易腐败变质,较常引起组胺中毒,故食用前注意保藏。鱼肉类含有嘌呤类物质,故痛风患者不宜食用。若食用鱼虾中毒,可煎服生姜、紫苏解之,也可在制作时加入这两味中药。

## 鲤 鱼

【异名】赤鲤鱼、鲤子、鲤拐子。

【性味归经】甘,平。入脾、肾、胃、胆经。

【功效】补益脾胃,利水消肿,下气通乳。

【主治】脾虚水肿,妊娠水肿,胎动不安,乳汁不通,脚气,小便不利,黄疸,上气咳嗽,胸膈胀满等。

【用法用量】内服:清汤煮、清蒸、糖醋或煨均可,100～150g。

【成分】含蛋白质、脂肪、肌酸、磷酸肌酸、组织蛋白酶、维生素 A、维生素 $B_1$、维生素 $B_2$、维生素 C、烟酸及钙、铁等。

【使用注意】风热者慎服。

## 鲫 鱼

【异名】鲋、鲫瓜子、鰿。

【性味归经】甘,平。入脾、胃、大肠经。

【功效】益脾和胃,利水除湿。

【主治】脾胃虚弱不欲食,食后不化,脾虚水肿,小便不利,产后乳汁不行,痢疾,泄泻,便血等。

【用法用量】内服:煮、炖、煨、炸或煅研入丸、散,适量。

【成分】含蛋白质、脂肪、维生素 A、维生素 $B_1$、维生素 $B_2$、维生素 $B_{12}$、烟酸及钙、磷、铁等。

【使用注意】服异烟肼时不宜食用;不和鹿肉、荠菜、猪肝、猪肉同时食用;不宜与厚朴、麦冬、天门冬、砂糖同时食用。

## 鳜 鱼

【异名】石桂鱼、桂鱼、锦鳞鱼、母猪壳。

【性味归经】甘,平。入脾、胃经。

【功效】健脾益胃,补气养血。

【主治】脾胃虚弱,虚劳羸瘦,肠风便血等。

【用法用量】内服:煮、炖、煨、焖。

【成分】含蛋白质、脂肪、维生素 $B_1$、维生素 $B_2$、烟酸及钙、磷、铁等。

【使用注意】脾胃虚寒者食用时宜加姜、椒类调味和性。

## 乌 鱼

【异名】鳢鱼、黑鱼、黑鲤鱼、乌棒。

【性味归经】甘,凉。入脾、胃、肺、肾经。

【功效】补脾益胃,利水消肿。

【主治】脾虚水肿,脚气,小便不利,妊娠水肿,产后乳少,习惯性流产,风疹顽癣疥癞。

【用法用量】内服:煮食或火上烧熟食,250~500g;研末,每次10~15g。

【成分】含蛋白质、脂肪、维生素 $B_1$、维生素 $B_2$、烟酸及钙、磷、铁等。

【使用注意】寒湿者慎用。

## 鲶 鱼

【异名】黏鱼、鲇鱼、鲇巴郎。

【性味归经】甘,温。入脾、胃经。

【功效】补脾养血,催乳利水。

【主治】虚劳食少,水肿尿少,乳汁不足等。

【用法用量】内服:煮。炖。

【成分】含蛋白质、脂肪、维生素 $B_1$、维生素 $B_2$、烟酸及钙、磷、铁等。

【使用注意】不宜与荆芥同食。

## 带 鱼

【异名】鞭鱼、带柳、裙带鱼、海刀鱼。

【性味归经】甘,平。入脾、胃经。

【功效】补虚,止血,和胃,润肤。

【主治】病后体虚,产后乳汁不足,外伤出血,肝炎。

【用法用量】内服:煮、炖、煨,适量。

【成分】含水分、蛋白质、脂肪、维生素 $B_1$、维生素 $B_2$、烟酸及钙、磷、铁、碘等。

【使用注意】古称发物,凡患有疥疮、湿疹等皮肤病或过敏体质者忌食。

## 泥 鳅

【异名】泥鳅、鳅鱼。

【性味归经】甘,平。入脾、肝、肾经。

【功效】补益脾肾,利水解毒。

【主治】脾胃虚弱之消瘦乏力,黄疸,小便不利,肾虚阳痿,痔疮,消渴等。

【用法用量】内服:煮、炖,100~250g;或烧存性,入丸、散,每次6~10g。

【成分】泥鳅卵含凝集素和细胞毒素。肌肉含谷草转氨酶、蛋白质、脂肪、糖类、钙、磷、铁及多种酶。

【使用注意】本品补而能清,诸病不忌。

## 鳝 鱼

【异名】黄鳝、黄鮰。

【性味归经】甘,温。入脾、肝、肾经。

【功效】补虚益损,除风祛湿,强筋壮骨。

【主治】肾虚阳痿,腰痛膝软,久痢脓血,产后淋漓等。

【用法用量】内服:煮食,100~250g;或捣肉为丸;或研末。

【成分】含有蛋白质、脂肪、维生素 $B_1$、维生素 A、烟酸及钙、磷、铁等。

【使用注意】虚热及外感病患者慎服。

## 乌贼鱼

【异名】墨鱼、乌侧鱼、缆鱼、乌鱼。

【性味归经】咸,平。入肝、肾经。

【功效】滋阴养血。

【主治】血虚乳少,经闭,崩漏,带下,滑胎等。

【用法用量】内服:1～2 条,煮、炖、煨、焖。

【成分】含有蛋白质、脂肪、维生素 $B_1$、烟酸及钙、磷、铁等。

【使用注意】动风发物,故有皮肤病之人忌食。

## 海　参

【异名】刺参、海鼠、辽参、海男子。

【性味归经】甘、咸,平。入肺、肾经。

【功效】补肾益精,养血润燥,止血。

【主治】肾经亏损之虚弱劳怯,阳痿,梦遗,小便频数;阴血亏虚之肠燥便秘,肠风便血;外伤出血。

【用法用量】内服:煮,炖,适量。

【成分】绿刺参干皮含 23 - 乙酰氧基 - 17 - 去氧 - 7,8 - 二氧海参苷元、绿刺参苷 $A_1$、绿刺参苷 $B_1$、绿刺参苷 $C_1$、绿刺参苷 $D_1$、绿刺参苷 $A_2$、绿刺参苷 $B_2$、绿刺参苷 $C_2$、刺参苷 A、刺参苷 B、刺参苷 D、刺参苷 E、羊毛甾烷型皂苷、海参素 A、海参素 B、海参素 C 等。刺参含酸性黏多糖。

【使用注意】脾虚不运、外邪未尽者禁服。

## 海　蜇

【异名】水母、石镜。

【性味归经】咸,平。入肺、肾、大肠经。

【功效】清热化痰,消积润肠。

【主治】肺热咳嗽,痰热哮喘,食积痞胀,大便燥结,高血压病。

【用法用量】内服:煎汤、煮食、蒸食或生食(凉拌),适量。

【成分】含有蛋白质、脂肪、糖类、维生素 $B_1$、维生素 $B_2$、烟酸、钙、磷、铁。

【使用注意】生食难消化,故不可过量食用。服用时忌辛辣刺激之品。

## 河　虾

【异名】青虾、淡水虾。

【性味归经】甘,温。入肝、肾经。

【功效】补肾壮阳,通乳托毒。

【主治】肾虚阳痿,乳汁不下,乳痈,痈疽,丹毒等。

【用法用量】炒食、煮汤、浸酒。

【成分】含有蛋白质、脂肪、碳水化合物、维生素 A、维生素 $B_1$、维生素 $B_2$、烟酸、钙、磷、铁等。

【使用注意】阴虚火旺及皮肤疥疮、湿疹、癣症等皮肤病患者忌食。

## 海 虾

【异名】对虾、明虾、大虾。

【性味归经】甘、咸,温。归脾、肝、肾经。

【功效】补肾壮阳,开胃化痰,滋阴息风。

【主治】肾虚阳痿之肝肾不足,阴虚风动之手足搐搦,中风半身不遂;乳疮等。

【用法用量】内服:炒食、煮汤、浸酒或制作虾酱。

【成分】含有蛋白质、脂肪、糖类、维生素 A、维生素 $B_1$、维生素 $B_2$、烟酸、钙、磷、铁等。体肌含原肌球蛋白、副肌球蛋白。肌肉及消化系统含镉、铜、铅、镍、铬,甲壳肌含铜。

【使用注意】阴虚火旺及皮肤疥疮、湿疹、癣症等皮肤病患者忌食。

## 蟹

【异名】螃蟹、河蟹、毛蟹、大闸蟹、淡水蟹、稻蟹、郭索、无肠公子、横行介士。

【性味归经】咸,寒。归肝、胃经。

【功效】清热活血,散瘀消肿。

【主治】湿热黄疸,产后瘀滞腹痛,筋骨损伤,漆疮,烫伤,痈肿疔毒。

【用法用量】内服:酒浸、油炸、清蒸、煎汤;或制作丸、散服。

【成分】含有蛋白质、脂肪和十几种游离氨基酸、谷胱甘肽、维生素 A、维生素 $B_1$、维生素 $B_2$、维生素 D、维生素 E 及碘、铜、锌、锰、钡、磷、钙等。

【使用注意】脾胃阳虚者慎服。

## 龟

【异名】金龟、元绪。

【性味归经】甘、咸,平。归肺、肾经。

【功效】益阴补血。

【主治】肝肾不足之劳热骨蒸,老人尿频、尿急,久嗽久痢,咯血便血,筋骨疼痛。

【用法用量】内服:煮食,0.5~1 只;或入丸、散。

【成分】含有蛋白质、脂肪、糖类、维生素 $B_1$、维生素 $B_2$ 及烟酸。

【使用注意】胃有寒湿者忌服。

## 鳖

【异名】甲鱼、水鱼、团鱼、圆鱼。

【性味归经】甘,平。归肝、肾经。

【功效】滋阴补肾,清退虚热。

【主治】肝肾阴虚之劳热骨蒸,腰酸梦遗;冲任虚损之崩漏失血;久疟久痢,癥瘕瘰疬。

【用法用量】内服:煮食或炖汤,250~500g;或入丸剂。

【成分】含有 17 种氨基酸及钙、钠、铝、钾、锰、铜、锌、磷、镁等超过 10 种微量元素。

【使用注意】脾胃阳虚者及孕妇慎服。

## 牡蛎肉

【异名】蛎黄、蚝子肉。

【性味归经】甘、咸,平。归心、肝经。

【功效】滋阴养血,清热安神,软坚消肿。

【主治】心肝血虚之烦热失眠,心神不安,丹毒,酒后烦渴,瘰疬等。

【用法用量】内服:煮食,30～60g。

【成分】含有蛋白质、脂肪和十几种必需氨基酸、谷胱甘肽、维生素 A、维生素 $B_1$、维生素 $B_2$、维生素 D、维生素 E 及碘、铜、锌、锰、钡、磷、钙等。其中锌的含量最高。

【使用注意】皮肤病患者忌食。

## 蛤　蜊

【异名】文蛤肉,海蛤肉。

【性味归经】咸,寒。归胃经。

【功效】润燥滋阴,化痰,止渴,软坚消肿。

【主治】消渴,瘿瘤,痰积,水肿等。

【用法用量】内服:煮、炖、炒,50～100g。

【成分】含有蛋白质、脂肪、维生素 A、维生素 $B_1$、维生素 $B_2$、烟酸、碘、钙、磷、铁等。

【使用注意】阳虚体质、脾胃虚寒腹痛及泄泻者忌用。

# 第八节　调味品及其他佐料

调味品指在加工主、辅食品的过程中使用量较少,但对食品的色、香、味、质等风味特点起着重要调配作用的一类原料。常用的调味品有大蒜、生姜、胡椒、茴香、蜂蜜、油、酱油、醋、酒等。

调味品在食品的制作中起着重要的作用,是形成主、辅食品口味特点的辅助用品。如糖的甜、醋的酸、盐的咸和酒、姜、蒜、胡椒等的芳香、辛辣,对添加膳食的滋味有着重要的作用。食物经过调味,可以增进食欲,有利于饮食的摄入。调味品还具有一定的营养价值,如盐含有矿物质,醋含氨基酸等。

## 大　蒜

【异名】胡蒜、独头蒜、独蒜、小蒜。

【性味归经】辛、温。入脾、胃、肺、大肠经。

【功效】调味,温胃行气,解毒,降血压,抗动脉硬化,抗菌。

【主治】增加香辣气味,消除腥膻味,增进食欲;治疗痢疾、感冒、肠痈、蛇虫咬伤、喉痹、水肿等。

【用法用量】内服:生食、绞汁服、煎服或拌入食物,5～50g。

【成分】含挥发油(其中有许多含硫挥发性化合物)、多糖、脂类、酶、硫代亚磺酸酯类、苷类、大蒜素、蒜氨酸等。

【使用注意】有目疾、口疾、咽喉疾及阴虚火旺者慎用,胃溃疡、十二指肠溃疡或慢性胃炎者忌食。

## 生　姜

【异名】鲜姜、姜。

【性味归经】辛,温。入脾、胃、肺经。

【功效】调味,散寒解表,温胃止咳,化痰;能促进消化,增进食欲,止吐;能解半夏、天南星及鱼蟹毒。

【主治】消除腥膻气味,增加香辣气味,增进食欲;治疗咳嗽呕吐、腹满、风寒感冒、头痛鼻塞。

【用法用量】内服:切丝、片,煮、炖、蒸,5~15g。

【成分】姜醇、姜烯、柠檬醛、水芹烯、姜辣素,还含有天门冬氨酸、谷氨酸、丝氨酸、甘氨酸等多种氨基酸。

【使用注意】阴虚内热及实热证者禁服。

## 香 叶

【异名】香艾。

【性味归经】辛,温。入肺、肝经。

【功效】祛风除湿,行气止痛。

【主治】风湿痹痛、疝气、阴囊湿疹、疥癣。

【用法用量】内服:煎汤,9~15g,鲜品30~45g。亦可泡酒或煎水洗。

【成分】含芳樟醇、异薄荷酮、香茅醇、乙酸香茅酯等。

【使用注意】对天竺葵过敏者不宜使用。

## 胡 椒

【异名】玉椒、浮椒。

【性味归经】辛,热。入脾、胃、大肠经。

【功效】调味,温中散寒,消痰解毒;有祛风、开胃、止泻的作用。

【主治】增加香辣味,消除腥气,增加食欲;治脘腹冷痛、受寒泄泻,解鱼蟹毒。

【用法用量】内服:研末,入散、丸剂或调入食物,1~3g。

【成分】果实含挥发油及胡椒碱、胡椒酰胺、次胡椒酰胺、胡椒脂碱等多种酰胺类化合物。

【使用注意】阴虚火旺及热病者禁服,孕妇慎服。

## 花 椒

【异名】秦椒、大椒、汉椒、巴椒、蜀椒。

【性味归经】辛,温,有小毒。入脾、胃、肾经。

【功效】调味;温中散寒止痛,除湿止泻,杀虫止痒。

【主治】蛔虫腹痛,脘腹冷痛,呕吐泄泻,湿疹皮肤瘙痒,肺寒咳喘,龋齿牙痛等。

【用法用量】内服:入丸、散或煎汤,2~6g。

【成分】果皮中含挥发油,其主要成分为柠檬烯、1,8-桉叶素、月桂烯,及香草木宁碱、菌芋碱、单叶芸香品碱等生物碱。花椒果实含挥发油,其含量最多的是4-松油烯醇,还有辣薄荷酮、芳樟醇等。花椒籽含挥发油,其主要成分是芳樟醇,还含有月桂烯、柠檬烯等。青椒果实还含有香叶木苷、苯甲酸。

【使用注意】阴虚火旺者或孕妇慎服。多食易动火、耗气、损目,故不宜多食。

## 八角茴香

【异名】八角、大料、大茴香。

【性味归经】辛、甘,温。入肝、肾、脾、胃经。

【功效】散寒,理气,止痛。

【主治】寒疝腹痛、腰膝冷痛、胃寒呕吐、脘腹疼痛、寒湿脚气。

【用法用量】内服:煎汤,3～6g;或入丸、散。外用:研末调敷。

【成分】果实主含黄酮类化合物,如槲皮素-3-O-鼠李糖苷、槲皮素-3-O-葡萄糖苷、槲皮素-3-O-半乳糖苷、山奈酚,还含有有机类化合物、挥发油、倍半萜等。

【使用注意】火旺者禁服。

## 桂 皮

【异名】山肉桂、土桂、山桂皮。

【性味归经】辛、甘,温。入脾、胃、肝、肾经。

【功效】温脾胃,暖肝肾,祛寒止痛,散瘀消肿。

【主治】脘腹冷痛,呕吐泄泻,腰膝酸冷,寒疝腹痛,寒湿痹痛,瘀滞痛经,血痢肠风,跌打肿痛。

【用法用量】内服:煎汤或研末用水或酒调敷,6～15g。

【成分】天竺桂的树皮含挥发油(桂皮油),其中含水芹烯、丁香油酚、甲基丁香油酚。川桂树皮含挥发油,主要成分是丁香油酚、1,8-桉叶素、桂皮醛等。

【使用注意】阴虚火旺、里有实热、血热妄行者慎用,孕妇忌用。

## 红 糖

【异名】紫砂糖、黑砂糖、赤砂糖、黄糖。

【性味归经】甘,温。入肝、脾、胃经。

【功效】调味;活血散瘀,补脾缓肝。

【主治】用于增加甜味,提高鲜味,降低咸味,增进食欲;治疗脾胃虚弱、腹痛呕哕、虚寒痛经、产后恶露不尽、口干等。

【用法用量】内服:开水、酒或药汁冲服,10～15g。

【成分】含蛋白质、糖类、叶绿素、叶黄素、胡萝卜素、钙、维生素 $B_2$ 及锌、锰、铁等微量元素。

【使用注意】痰湿盛者、肥胖症患者、消化不良者慎用,糖尿病患者及龋齿者忌食。

## 白砂糖

【异名】白砂糖、乳糖、糖霜、白霜糖。

【性味归经】甘,平。入肺、脾、胃经。

【功效】调味;润肺生津,补中缓急。

【主治】用于增加甜味,提高鲜味,降低咸味,增进食欲;治疗肺燥咳嗽、口干脘痛等。

【用法用量】内服:调入食物,9～15g。

【成分】含蛋白质、糖类、维生素 $B_2$ 及钙、铁等微量元素。

【使用注意】痰湿盛者、肥胖症患者慎用,糖尿病患者及龋齿者忌食。小儿勿多食。

## 蜂 蜜

【异名】石蜜、白饧、食蜜、白蜜、蜂糖。

【性味归经】甘,平。入肺、脾、胃、大肠经。

【功效】调味;补脾缓急,润肺止咳,润肠通便,解毒止痛。

【主治】用于增加甜味,增加色泽和香味,增进食欲;治疗咳嗽、便秘、脘痛、烫伤、药物中毒等。

【用法用量】内服:15～30g,煎汤;或入丸、散。外用:适量。

【成分】主要含果糖和葡萄糖,尚含少量蔗糖、麦芽糊精、树胶,及含氮化合物、有机酸、挥发油、色素、酵母、酶类、维生素和微量元素等。

【使用注意】痰湿盛者、中满痞胀及大便不实者禁服。

## 酱 油

【异名】豉油、酱汁、豆酱汁。

【性味归经】咸,寒。入肺、脾、胃、肾经。

【功效】调味,除热解毒。

【主治】用于调味,上色,增加香气,增进食欲;治疗暑热烦满、食物及药物中毒、蜂虫伤等。

【用法用量】内服、外用:适量。

【成分】本品含蛋白质、多肽、氨基酸、腐胺、腺嘌呤、胆碱、酪醇、糊精、葡萄糖等。

【使用注意】多食则生痰动气。

## 醋

【异名】苦酒、淳酢、醯、米醋。

【性味归经】酸、甘,温。入肝、胃经。

【功效】调味,散瘀,杀虫,解毒,止血,杀菌。

【主治】消除药、食的腥膻气味,增进酸味香气;治疗产后血晕、蛔厥、黄疸、吐血、便血等。

【用法用量】内服:1～30ml,调入食物。

【成分】本品含乙酸、高级醇类、3-羟基丁酮、二羟基丙酮、酪醇、乙醛、乙缩醛、琥珀酸、草酸及山梨糖等。

【使用注意】外感病及筋脉拘挛、痿证、痹病者慎服。

## 酒

【异名】杜康。

【性味归经】甘、苦、辛,温,有毒。入心、肝、肺、胃经。

【功效】调味,散寒,通经,推行药势。

【主治】增加醇香甜味,消除腥膻气味,增进食欲;治疗风湿痹痛、胸痹腹痛、跌打损伤等。

【用法用量】内服:适量,调入食物。

【成分】酒可分为蒸馏酒和非蒸馏酒两大类。蒸馏酒除乙醇的含量高于非蒸馏酒外,尚含高级醇类、脂肪酸类、酯类、醛类等;又含有少量挥发酸和不挥发酸;糖类不存在,或只存在少量。非蒸馏酒的成分除了水、乙醇之外,还含有葡萄糖、糊精、甘油等物质。

【使用注意】阴虚、湿热及失血者慎用。

# 第二章　药物类原料

## 学习目标

【学习目标】了解药膳制作常用中药的分类。

【知识要求】熟悉常用解表药、清热药、祛风湿药、化湿药、利水渗湿药、理气药、消食药、泻下药、理血药、温里药、化痰止咳平喘药、安神药、平肝息风药和补虚药的功效、主治及用法用量。

【能力要求】掌握常用药膳选方及使用注意事项。

医药与饮食属同一个起源。实际上，饮食的出现，比医药要早得多，因为人类为了生存、繁衍后代，就必须摄取食物，以满足身体生长、代谢的需要。经过长期的生活实践，人们逐渐了解到哪些食物有益，可以进食；哪些食物有害，不宜进食。通过不断实践，许多疾病得到医治，从而逐渐形成了药膳学。

从药膳学的观点出发，并非所有的中药材均可用于烹制药膳。这是由于药膳除了要具有一定的养生作用和食疗作用外，还应考虑药膳的"食用性"和"安全性"。因此严格地讲，药膳中药是指那些口感适合于烹饪，易于被人们接受，或对药膳风味影响不大，或通过烹饪加工能达到一定风味要求；同时具有无明显毒副作用、无严格剂量要求的中药材。

在《关于进一步规范保健食品原料管理的通知》中规定，可用于保健的食品有人参、人参叶、人参果、三七、土茯苓、大蓟、女贞子、山茱萸、川牛膝、川贝母、川芎、马鹿胎、马鹿茸、马鹿骨、丹参、五加皮、五味子、升麻、天门冬、天麻、太子参、巴戟天、木香、木贼、牛蒡子、牛蒡根、车前子、车前草、北沙参、平贝母、玄参、生地黄、生何首乌、白及、白术、白芍、白豆蔻、石决明、石斛（需提供可使用证明）、地骨皮、当归、竹茹、红花、红景天、西洋参、吴茱萸、怀牛膝、杜仲、杜仲叶、沙苑子、牡丹皮、芦荟、苍术、补骨脂、诃子、赤芍、远志、麦冬、龟甲、佩兰、侧柏叶、制大黄、制何首乌、刺五加、刺玫果、泽兰、泽泻、玫瑰花、玫瑰茄、知母、罗布麻、苦丁茶、金荞麦、金樱子、青皮、厚朴、厚朴花、姜黄、枳壳、枳实、柏子仁、珍珠、绞股蓝、葫芦巴、茜草、荜茇、韭菜子、首乌藤、香附、骨碎补、党参、桑白皮、桑枝、浙贝母、益母草、积雪草、淫羊藿、菟丝子、野菊花、银杏叶、黄芪、湖北贝母、番泻叶、蛤蚧、越橘、槐实、蒲黄、蒺藜、蜂胶、酸角、墨旱莲、熟大黄、熟地黄、鳖甲。

常用药膳中药按其主要功效大致可分为解表类、清热类、祛风湿类、化湿类、利水渗湿类、理气类、消食类、理血类、温里类、化痰止咳平喘类、安神类、平肝息风类、补虚类等。

## 第一节　解表药

解表药，是指以发散表邪为主要功效，治疗表证的中药。代表药有紫苏、生姜、白芷、香薷、薄荷、桑叶、菊花、淡豆豉、葛根。此类药物大多来源于茎、叶、全草、根茎类等，辛散轻扬，不宜久煎,以免有效成分挥发而降低功效。

## 紫 苏

【基原】为唇形科一年生草本紫苏 *Perilla frutescens* (L.) Britt. 的新鲜或干燥茎、叶。

【异名】紫苏叶、紫菜。

【性味归经】辛,温。入肺、脾经。

【功效】发汗解表,行气宽中,解鱼蟹毒。

【主治】外感风寒之恶寒发热,头痛鼻塞;脾胃气滞所致的胸闷不舒,恶心呕吐;食鱼蟹中毒引起的腹痛呕泻。

【用法用量】内服:煎服,5~10g。不宜久煎。

【成分】含挥发油,其中主要为紫苏醛、左旋柠檬烯及少量 α-蒎烯等。

【药理作用】本品有解热、促进消化液分泌、增强胃肠蠕动、平喘镇咳止痉等作用。

## 白 芷

【基原】为伞形科多年生草本白芷 *Angelica dahurica* (Fisch. ex Hoffm.) Benth. et Hook. f. 或杭白芷 *Angelica dahuriea* (Fisch. ex Hoffm.) Benth. et Hook. f. var. *formosana* (Boiss.) Shan et Yuan 的干燥根。

【异名】祁白芷、禹白芷、走马芹、会白芷、香大活。

【性味归经】辛,温。入肺、胃、大肠经。

【功效】祛风散寒,通窍止痛,消肿排脓,燥湿止带。

【主治】风寒感冒,头痛,牙痛;鼻塞流涕,鼻渊鼻衄,疮疡肿毒,寒湿带下。

【用法用量】内服:煎服或捣汁服,3~9g。

【成分】本品主要含挥发油,以及欧前胡素、白当归素等多种香豆素类化合物。

【药理作用】本品有解热、镇痛、抗炎等作用。

【使用注意】本品辛香温燥,阴虚血热者忌服。

## 香 薷

【基原】为唇形科植物石香薷 *Mosla chinensis* Maxim. 或江香薷 *Mosla chinensis Jiangxiangru* 的干燥地上部分。

【异名】香菜、香戎、香茸、紫花香菜、蜜蜂草。

【性味归经】辛,微温。入肺、胃经。

【功效】发汗解表,化湿和中,利水消肿。

【主治】夏季外感风寒,内伤暑湿之阴暑证;水肿脚气。

【用法用量】内服:煎服,3~10g。

【成分】主要含挥发油,油中主要成分为香荆芥酚、百里香酚、对聚伞花素等。

【药理作用】本品有发汗解热、镇痛、镇静、抗菌、抗病毒、增强免疫力,并能刺激消化腺分泌及胃肠蠕动。

【使用注意】辛温发汗之力较强,表虚多汗者忌用。

## 薄 荷

【基原】为唇形科植物薄荷 *Mentha haplocalyx* Briq. 的新鲜或干燥地上部分。

【异名】苏薄荷、水薄荷、仁丹草、蕃荷菜、鱼香草。

【性味归经】辛,凉。入肺、肝经。

【功效】疏散风热,清利头目,利咽,透疹,疏肝行气。

【主治】外感风热及温病初起的发热,微恶风寒、头痛者;风热上攻所致头痛目赤、咽喉肿痛;麻疹初起透发不畅,或风疹瘙痒;脚气,郁滞,胸闷、胁痛。

【用法用量】内服:煎服,3～6g。

【成分】主要含挥发油,油中主要成分为薄荷醇、薄荷酮、薄荷烯酮、异薄荷酮等。

【药理作用】发汗解热、止咳祛痰、抗炎、抗菌、镇痛、止痒等作用。

【使用注意】本品芳香辛散,发汗耗气,故体虚多汗者不宜用。

## 桑　叶

【基原】为桑科植物桑 *Morus alba* L. 的干燥叶。

【异名】双叶、霜叶、霜桑叶、铁扇子。

【性味归经】甘、苦,寒。入肺、肝经。

【功效】疏散风热,清肺润燥,平抑肝阳,清肝明目。

【主治】外感风热,温病初起见发热头痛、咽喉肿痛;肺热或燥热咳嗽、痰少、鼻咽干燥;肝阳上亢,头痛眩晕,目赤昏花。

【用法用量】内服:煎服,5～9g。

【成分】含芦丁、桑苷、牛膝甾酮、槲皮素、异槲皮素、东莨菪碱等。

【药理作用】本品有抗菌、降血糖等作用,所含激素还有降血脂作用。

## 淡豆豉

【基原】为豆科植物大豆 *Clycine max*（L.）Merr. 的成熟种子的发酵加工品。

【异名】豆豉、香豆豉。

【性味归经】苦、辛,凉。入肺、胃经。

【功效】解表除烦,宣发郁热。

【主治】外感表证,风热、风寒皆可用;胸中烦闷、虚烦不眠。

【用法用量】内服:煎服,10～15g。

【成分】含大豆苷、黄豆苷、大豆素、黄豆素等异黄酮类成分,还含有胡萝卜素、维生素及微量元素。

【药理作用】本品有微弱的发汗作用,并有健胃、助消化等作用。

## 葛　根

【基原】为豆科植物野葛 *Pueraria lobata*（Willd.）Ohwi 的干燥根。

【异名】甜葛、粉葛、干葛、葛藤。

【性味归经】甘、辛,凉。入脾、胃、肺经。

【功效】解肌退热,透疹,生津止渴,升阳止泻。

【主治】外感发热,头痛项强,麻疹透发不畅,热病烦渴,内热消渴,湿热泻痢,脾虚久泻。

【用法用量】内服:煎服,10～15g。

【成分】含黄酮类物质大豆素、大豆苷、葛根素等,以及 β-谷甾醇和大量淀粉。

【药理作用】本品有扩张冠状动脉和脑血管,增加血流量,降低心肌耗氧量及降压等作用。

# 第二节  清热药

清热药,是指以清解里热为主要功效,治疗里热证的中药,如芦根、淡竹叶、荷叶、栀子、金银花、蒲公英、鱼腥草、马齿苋、橄榄、生地黄。此类药物药性大多寒凉,易伤脾胃,故脾胃虚弱、食少便溏者慎用。

## 芦　根

【基原】为禾本科植物芦苇 *Phragmites communis* Trin. 的新鲜或干燥根茎。

【异名】芦茅根、苇根、芦菇根、苇子根、甜梗子、芦芽根等。

【性味归经】甘,寒。入肺、胃经。

【功效】清热泻火,生津止渴,除烦,止呕,利尿。

【主治】热病烦渴,胃热呕吐,肺热咳嗽,肺痈咳吐脓血,热淋涩痛。

【用法用量】内服:煎服或捣汁服,干品 15～30g,鲜品加倍。

【成分】主要含碳水化合物,其主要成分为木聚糖等多聚糖类化合物,并含苜蓿素、甜菜碱、多聚醇及薏苡素等。

【药理作用】解热、镇静、镇痛、镇吐、降血压、降血糖等作用。

【使用注意】脾胃虚寒者忌服。

## 淡竹叶

【基原】为禾本科植物淡竹叶 *Lophatherum gracile* Brongn. 的干燥茎叶。

【异名】长竹叶、金竹叶、竹叶门冬青、竹叶麦冬。

【性味归经】甘、淡,寒。入心、胃、小肠经。

【功效】清热泻火,除烦止渴,利尿。

【主治】热病烦渴,口舌生疮,热淋涩痛。

【用法用量】内服:煎服,10～15g。

【成分】含三萜类化合物,如芦竹素、白茅素、蒲公英赛醇、β-谷甾醇、豆甾醇、菜油甾醇、蒲公英甾醇等。

【药理作用】本品有退热、利尿、抑菌、抗肿瘤等作用。

## 栀　子

【基原】为茜草科植物栀子 *Gardenia jasminoides* Ellis 的干燥成熟果实。

【异名】越桃、山栀。

【性味归经】苦,寒。入心、肺、三焦经。

【功效】泻火除烦,清热利湿,凉血解毒。焦栀子:凉血止血。

【主治】热病心烦,躁扰不宁,肝胆湿热郁蒸之黄疸,肝胆火热上攻之目赤肿痛,血热吐衄,火毒疮疡,红肿热痛。

【用法用量】内服:生用、浸泡、煮、煎、熬、炒黑。3～10g。

【成分】含栀子苷、去羟栀子苷、栀子酮苷、山栀子苷等环烯醚萜苷,以及京尼平苷酸、栀子素、藏红花素、藏红花酸、熊果酸等。

【药理作用】本品有抗炎、抑菌、镇静、利胆、保肝、降压、止血等作用。

【使用注意】苦寒伤胃,脾虚便溏者不宜用。

## 金银花

【基原】为忍冬科植物忍冬 *Lonicera japonica* Thund.、菰腺忍冬 *Lonicera hypoglauca* Miq.、华南忍冬 *Lonicera confusa*（Sweet）DC.或毛花柱忍冬 *Lonicera dasystyla* Rehd.的干燥花蕾或带初开的花。

【异名】忍冬花、鹭鸶花、银花、双花、二花、金藤花、双苞花、金花、二宝花。

【性味归经】甘,寒。入肺、心、胃经。

【功效】清热解毒,疏散风热。

【主治】痈肿疔疮,外感风热,温病初起,热毒血痢,大便脓血。

【用法用量】内服:煎服,10～20g;或入丸、散。

【成分】含有绿原酸、异绿原酸等酚酸,木樨草素等黄酮类,及挥发油、鞣质等。

【药理作用】本品具有广谱抗菌作用,有抗炎、解热及降低胆固醇等作用。

【使用注意】脾胃虚寒及气虚疮疡脓清者忌用。

## 蒲公英

【基原】为菊科植物蒲公英 *Taraxacum mongolicum* Hand.-Mazz.、碱地蒲公英 *Taraxacum borealisinense* Kita.或同属数种植物的新鲜或干燥全草。

【异名】婆婆丁、黄花地丁、奶汁草、黄花三七、黄花草。

【性味归经】苦、甘,寒。入肝、胃经。

【功效】清热解毒,消肿散结,利湿通淋。

【主治】痈肿疔毒,乳痈内痈,热淋涩痛,湿热黄疸,肝火上炎引起的目赤肿痛。

【用法用量】内服:煎服,10～15g。外用:鲜品适量,捣敷或煎汤熏洗患处。

【成分】含蒲公英甾醇、蒲公英素、胆碱、菊糖、果胶、树脂等。

【药理作用】本品有抗菌、利胆、保肝、抗内毒素、抗肿瘤、利尿等作用。

【使用注意】用量过大可致缓泻。

## 鱼腥草

【基原】为三白草科植物蕺菜 Houttuynia cordata Thunb.的新鲜或干燥带根全草。

【异名】侧耳根、九节莲、蕺草、岑草、野花麦、臭猪菜。

【性味归经】辛,微寒。入肺经。

【功效】清热解毒,消痈排脓,利尿通淋。

【主治】肺痈吐脓,肺热咳嗽,热毒疮毒,湿热淋证。

【用法用量】内服:煎服,15～30g。

【成分】本品含挥发油、鱼腥草素、蕺菜碱、槲皮苷、绿原酸、亚油酸、氯化钾等。

【药理作用】本品有抗菌、抗炎、镇痛、利尿、镇咳、平喘等作用。

【使用注意】含挥发油,不宜久煎。虚寒证及阴证疮疡者忌服。

## 马齿苋

【基原】为马齿苋科植物马齿苋 *Portolaca oleracea* L.的新鲜或干燥地上部分。

【异名】马齿菜、安乐草、五行草、酱瓣豆草。

【性味归经】酸,寒。入肝、大肠经。

【功效】清热解毒,凉血止血,止痢。

【主治】热毒血痢,热毒疮疡,崩漏,便血。

【用法用量】内服:煎服,干品15～30g,鲜品30～60g。

【成分】含三萜醇类、黄酮类、氨基酸、有机酸及糖类等。

【药理作用】本品有抗菌、抗氧化、利尿、降低胆固醇、增强豚鼠离体回肠收缩、收缩子宫、延缓衰老和润肤美容等作用。

【使用注意】脾胃虚寒,肠滑作泻者及孕妇忌服。

### 木蝴蝶

【基原】为紫葳科植物木蝴蝶属植物木蝴蝶 *Oroxylum indicum* (L.)Kurz [*Bignonia indica* L.]的成熟种子。

【异名】千张纸、玉蝴蝶、故纸、白千层。

【性味归经】苦、甘,微寒。入肺、肝、胃经。

【功效】润肺利咽,疏肝和胃,敛疮生肌。

【主治】咽痛喉痹、声音嘶哑、咳嗽、肝胃气痛、疮疡久溃不敛。

【用法用量】内服:煎汤,6～9g。

【成分】含脂肪油、黄酮类、苯乙酮、苯甲酸等成分。

【药理作用】有抗白内障、利胆、利尿、降胆固醇的作用。

### 生地黄

【基原】为玄参科植物地黄 *Rehmannia glutinosa* Libosch. 的新鲜或干燥块根。

【异名】生地、地黄、怀生地。

【性味归经】甘,寒。入心、肝、肾经。

【功效】清热凉血,养阴生津。

【主治】热入营血之舌绛烦渴,斑疹吐衄;阴虚内热之骨蒸劳热,便血崩漏,津伤口渴,内热消渴,肠燥便秘。

【用法用量】内服:煎服,10～15g,鲜品用量加倍。

【成分】本品含环烯醚萜、单萜及其苷类,另含苯甲酸、苯乙酸等多种有机酸、甾醇等。

【药理作用】本品有抗炎、抗过敏、镇静、降压、强心、利尿等作用。

【使用注意】脾虚湿滞、腹满便溏者不宜使用。

# 第三节　祛风湿药

凡以祛除风湿之邪、解除痹痛为主要作用的药物,称为祛风湿药。

本类药物能祛除留着于肌表、经络的风湿之邪,其中部分药物还分别具有舒筋、通络、止痛、强筋骨等作用,适用于风湿痹痛、筋脉拘急、麻木不仁、半身不遂、腰膝酸痛、下肢痿弱等症。可根据痹病的性质、部位等具体情况,选用相应的祛风湿药物,并予以适当配伍。如病邪在表,或疼痛偏于上部者,配祛风解表药;病邪入络、血凝气滞者,配活血通络药;寒湿偏盛者,配温经药;郁久化热者,配清热药;病久气血不足者,配益气养血药;肝肾亏损,腰痛脚弱者,配补养肝肾药等。本类药物多辛温香燥,易耗伤阴血,故阴亏血虚者应慎用。

## 独　活

【基原】为伞形科多年生草本植物重齿毛当归 *Angelica pubescens* Maxim. f. *biserrata* Shan et Yuan 的根。

【异名】大活、山大活、玉活、胡王使者、独摇草、独滑、长生草、川独活、肉独活、香独活、绩独活。

【性味归经】辛、苦，微温。入肾、膀胱经。

【功效】祛风胜湿，解表散寒，止痛。

【主治】风寒湿痹；风寒表证，挟有湿邪；少阴头痛。

【用法用量】内服：煎汤，3～10g；或浸酒；或入丸、散。外用：适量，煎汤洗。

【成分】根中有香豆素类化合物如香柑内酯、花椒毒素等，还含有 γ-氨基丁酸及挥发油。

【药理作用】具有解痉、镇痛、镇静和抗炎、抗菌作用；对血小板聚集有抑制作用，并可收缩血管；有抗肿瘤及光敏等作用。

【使用注意】本品性温，易伤阴液，所以阴虚血燥者慎服。

## 威灵仙

【基原】为毛茛科植物威灵仙 *Clematis chinensis* Osbeck 、棉团铁线莲 *Clematis hexapetala* Pall. 或东北铁线莲 *Clematis manshurica* Rupr. 的干燥根及根茎。

【异名】铁脚威灵仙、老虎须、百条根、铁扇扫。

【性味归经】辛、咸，微温；有小毒；入膀胱经。

【功效】祛风除湿，通络止痛，治骨鲠。

【主治】风寒湿痹，腰膝冷痛，肢体麻木，筋脉拘挛，屈伸不利，脚气肿痛，胸膈痰饮，诸骨哽咽。

【用法用量】内服：煎汤，6～9g；浸酒或入丸散。外用：适量捣敷。

【成分】威灵仙的根含白头翁素、β-谷甾醇、白头翁内酯、糖类、皂苷、酚类、氨基酸等。叶含内酯、三萜、酚类、氨基酸、有机酸等。棉团铁线莲的叶含 0.82％香豆精类、0.23％山奈酚等黄酮类及生物碱、挥发油、树脂等，不含有皂苷、鞣质或强心苷类。东北铁线莲的根以三萜皂苷为主要成分，如铁线莲苷 A、铁线莲苷 B、铁线莲苷 C。黄药子及其变种的根含皂苷、常春藤皂苷元。

【药理作用】具有降血糖、降血压、抗利尿等作用。

【使用注意】气血亏虚及孕妇慎服。

## 木　瓜

【基原】蔷薇科落叶灌木贴梗海棠 *Chaenomeles speciosa*（Sweet）Nakai 的干燥近成熟果实。

【异名】木瓜实、铁脚梨。

【性味归经】酸，温。入肝、脾经。

【功效】祛风湿，舒筋活络，和胃化湿。

【主治】风湿痹病，筋脉拘挛，亦常用于腰膝关节酸重疼痛；筋急项强，不可转侧；脚气水肿；湿浊中焦之腹痛吐泻转筋；消食作用，用于消化不良；生津止渴，治津伤口渴。

【用法用量】内服：煎汤，6～9g。

【成分】含齐墩果酸、苹果酸、枸橼酸、酒石酸以及皂苷等。

【药理作用】木瓜混悬液有保肝作用；新鲜木瓜汁和木瓜煎剂对肠道菌和葡萄球菌有明显的抑制作用；其提取物对小鼠艾氏腹水癌及腹腔巨噬细胞吞噬功能有抑制作用。

【使用注意】内有郁热，小便短赤者忌服。由于木瓜中的番木瓜碱对人体有小毒，故每次食量不宜过多，过敏体质者应慎食。木瓜可引起子宫收缩，导致腹痛，甚至流产，所以孕妇禁用。此外，胃酸过多者不宜用。

## 桑 枝

【基原】为桑科植物桑 *Morus alba* L. 的干燥嫩枝。

【异名】桑条。

【性味归经】微苦，平。入肝经。

【功效】祛风湿，利关节。

【主治】风湿痹病，尤宜于风湿热痹，肩臂、关节酸痛麻木者；利水，治水肿；祛风止痒，治白癜风、皮疹瘙痒。

【用法用量】内服：煎汤，9～15g。外用：适量。

【成分】含鞣质、蔗糖、果糖、水苏糖、麦芽糖、葡萄糖、阿拉伯糖、木糖等。近来从桑枝水提取物中分得 4 个多羟基生物碱及 2 个氨基酸（γ-氨基丁酸和 L-天门冬氨酸）。

【药理作用】桑枝有较强的抗炎活性，可提高人体淋巴细胞转化率，具有增强免疫的作用。

## 桑寄生

【基原】为桑寄生科常绿小灌木植物桑寄生 *Taxillus chinensis*（DC.）Danser 和槲寄生 *Viscum coloratum*（Komar.）Nakai 的带叶茎枝。

【异名】莺、寄生树、寄生草、窝木。

【性味归经】苦、甘，平。入肝、肾经。

【功效】祛风湿，补肝肾，强筋骨，安胎元。

【主治】风湿痹病，对痹病日久、伤及肝肾、腰膝酸软、筋骨无力者尤宜；崩漏经多，妊娠漏血，胎动不安；降血压，可用于高血压病。

【用法用量】内服：煎汤，10～20g。

【成分】叶中含槲皮素、槲皮苷、萹蓄苷等黄酮类化合物，及少量的右旋儿茶酚。

【药理作用】具有降压、镇静、利尿作用，能舒张冠状血管，增加冠脉流量，对脊髓灰质炎病毒有抑制作用。槲寄生也有降血压作用。

## 丝瓜络

【基原】葫芦科植物丝瓜 *Luffa cylindrica*（L.）Roem. 的干燥成熟果实的维管束。

【异名】丝瓜网、丝瓜筋、瓜络。

【性味归经】甘，平。入肺、胃、肝经。

【功效】祛风，通络，活血，下乳。

【主治】风湿痹病，筋脉拘挛，肢体麻痹，气血瘀滞之胸胁胀痛，乳汁不通，乳痈，治跌打损伤、胸痹等。

【用法用量】内服：煎服，4.5～9g。外用：适量。

【成分】含木聚糖、甘露聚糖、半乳聚糖等。

【药理作用】丝瓜络水煎剂有明显的镇痛、镇静、止咳、降血脂和抗炎作用。

# 第四节　化湿药

凡气味芳香,具有化湿运脾功效,以治疗湿阻中焦证的药物,称为芳香化湿药。脾恶湿而喜燥,若湿浊内阻中焦,则脾胃运化失常。芳香化湿药辛香温燥,可疏畅气机,宣化混浊,健脾醒胃,适用于脾胃湿困,运化失职而致的脘腹痞满、呕吐泛酸、大便溏薄、口甘多涎、食少体倦、舌苔白腻等证。此外,湿温、暑湿等证,亦可选用。

湿有寒湿、湿热之分,使用化湿药时应根据湿的不同性质进行配伍:寒湿者,配温里药;湿热者,配清热燥湿药。又湿性黏滞,湿阻则气滞,行气有助于化湿,故使用化湿药时,常配伍行气药。脾弱则生湿,脾虚而生湿者,须配补脾的药物,以培其本。

本类药偏于温燥,易致伤阴,阴虚者应慎用。又因其芳香,含挥发油,入汤剂不宜久煎,以免降低药效。

## 苍　术

【基原】为菊科植物茅苍术 *Atractylodes lancea* (Thunb.)DC. 或北苍术 *Atractylodes chinensis* (DC.) Koidz. 的干燥根茎。

【异名】山精、赤术、青术。

【性味归经】辛,苦,温。入脾、胃、肝经。

【功效】燥湿健脾,祛风散寒,明目。

【主治】湿阻中焦,脾失健运而致脘腹胀闷,呕恶食少,吐泻乏力,舌苔白腻;风湿痹病;风寒挟湿表证。此外,本品尚能明目,用于夜盲症及眼目昏涩。

【用法用量】内服:煎服,5～10g。

【成分】主要含挥发油,油中主含苍术素、丁香烯等,尚含少量苍术酮、维生素 A、B 族维生素及菊糖。

【药理作用】其挥发油有明显的抗副交感神经介质乙酰胆碱引起的肠痉挛;对交感神经介质肾上腺素引起的肠肌松弛,苍术制剂能促进肾上腺抑制作用的振幅恢复。苍术醇有促进胃肠运动作用,对胃平滑肌也有微弱收缩作用。苍术挥发油对中枢神经系统,小剂量呈镇静作用,同时使脊髓反射亢进;大剂量则呈抑制作用。苍术煎剂有降血糖作用,同时具排钠、排钾作用。苍术中所含维生素 A 样物质可治疗夜盲及角膜软化症。

【使用注意】阴虚内热,气虚多汗者忌用。

## 厚　朴

【基原】为木兰科植物厚朴 *Magnolia officinalis* Rehd. et Wils. 或凹叶厚朴 *Magnolia officinalis* Rehd. et Wils. var. *biloba* Rehd. et Wils. 的干燥干皮、根皮及枝皮。

【异名】厚皮、重皮、赤朴、川朴。

【性味归经】苦,辛,温。入脾、胃、肺、大肠经。

【功效】燥湿消痰,下气除满,消积平喘。

【主治】湿阻中焦之脘腹胀满,食积气滞之腹胀便秘,痰饮喘咳,梅核气。

【用法用量】内服:煎服,3～10g,或入丸、散。

【成分】含厚朴酚、和厚朴酚等木脂素类化合物，β-桉叶醇、荜澄茄醇等挥发油，此外，还含有少量的木兰箭毒碱、厚朴碱及鞣质等。

【药理作用】厚朴煎剂对肺炎球菌、白喉杆菌、溶血性链球菌、枯草杆菌、痢疾志贺菌、金黄色葡萄球菌、炭疽杆菌及若干皮肤真菌均有抑制作用。厚朴碱、异厚朴酚有明显的中枢性肌肉松弛作用。厚朴碱、木兰箭毒碱能松弛横纹肌。小剂量厚朴煎剂可出现兴奋，大剂量则为抑制作用。厚朴酚对实验性胃溃疡有防治作用。厚朴有降压作用，降压时反射性地引起呼吸兴奋，心率增加。

【使用注意】辛苦温燥湿，易耗气伤津，故气虚津亏者及孕妇当慎用。

## 佩 兰

【基原】为菊科植物佩兰 *Eupatorium fortunei* Turcz. 的干燥地上部分。

【异名】兰草、兰泽、针尾凤。

【性味归经】辛，平。入脾、胃、肺经。

【功效】化湿解暑，醒脾开胃。

【主治】湿阻中焦所致多涎、口中甜腻、口臭等症，暑湿，湿温。

【用法用量】内服：煎服，5～10g。鲜品加倍。

【成分】全草含挥发油，油中含对聚伞花素（对异丙基甲苯）、乙酸橙花醇酯；叶含蒲公英甾醇、蒲公英甾醇乙酸酯、豆甾醇、β-谷甾醇以及生物碱等成分。

【药理作用】佩兰水煎剂对白喉杆菌、金黄色葡萄球菌、八叠球菌、变形杆菌、伤寒杆菌有抑制作用。其挥发油及油中所含的伞花烃、乙酸橙花酯对流感病毒有直接抑制作用。佩兰挥发油及其有效单体对伞花烃灌胃具有明显祛痰作用。

## 藿 香

【基原】为唇形科植物广藿香 *Pogostemon cablin*（Blanco）Benth. 的地上部分。

【异名】土藿香、青茎薄荷、绿薄荷、苏藿香。

【性味归经】辛，微温。入脾、胃、肺经。

【功效】化湿，和中止呕，发表解暑。

【主治】湿阻中焦所致的脘腹痞闷、神疲体倦、少食作呕等症，湿浊中阻所致的呕吐，暑湿，湿温。

【用法用量】内服：煎服，5～10g。鲜品加倍。

【成分】含挥发油约1.5％，油中主要成分为百秋李醇、广藿香醇，其他成分有苯甲醛、丁香油酚、桂皮醛等。另有多种其他倍半萜，如竹烯等，还含有一定生物碱类。

【药理作用】挥发油能促进胃液分泌，增强消化力，对胃肠有解痉作用；有防腐和抗菌作用；此外，尚有收敛止泻、扩张微血管而略有发汗等作用。

【使用注意】阴虚血燥者不宜用。

## 砂 仁

【基原】为姜科植物阳春砂 *Amomun villosum* Lour.、绿壳砂 *Amomum villosum* Lour. Var. *xanthioides* T. L. Wu et Senjen 或海南砂 *Amomum longiligulare* T. L. Wu 的干燥成熟果实。

【异名】缩砂仁、缩砂蜜。

【性味归经】辛,温。入脾、胃、肾经。

【功效】化湿行气,温中止泻,理气安胎。

【主治】湿阻或气滞所致脘腹胀痛等脾胃不和诸证常用,尤其寒湿气滞者最为适宜;脾胃虚寒吐泻;气滞妊娠恶阻及胎动不安。

【用法用量】内服:煎服,3~6g,入汤剂宜后下。

【成分】缩砂仁含挥发油,油中主要成分为右旋樟脑、樟脑、乙酰龙脑酯、柠檬烯、橙花叔醇等,并含皂苷。缩砂仁含挥发油,油中主要成分为樟脑、橙花椒醇等。

【药理作用】本品煎剂可增强胃的功能,促进消化液的分泌,增进肠道运动,排出消化管内的积气,起到帮助消化,消除肠胀气等症状。砂仁能明显抑制因 ADP 所致家兔血小板聚集,对花生四烯酸诱发的小鼠急性死亡有明显保护作用,同时有明显的对抗由胶原和肾上腺素所诱发的小鼠急性死亡作用。

【使用注意】阴虚血燥者慎用。

### 白豆蔻

【基原】为姜科植物白豆蔻 *Amomum kravanh* Pierre ex Gagnep. 或瓜哇白豆蔻 *Amomum compactum* Soland ex Maton 的干燥成熟果实。

【异名】紫豆蔻、白蔻仁、白豆蔻。

【性味归经】辛,温。入肺、脾、胃经。

【功效】化湿行气,温中止呕。

【主治】湿阻中焦及脾胃气滞证;呕吐,尤以胃寒湿阻气滞的呕吐最为适宜。

【用法用量】内服:煎服,3~6g,入汤剂宜后下。

【成分】主安含桉油精β-蒎烯、α-蒎烯、丁香烯、乙酸龙脑酯等挥发油成分。

【药理作用】能促进胃液分泌,增进胃肠蠕动,制止肠内异常发酵,祛除胃肠积气,故有良好的芳香健胃、止呕作用。挥发油对豚鼠实验性结核,能增强小剂量链霉素作用。

【使用注意】阴虚血燥者慎用。

# 第五节 利水渗湿药

凡以通利水道、渗泄水湿为主要作用的中药,称为利水渗湿药。此类药物药性平,味多甘淡,主入膀胱、脾、肾经。药性下行,能通畅小便,增加尿量,促进体内水湿之邪的排泄,故有利水渗湿的作用。有的药物性寒凉,又有清热利湿、止泻止痢止带、利胆退黄、通淋止痛、利尿排石等作用。利水渗湿药应用不当,容易耗伤阴液,阴虚津伤者应慎用。

### 茯苓

【基原】为多孔菌科真菌茯苓 *Poriacocos* (Schw.) Wolf 的干燥菌核。

【异名】茯菟、不死面、松薯、松苓。

【性味归经】甘、淡,平。入心、脾、肾经。

【功效】渗湿利水,健脾,宁心。

【主治】水肿,为利水消肿之要药;痰饮之目眩心悸;健脾渗湿而止泻,尤宜于脾虚湿盛泄泻;心脾两虚,气血不足之心悸、健忘、失眠。

【用法用量】内服:煎服,9～15g。

【成分】含β-茯苓聚糖,约占干重的93%,另含茯苓酸、蛋白质、脂肪、卵磷脂、胆碱、组氨酸、麦角甾醇等。

【药理作用】茯苓煎剂、糖浆剂、醇提取物、乙醚提取物,分别具有利尿、镇静、抗肿瘤、降血糖、增加心肌收缩力、护肝、降低胃液分泌、抑制胃溃疡的作用。茯苓多糖能增强免疫力。

【使用注意】虚寒精滑者忌服。

## 泽　泻

【基原】为泽泻科植物泽泻 *Alisma orientalis*(Sam.)Juzep. 的干燥块茎。

【异名】水泻、泽芝、天鹅蛋。

【性味归经】甘、淡,寒。入肾、膀胱经。

【功效】利水消肿,渗湿泻热,化浊降脂。

【主治】水肿,小便不利,泄泻,热淋涩痛,遗精。

【用法用量】内服:煎服,5～10g。

【成分】主要含泽泻醇A、泽泻醇B、泽泻醇C、少量挥发油、生物碱、黄酮、磷脂、蛋白质等。

【药理作用】有利尿作用,能增加尿量,增加尿素与氯化物的排泄,对肾炎患者利尿作用更为明显;有降血压、降血糖、抗脂肪肝作用;对金黄色葡萄球菌、肺炎双球菌、结核杆菌有抑制作用。

## 薏苡仁

【基原】为禾本科植物薏苡 *Coix lacryma-jobi* L. var. mayuen(Roman.)Stapf 的干燥成熟种仁。

【异名】苡仁、薏米、裕米、益米。

【性味归经】甘、淡,凉。入脾、胃、肺经。

【功效】利水渗湿,健脾,除痹,清热排脓,解毒散结。

【主治】脾虚湿盛之水肿,腹胀、小便不利、脚气;脾虚湿盛之泄泻;湿痹筋脉之挛急疼痛;肺痈胸痛,咳吐脓痰,肠痈。

【用法用量】内服:煎服,9～30g。清利湿热宜生用,健脾止泻宜炒用。

【成分】本品含薏苡仁酯、甾醇酯、薏苡多糖A、薏苡多糖B、薏苡多糖C、氨基酸、维生素$B_1$等。

【药理作用】薏苡仁煎剂、醇及丙酮提取物对癌细胞有明显抑制作用,薏苡仁内酯对小肠有抑制作用;其脂肪油能使血清钙、血糖量下降,并有解热、镇静、镇痛作用。

【使用注意】津液不足者慎用。

## 猪　苓

【基原】为多孔菌科真菌猪苓 *Polyporus umbellatus*(pers.)Fries 的干燥菌核。

【异名】豕苓、猪屎苓、猪茯苓。

【性味归经】甘、淡,平。入肾、膀胱经。

【功效】利水,渗湿。

【主治】水肿,小便不利,泄泻。

【用法用量】内服:煎服,5～10g。

【成分】含猪苓多糖、麦角甾醇,还含有机酸、蛋白质等。

【药理作用】猪苓的利尿机制是通过抑制肾小管对水及电解质的重吸收实现的;猪苓多糖有抗肿瘤、防治肝炎的作用;猪苓水及醇提取物分别有促进免疫及抗菌作用。

## 冬瓜皮

【基原】为葫芦科植物冬瓜 *Benincasa hispida*（Thunb.）Cogn. 的干燥外层果皮。

【异名】

【性味归经】甘,凉。入脾、小肠经。

【功效】利水消肿,清热解暑。

【主治】水肿,暑热证。

【用法用量】煎服,15～30g。

【成分】含 E-2-乙烯醛、正乙烯醛及三萜类化合物、烟酸、胡萝卜素、葡萄糖、果糖、蔗糖、有机酸、维生素等。

【药理作用】本品有利尿、清解暑热等作用。有实验证实,非肾性水肿恢复期患者内服冬瓜皮煎剂 100g,并饮水 1000ml,在服药后 2 小时内排出尿量较对照组显著增加,2～4 小时则较对照组减少。

## 荷　叶

【基原】为睡莲科植物莲 *Nelumbo nucifera* Gasertn 的叶。

【异名】蕸。

【性味归经】苦、涩,平。入心、肝、脾经。

【功效】消暑利湿,健脾升阳,散瘀止血。

【主治】暑热烦渴,头痛眩晕,水肿,食少腹胀,泻痢,白带,脱肛,吐血,衄血,咯血,便血,崩漏,产后恶露不净,损伤瘀血。

【用法用量】内服:干荷叶 15～30g,鲜荷叶 30～60g。

【成分】含有荷叶碱、原荷叶碱、柠檬酸、苹果酸、葡萄糖酸、琥珀酸、黄酮、维生素 C 等。

【药理作用】荷叶具有解热、抑菌、解痉、抗氧化、降血脂等作用。

【使用注意】孕妇如果饮用大量的荷叶茶,可能会造成贫血。荷叶中的荷叶碱能中和油脂,不利于为孕妇提供营养,故孕妇禁用。素有胃寒疼痛或体虚气弱之人忌食。

## 车前子

【基原】为车前科植物车前 *Plantago asiatica* L. 或平车前 *Plantago depressa* Willd. 的干燥成熟种子。

【异名】车前实、虾蟆衣子、车前仁。

【性味归经】甘,寒。入肝、肾、肺、小肠经。

【功效】利尿通淋,渗湿止泻,明目,祛痰。

【主治】淋证,水肿,泄泻,目赤肿痛,目暗昏花,翳障,痰热咳嗽。

【用法用量】内服:煎服,9～15g,宜包煎。

【成分】含京尼平苷酸、毛蕊花糖苷、车前子酸、琥珀酸、车前烯醇、腺嘌呤、胆碱、车前子碱、维生素 A、维生素 B 等。

【药理作用】本品有显著利尿作用,还能促进呼吸道黏液分泌,稀释痰液,故有祛痰作用;对各种杆菌和葡萄球菌均有抑制作用。车前子提取液有预防肾结石形成的作用。

【使用注意】肾虚遗精者慎用。

## 滑 石

【基原】为硅酸盐类矿物滑石族滑石，主含含水硅酸镁$[Mg_3(Si_4O_{10})(OH)_2]$。

【异名】脱石、番石、画石、留石。

【性味归经】甘、淡，寒。入膀胱、肺、胃经。

【功效】利尿通淋，清热解暑，收湿敛疮。

【主治】淋证，如热淋、石淋、尿热涩痛；暑湿，湿温；外用能清热收湿敛疮，治湿疮、湿疹、痱子。

【用法用量】内服：煎服，10～20g，宜包煎。外用：适量。

【成分】含有水硅酸镁、氧化铝、氧化镍等。

【药理作用】本品有吸附和收敛作用。内服能保护肠壁，外用滑石粉撒布创面形成被膜，有保护创面、吸收分泌物、促进结痂的作用。在体外，10％滑石粉对伤寒杆菌、甲型副伤寒杆菌有抑制作用。

【使用注意】脾虚、热病伤津及孕妇忌用。

# 第六节　行气药

凡疏畅气机，调理气分病，治疗气滞证的药物，称为行气药。行气药大多气香性温，其味辛苦，善于行散或泄降，具有疏肝解郁、调气理脾、行气止痛等功效，适用于气机不畅所致的气滞、气逆等证。

## 陈 皮

【基原】为芸香科植物橘 *Citrus reticulata* Blanco 及其栽培变种的成熟干燥果皮。

【异名】橘皮、广陈皮、新会皮。

【性味归经】辛、苦，温。入脾、肺经。

【功效】理气健脾，燥湿化痰。

【主治】寒湿阻中之脾胃气滞证；呕吐，呃逆；湿痰、寒痰咳嗽；胸痹。

【用法用量】内服：煎服，3～9g。

【成分】含有川陈皮素、橙皮苷、新橙皮苷、橙皮素等，还含有辛弗林、挥发油等。陈皮挥发油含量为1.5％～2.0％，广陈皮挥发油含量为1.2％～3.2％，其成分有α-侧柏烯、柠檬烯等。

【药理作用】挥发油对消化道有一定的刺激作用，有利于胃肠积气的排出，促进胃液分泌，帮助消化；能刺激呼吸道黏膜，使分泌增加，痰液稀释而易于排出；降低毛细血管脆性，防止微血管出血；黄酮苷有降低血脂作用。

## 青 皮

【基原】为芸香科植物橘 *Citrus reticulata* Blanco 及其栽培变种的幼果或未成熟果实的干燥果皮。

【异名】青橘皮、青柑皮。

【性味归经】苦、辛，温。入肝、胆、胃经。

【功效】疏肝破气,消积化滞。

【主治】肝郁气滞之胸胁胀痛、疝气疼痛、乳房肿痛;气滞,脘腹疼痛;气滞血瘀之癥瘕积聚,久疟痞块等。

【用法用量】内服:煎服,3～9g。醋炙后疏肝止痛力增强。

【成分】主要成分与陈皮相似,但含量有所不同,如所含辛弗林比陈皮为高。另外含多种氨基酸,如天门冬氨酸、谷氨酸、脯氨酸等。

【药理作用】本品所含挥发油对胃肠道有温和的刺激作用,能促进消化液的分泌,排除肠内积气。其煎剂能抑制肠管平滑肌,呈解痉作用。此作用强于陈皮。本品对胆囊平滑肌有舒张作用,有利胆作用。静脉注射青皮注射液对猫、兔、大鼠有显著的升压作用,对蟾蜍心肌的兴奋性、收缩性、传导性和自律性均有明显的正性作用。其挥发油中的柠檬烯有祛痰、扩张支气管、平喘作用。

## 枳 实

【基原】为芸香科植物酸橙 *Citrus aurantium* L. 及其栽培变种或甜橙 *Citrus sinensis* Osbeck 的干燥幼果。

【异名】鹅眼枳实。

【性味归经】苦、辛、酸,微寒。入脾、胃经。

【功效】破气除痞,化痰消积。

【主治】胃肠饮食积滞之脘腹痞满胀痛,湿热泻痢;胸痹、结胸;气血阻滞之胸胁疼痛;产后血瘀腹痛。

【用法用量】内服:煎服,3～9g,大量可用至 30g。炒后药性较平和。

【使用注意】孕妇慎用。

【成分】本品主要含橙皮苷、新橙皮苷、柚皮苷、野漆树苷、忍冬苷、N-甲基酪胺、辛弗林、去甲肾上腺素、色胺诺林等。另外,尚含脂肪、蛋白质、胡萝卜素、维生素 $B_2$、钙、磷、铁等。

【药理作用】枳实能缓解乙酰胆碱或氯化钡所致的小肠痉挛,可使胃肠收缩节律增加;能使胆囊收缩、奥狄氏括约肌张力增加;可抑制血栓形成,抗溃疡。枳实或枳壳煎剂对已孕、未孕小白鼠离体子宫有抑制作用,对已孕、未孕家兔离体、在体子宫均呈兴奋作用。枳实、枳壳煎剂或酊剂静脉注射对动物离体心脏有强心作用,枳实注射液静脉注射能增加冠脉、脑、肾血流量,降低脑、肾血管阻力,枳实煎剂及枳壳的乙醇提取液给麻醉犬、兔静脉注射有明显的升高血压作用。

## 佛 手

【基原】为芸香科植物佛手 *Citrus medica* L. var. *sarcodactylis* Swingle 的干燥果实。

【异名】佛柑。

【性味归经】辛、苦、酸,温。入肝、脾、胃、肺经。

【功效】疏肝解郁,理气和中,燥湿化痰。

【主治】肝郁胸胁胀痛,脾胃气滞之脘腹胀痛,呕恶食少,久咳痰多,胸闷作痛。

【用法用量】内服:煎服,3～9g。

【成分】含挥发油、佛手内酯、柠檬内酯、橙皮苷、布枯叶苷(地奥明),以及萜类成分、多糖、有机酸等。

【药理作用】佛手醇提取物对大鼠、兔离体肠道平滑肌有明显的抑制作用,对豚鼠离体心脏有扩张冠状血管、增加冠脉血流量的作用,高浓度时抑制心肌收缩力、减缓心率、降低血压、保护实验性心肌缺血;佛手煎剂有一定的平喘、祛痰作用;佛手多糖对多环节免疫功能有明显促进作用,可促进腹腔巨噬细胞的吞噬功能,明显对抗环磷酰胺所致的免疫功能低下。

## 香　橼

【基原】为芸香科植物枸橼 Gitrus medica L. 或香圆 Gitrus wilsonii Tanaka 的成熟果实。

【异名】钩缘子、香泡树。

【性味归经】辛、苦、酸,温。入肝、脾、肺经。

【功效】疏肝解郁,理气和中,燥湿化痰。

【主治】肝郁之胸胁胀痛,脾胃之气滞脘腹胀痛、痰多、咳嗽、胸闷、胸膈不利等。

【用法用量】内服:煎服,3~9g。

【成分】含橙皮苷、柠檬酸、苹果酸、维生素 C、鞣质及挥发油等。

【药理作用】香橼具有抗炎、抗病毒、促进胃肠蠕动、健胃及祛痰作用。

## 木　香

【基原】为菊科植物木香 *Aucklandia lappa* Decne.、川木香 *Vladimiria souliei*（Franch.）Ling 的根。

【异名】五香、五木香、广木香。

【性味归经】辛、苦,温。入脾、胃、大肠、胆、三焦经。

【功效】行气止痛,健脾消食,醒脾开胃。

【主治】脾胃气滞,湿热泻痢之里急后重,腹痛胁痛,黄疸,疝气疼痛,胸痹。

【用法用量】内服:煎服,1.5~6g。生用行气力强,煨用行气力缓而实肠止泻,用于泄泻腹痛。

【成分】含挥发油,油中成分为紫杉烯、α-紫罗兰酮、木香烯内酯、α-木香烯、β-木香烯、木香内酯、二氢脱氢木香内酯、木香醇、水芹烯等。有机酸成分有棕榈酸、天台乌药酸,其他还有甘氨酸、瓜氨酸等 20 种氨基酸及胆胺、木香碱等成分。

【药理作用】木香提取液对动物离体胃肠道有兴奋或抑制的双向作用,能促进消化液分泌;能通过胃肠蠕动加快、促进胃排空,明显拮抗大鼠急性胃黏膜损伤,溃疡抑制率达 100%;有明显的利胆、松弛气管平滑肌、利尿及促进纤维蛋白溶解等作用,能抑制链球菌、金黄色葡萄球菌与白色葡萄球菌的生长。

## 香　附

【基原】为莎草科植物莎草 *Cyperus rotundus* L. 的根茎。

【性味归经】辛、微苦、微甘,平。入肝、脾、三焦经。

【功效】疏肝解郁,调经止痛,理气调中。

【主治】胁痛,腹痛,月经不调,痛经,乳房胀痛。

【用法用量】内服:煎服,6~9g。醋炙后疏肝、止痛力增强。

【成分】含挥发油。油中主要成分为 β-蒎烯、香附子烯、α-香附酮、β-香附酮、广藿香烯酮、α-莎草醇、β-莎草醇、柠檬烯等。此外,尚含生物碱、黄酮类及三萜类等。

【药理作用】5%香附浸膏对实验动物离体子宫有抑制作用,能降低其收缩力和张力;香附挥发油有轻度雌激素样作用；水煎剂可明显增加胆汁流量，保护肝细胞，降低肠管紧张性和拮抗乙酰胆碱；其总生物碱、苷类、黄酮类及酚类化合物的水溶液有强心、减慢心律及降低血压的作用；香附油对金黄色葡萄球菌有抑制作用，其提取物对某些真菌有抑制作用。

## 沉　香

【基原】为瑞香科植物沉香 *Aquilaria agallocha* Roxb. 及白木香 *Aquilaria sinensis* (Lour.)Gilg 含有树脂的木材。

【异名】沉水香。

【性味归经】辛、苦，微温。入脾、胃、肾经。

【功效】行气止痛，温中止呕，纳气平喘。

【主治】胸腹阴寒，气滞胀痛，胃寒呕吐。肾虚、肾不纳气之虚喘证。

【用法用量】内服：煎服，1.5～4.5g，宜后下；或磨汁冲服，或入丸、散剂，每次 0.5～1g。

【成分】含挥发油和树脂等，成分有白木香酸、白木香醛、沉香螺醇、白木香醇、苄基丙酮、呋喃白木香醛、呋喃白木香醇等，还有酚性成分等。

【药理作用】本品水煎液对家兔离体小肠运动有抑制作用，能使麻醉猫注射乙酰胆碱后肠管收缩幅度减少，蠕动减慢；对结核杆菌、伤寒杆菌、福氏痢疾杆菌均有较强的抗菌作用。沉香所含挥发油有促进消化液及胆汁分泌的作用，此外，还有麻醉、止痛、松弛骨骼肌等作用。

【使用注意】本品辛温助热，阴虚火旺或气虚下陷者慎用。

## 薤　白

【基原】为百合科植物小根蒜 *Allium macrostemon* Bge. 或薤 *Allium chinenses* G. Don 的地下干燥鳞茎。

【异名】薤根、野蒜、小独蒜。

【性味归经】辛、苦，温。入心、胃、大肠经。

【功效】通阳散结，行气导滞。

【主治】阴寒凝滞，胸阳闭结之胸痹，脘腹痞满，胀痛，泻痢，里急后重。

【用法用量】内服：煎服，5～9g。

【成分】含大蒜氨酸、甲基大蒜氨酸、大蒜糖等，醇提取物含有前列腺素 $A_1$ 和前列腺素 $B_1$ 等。

【药理作用】薤白提取物能明显降低血清过氧化脂质，抗血小板凝集，降低动脉脂质斑块，具有预防实验性动脉粥样硬化作用；对动物（大鼠、小鼠）心肌缺氧、缺血及缺血再灌注心肌损伤有保护作用。薤白煎剂对痢疾杆菌、金黄色葡萄球菌、肺炎球菌有抑制作用。

## 刀　豆

【基原】为豆科植物刀豆 *Canavalia gladiata* (Jacq.) DC. 的成熟种子。

【异名】刀豆子、挟剑豆、大刀豆、刀鞘豆。

【性味归经】甘，温。入胃、肾经。

【功效】降气止呃，温肾助阳。

【主治】中焦虚寒之呕吐、呃逆，肾阳虚腰痛。

【用法用量】内服：煎服，10～15g。

【成分】含刀豆四胺、γ-胍氧基丙胺、刀豆赤霉素Ⅰ、刀豆赤霉素Ⅱ以及淀粉、蛋白质、脂肪等。

【药理作用】刀豆中所含伴刀豆球蛋白 A 与核糖、腺嘌呤协同,有促进缺血后心功能不全恢复、抗肿瘤作用;左旋刀豆氨酸可抑制流感病毒的繁殖。

## 柿 蒂

【基原】为柿树科植物柿 *Diospyros kaki* Thunb 的干燥宿萼。

【异名】柿丁、柿蒂、柿钱。

【性味归经】苦、涩,平。入胃经。

【功效】降气止呃。

【主治】胃气上逆所致的各种呃逆。

【用法用量】内服:煎服,4.5～9g。

【成分】含三叶豆苷、金丝桃苷、槲皮素、齐墩果酸、熊果酸、丁香酸等。

【药理作用】本品有抗心律失常作用,其提取物能对抗氯仿诱发的小鼠室颤、乌头碱和氯化钡所致的大鼠心律失常、毒毛花苷 G 引起的豚鼠室性心律失常。此外,本品还有镇静的作用。

## 玫瑰花

【基原】为蔷薇科植物玫瑰 *Rosa rugosa* Thunb. 的干燥花蕾。

【异名】笔头花、刺玫花、刺玫菊。

【性味归经】甘、微苦,温。入肝、脾经。

【功效】疏肝解郁,活血止痛。

【主治】肝胃气痛,月经不调,经前乳房胀痛,跌打伤痛。

【用法用量】内服:煎服,3～6g。

【成分】含挥发油,油中主要成分为香茅醇、牻牛儿醇、橙花醇、丁香油酚、苯乙醇。此外,尚含槲皮苷、鞣质、脂肪油、有机酸等。

【药理作用】本品有抗心肌缺血、改善微循环、调节血管平滑肌、抗肿瘤、抗病毒等作用。

# 第七节  消食药

凡具有消积导滞,促进消化作用的药物,称消食药,又称消导药。本类药物大多味甘性平,入脾、胃经,具有消食导滞、调和脾胃、促进运化的作用。消食药主要功效为消食积,通过消导积滞、祛除食积、促进脾运,适用于饮食积滞之脘腹胀闷、嗳腐吞酸、恶心呕吐、不思饮食、大便失常等症。使用本类药物时要注意部分药物有耗气之弊,气虚食滞者慎用。本类不宜久服,以免耗伤正气。

## 山 楂

【基原】为蔷薇科落叶灌木或小乔木植物山里红 *Crataegus pinnatifida* Bge. var. *major* N. E. Br. 、山楂 *Crataegus pinnatifida* Bge. 或野山楂的成熟果实。

【异名】山里果、山里红果、映山红果、赤枣子。

【性味归经】味酸、甘,微温。入脾、胃、肝经。

【功效】健胃消食,活血化瘀,行气消滞。

【主治】食滞不化,产后瘀滞腹痛,高脂血症,小儿疳积,泄泻痢疾,女子经闭。

【用法用量】内服：3～10g，生食、煎汤、熬膏；或作丸、散。焦山楂消食导滞作用强。

【成分】含黄酮类、游离酸、脂肪酸、维生素C、三萜皂苷类（熊果酸、齐墩果酸、山楂酸等）、皂苷、鞣质、糖类、蛋白质、无机盐及红色素等。

【药理作用】本品有促进消化、强心、降压、抗心律失常、增加冠脉血流量、降血脂、抗动脉粥样硬化、收缩子宫、抗菌、抗氧化、抗肿瘤、利尿及镇静等作用。

【使用注意】脾胃虚弱而无积滞之气虚便溏者，不宜使用。

## 麦 芽

【基原】为禾本科一年生草本植物大麦 *Hordeum vulgare* L. 的成熟果实经发芽干燥而成。

【异名】大麦芽、大麦毛。

【性味归经】甘，平。入脾、胃、肝经。

【功效】行气健脾，消食开胃，回乳消胀。

【主治】食积不消，脘腹胀痛之食滞证；妇女断乳之乳房胀痛；肝气郁滞，肝胃不和之胁痛，脘腹痛。生麦芽健脾和胃，疏肝行气，用于脾虚食少，乳汁郁积。炒麦芽可行气消食回乳，用于食积不消，妇女断乳。焦麦芽可消食化滞，用于食积不消，脘腹胀痛。

【用法用量】内服：10～15g。回乳炒用60～120g。

【成分】含淀粉酶、转化糖酶、蛋白质分解酶、B族维生素、麦芽糖、葡萄糖、脂肪、磷脂、糊精及微量大麦芽碱等。

【药理作用】本品有助消化、降血糖、降血脂、护肝作用，对乳汁分泌有双向调节作用，小剂量催乳，大剂量回乳，所含大麦芽碱有类似麻黄碱作用，并有抗真菌作用。

【使用注意】哺乳期妇女不宜使用。

## 莱菔子

【基原】为十字花科植物萝卜 *Raphanus sativus* L. 的成熟果实。

【异名】萝卜子。

【性味归经】辛、甘，平。入肺、脾、胃经。

【功效】消食化积，降气祛痰。

【主治】食积气滞，胸闷食少，咳喘痰多，胸腹胀满，大便秘结，积滞泻痢。

【用法用量】内服：煎、煮、熬，6～10g，或入丸、散。外用：研末调敷。

【成分】含少量挥发油及芥子碱、莱菔素、其他生物碱、黄酮类成分等。

【药理作用】本品能增强离体兔回肠节律性收缩和抑制小鼠胃排空，有抗菌、镇咳、祛痰、平喘、降压、降低胆固醇、防止冠状动脉硬化等作用。

【使用注意】辛散耗气，故气虚及无食积、痰滞者慎用；脾虚而无食积者，不宜与人参同用，以免降低人参补气效力。

## 谷 芽

【基原】为禾本植物粟 *Setaria italica*（L.）Beauv 的成熟果实，经加工而发芽者。

【异名】粟芽、稻蘖、谷蘖、蘖芽、稻芽。

【性味归经】甘，温。入脾、胃经。

【功效】消食和中，健脾开胃。

【主治】食滞不消之腹胀口臭；脾胃虚弱之不饥食少，纳食呆滞，胀满泄泻，脚气浮肿。生谷芽偏于消食,用于腹胀纳呆;炒谷芽偏于和中,用于不饥食少;焦谷芽善化积滞,用于积滞不消。

【用法用量】内服:煎汤,10～15g,大剂量 30g;或入丸、散;或研末。

【成分】含蛋白质、脂肪、淀粉、淀粉酶、麦芽糖、腺嘌呤、胆碱以及天门冬氨酸、γ-氨基丁酸等 18 种氨基酸。

【药理作用】本品所含的 β-淀粉酶能将糖淀粉完全水解成麦芽糖,能增加消化液分泌,助于消化。

【使用注意】气虚及无食积、痰滞者慎用。

### 神 曲

【基原】为面粉和其他药物混合后经发酵而成的加工品。

【异名】六曲、建曲、焦神曲。

【性味归经】甘、辛,温。入脾、胃经。

【功效】消食健胃,和中止泻。

【主治】食滞脘腹,胀满不舒之食少纳呆,恶心呕吐,肠鸣腹泻。本品略兼解表之功,故外感食滞者用之尤宜。此外,凡丸剂中有金石、贝壳类药物者,可用本品糊丸以助消化。

【用法用量】内服:煎服,6～15g。

【成分】含酵母菌、淀粉酶、B 族维生素、麦角甾醇、挥发油等。

【药理作用】本品具有 B 族维生素样作用,能增进食欲,促进消化液分泌。

【使用注意】忌生冷、油腻食物。

# 第八节 泻下药

泻下药是指以滑润大肠、促进排便为主要功效,治疗实积滞证的中药,如火麻仁、郁李仁、松子仁、蜂蜜、黑芝麻、决明子。此类药物大多为富含油脂的种子类,善润肠通便,故脾虚便溏者慎用。

### 火麻仁

【基原】为桑科植物大麻 *Cannabis sativa* L. 的种仁。

【异名】麻子仁、大麻仁。

【性味归经】甘,平。入脾、胃、大肠经。

【功效】润肠通便,通淋,活血。

【主治】肠燥便秘,多用于老人、产妇及体弱津血不足者的肠燥便秘。

【用法用量】内服:煎服,10～15g。

【成分】含脂肪约占 30%,其中饱和脂肪酸为 4.5%～9.5%;不饱和脂肪酸中,油酸占12%,亚油酸占 53%,亚麻酸占 25%。

【药理作用】本品有润滑性缓泻、降血压、降血脂等作用。

【使用注意】脾胃虚弱之便溏者、孕妇以及肾虚阳痿、遗精者不宜使用。多食损血脉,滑精气,妇人多食发带疾。大量食用火麻仁会导致中毒。

### 郁李仁

【基原】为蔷薇科植物郁李 *Prunus japonica* Thunb.、欧李 *Prunus humilis* Bge.、长柄扁

桃 *Prunus pedunculata* Maxim. 的种仁。

【异名】小李仁、大李仁、山梅子。

【性味归经】辛、苦、甘,平。入脾、大肠、小肠经。

【功效】润肠通便,利水消肿。

【主治】津枯肠燥,食积气滞之腹胀便秘,大便不畅,水肿胀满,脚气浮肿,小便不利。

【用法用量】内服:煎服,6～12g。

【成分】含苦杏仁苷、脂肪油、挥发性有机酸、粗蛋白质、纤维素、淀粉、油酸、皂苷、植物甾醇、维生素 B$_1$等。

【药理作用】本品有润滑性缓泻、降血压、抗炎镇痛、利尿等作用。

【使用注意】孕妇、脾虚泄泻者不宜使用。

## 松子仁

【基原】为松科植物红松 *Pinus koraiensis* Sieb. et Zucc 的种仁。

【异名】松子、海松子。

【性味归经】甘,温。入肺、肝、大肠经。

【功效】润肠通便,润肺止咳,息风。

【主治】肠燥便秘,肺燥干咳,头晕目眩,关节疼痛等。

【用法用量】内服:煎服,5～10g。

【成分】含脂肪油 74%,主要为油酸酯、亚油酸酯。另含掌叶防己碱、蛋白质、挥发油等。

【药理作用】本品有抑制动脉粥样硬化、溶解混合型胆结石等作用。

【使用注意】脾虚便溏、湿痰者禁用。

## 芦　荟

【基原】为百合科植物库拉索芦荟 *Aloe barbadensis* Miller 叶的汁液浓缩干燥物。

【异名】卢会、象胆、劳伟。

【性味归经】苦,寒。入肝、大肠经。

【功效】泻下,清肝,杀虫。

【主治】热结便秘、肝火头痛、赤目惊风、虫积腹痛、痔瘘。

【用法用量】内服:入丸、散,或研末入胶囊,0.6～1.5g;不入汤剂。

【成分】主含芦荟大黄素苷、异芦荟大黄素苷、L-天冬酰胺、β-谷甾醇、羽扇豆醇、苹果酸、枸橼酸、酒石酸及芦荟多糖等。

【药理作用】本品具有致泻作用,可引起大肠内水分增加,促进肠黏膜分泌肠黏液。体外抗菌试验证明,芦荟大黄素对金黄色葡萄球菌、大肠菌等有抑制作用。芦荟多糖可增强 T 细胞、B 细胞的分化和增值。此外,芦荟还有抗肿瘤、保肝作用。

【使用注意】脾胃虚寒者及孕妇禁服。

## 决明子

【基原】为豆科植物决明 *Cassia obtusifolia* L. 或小决明 *Cassia tora* L. 的干燥成熟种子。

【异名】草决明、假绿豆、马蹄子。

【性味归经】苦、甘,凉。入肝、肾经。

【功效】清热明目,利水通便。

【主治】目赤肿痛,羞明多泪,目暗不明,头痛,眩晕,肠燥便秘等。

【用法用量】内服:煎服,10～15g。

【成分】本品含大黄酚、大黄素、芦荟大黄素、决明子素、橙黄决明素等蒽醌类物质,以及决明苷、决明酮、决明内酯等萘并吡咯酮类物质;另含甾醇、脂肪酸、糖类、蛋白质等。

【药理作用】本品有降压、降血脂、缓和泻下、抗菌等作用。

【使用注意】气虚便溏者不宜使用。

# 第九节　理血药

理血药是指以通利血脉、促进血行、消散瘀血或止血为主要功效,治疗瘀血或出血病证的中药,如三七、丹参、川芎、桃仁、红花、鸡血藤、艾叶等。理血药中活血化瘀类药物行散力强,易耗血动血,妇女经期及孕妇慎用或忌用。

## 三　七

【基原】为五加科植物人参三七 *Panax notoginseng* (Burk.)F. H. Chen 的根及茎。

【异名】金不换、参三七、田七。

【性味归经】甘、微苦,温。入肝、胃、大肠经。

【功效】化瘀止血,消肿定痛。

【主治】吐血、咳血、衄血、尿血、便血、崩漏下血等各种内外出血症,尤以有瘀滞者为宜;跌打损伤,瘀血肿痛。

【用法用量】内服:煎服,3～10g;研末吞服,每次 1～3g。外用:适量。

【成分】含人参皂苷、三七皂苷、槲皮素、氨基酸、多糖等。

【药理作用】本品有抗血小板聚集、缩短出血时间、造血、降低血压、扩张脑血管、增强脑血管流量、镇痛、抗炎、抗衰老、预防肿瘤等作用。

【使用注意】本品活血化瘀力强,孕妇不宜使用。

## 丹　参

【基原】为唇形科植物丹参 *Salvia miltiorrhiza* Bge. 的根及根茎。

【异名】赤参、紫丹参。

【性味归经】苦,微寒。入心、肝经。

【功效】活血祛瘀,消肿止痛,除烦安神,凉血消痈。

【主治】月经不调,痛经闭经,腹中包块,产后恶露不尽,血瘀心痛,脘腹疼痛,癥瘕积聚,跌打损伤,疮痈肿毒,烦躁神昏,心悸失眠等。

【用法用量】煎服,5～15g。

【成分】含丹参酮、丹参醇、丹参酚、丹参醛、丹参素、丹参酸、维生素 E 等。

【药理作用】本品有降低血压、调节血脂、抑制动脉粥样硬化斑块的形成、抗肝纤维化、镇静、镇痛、抗炎、抗菌等作用。

【使用注意】无血瘀者不宜使用。不能与藜芦同用。

## 川　芎

【基原】为伞形科植物川芎 *Ligusticum chuanxiong* Hort. 的根茎。

【异名】芎䓖、香果。

【性味归经】辛,温。入肝、胆、心包经。

【功效】行气解郁,活血止痛,祛风燥湿。

【主治】月经不调,痛经闭经,产后瘀滞腹痛,肝郁气滞,胸痹心痛,跌打损伤,疮疡痈肿,头痛,风寒湿痹等。

【用法用量】内服:煎服,3～10g。

【成分】含欧当归内脂、藁本内酯、川芎嗪、阿魏酸、川芎粉、挥发油、维生素 A、叶酸、蔗糖、甾醇、脂肪油等。

【药理作用】本品有抑制血小板凝集、预防血栓形成、抑制子宫平滑肌、镇静、降压、促进骨痂形成、抗菌、抗组胺和利胆等作用。

【使用注意】阴虚火旺、多汗、月经过多、气弱者不宜使用。

# 桃　仁

【基原】为蔷薇科植物桃 *Prunus persica*(L.)Batsch 或山桃 *Prunus davidiana*(Carr.)Franch. 的种仁。

【异名】桃核仁、光桃仁、毛桃、白桃。

【性味归经】苦、甘,平。有小毒。入心、肝、大肠经。

【功效】活血祛瘀,润肠通便,止咳平喘。

【主治】闭经、痛经,腹中包块,跌打损伤,瘀血肿痛,肠燥便秘,气逆喘咳,胸膈满闷等。

【用法用量】内服:煎服,5～10g。

【成分】含苦杏仁苷、苦杏仁酶、脂肪油、挥发油、蛋白质、维生素等。

【药理作用】本品有抑制血液凝固、抑制血栓形成、润肠通便、促进子宫收缩出血、镇痛、抗炎、抗菌、抗过敏、镇咳平喘、抗肝纤维化等作用。

【使用注意】脾虚便溏者及孕妇不宜使用。本品有毒,不可过量。

# 红　花

【基原】为菊科植物红花 *Carthamus tinctorius* L. 的筒状花冠。

【异名】红蓝花、刺红花、草红花。

【性味归经】辛,温。入心、肝经。

【功效】活血化瘀,通经止痛。

【主治】血瘀经闭,痛经,产后腹痛,恶露不尽,胸痹心痛,跌打损伤,瘀滞肿痛,郁热郁滞之斑疹色暗等。

【用法用量】内服:煎服,3～10g。

【成分】含羟基红花黄色素 A、山柰素、红花苷、红花明苷、红花黄色素 B、油酸、亚油酸等。

【药理作用】本品有保护和改善心肌缺血、抗心律失常、降低血压、抑制血小板聚集、降血脂、兴奋子宫和肠道平滑肌、镇痛、镇静、抗惊厥、抗炎、免疫抑制等作用。

【使用注意】本品小量养血和血,大量活血祛瘀,月经过多者及孕妇不宜使用。

# 鸡血藤

【基原】为豆科植物密花豆 *Spatholobus suberectus* Dunn、白花油麻藤 *Mucuna birdwoodiana* Tutcher 或香花岩豆藤 *Millettia dielsiana* Harms 的藤茎。

【异名】血风藤。

【性味归经】苦、甘,温。入肝、肾经。

【功效】养血调经,活血补血,舒经活络。

【主治】血虚月经不调,经闭腹痛,风湿痹痛,麻木瘫痪,跌打损伤,血瘀肿痛等。

【用法用量】内服:煎汤或浸酒,9～15g。

【成分】含刺芒柄花素、芒柄花苷、樱黄素、甘草查耳酮、异甘草素、四羟基查耳酮、大豆黄素、苜蓿酚、表儿茶精、原儿茶酸、β-谷甾醇、胡萝卜甾醇等。

【药理作用】本品有扩张血管、抑制血小板聚集、抗动脉粥样硬化、抗炎、抑菌等作用。

【使用注意】阴虚火亢者不宜使用。

## 艾　叶

【基原】为菊科植物艾 *Artemisia argyi* Levl. et Vent. 的叶。

【异名】艾、艾蒿、蕲艾、家艾。

【性味归经】苦、辛,温。入肝、脾、肾经。

【功效】温经止血,安胎,散寒止痛,通络,祛湿止痒。

【主治】虚寒性出血,月经过多,崩漏下血,胎动不安,脾胃虚寒之脘腹冷痛,经寒不调,宫冷不孕,寒湿痹痛,皮肤瘙痒等。

【用法用量】内服:煎汤,3～10g。外用:适量,灸治或熏洗。

【成分】含桉叶素、樟脑、异龙脑、柠檬烯、芳樟醇等,倍半萜类、三萜及黄酮类化合物等。

【药理作用】本品有抗菌、抗病毒、平喘、镇咳、祛痰、兴奋子宫平滑肌等作用。

【使用注意】阴虚有血热者不宜使用。温经散寒止痛宜生用,温经止血宜炒炭用。

# 第十节　温里药

温里药是指以温里祛寒为主要作用,治疗里寒证的中药,如肉桂、干姜、丁香、小茴香、花椒、高良姜、黑胡椒。此类药物大多辛热燥烈,易耗阴助火,故属实热证、阴虚火旺、津血亏虚者忌用;孕妇及气候炎热时慎用。

## 肉　桂

【基原】为樟科植物肉桂 *Cinnamomum cassia* Presl 的干皮和枝皮。

【异名】牡桂、桂皮、玉桂、紫桂。

【性味归经】辛、甘,大热。入肾、脾、心、肝经。

【功效】补火助阳,引火归原,散寒止痛,温通经脉。

【主治】阳痿,遗精,痛经闭经,脘腹冷痛,寒湿痹痛,腰膝软弱,气血衰少等。

【用法用量】内服:煎服,2～5g。

【成分】含挥发油,主要为桂皮醛,另含有乙酸桂皮酯、肉桂醇、肉桂醇醋酸酯、肉桂酸、醋酸苯丙酯、香豆精、黏液质、鞣质、树脂等。

【药理作用】本品有扩张血管、抗血小板聚集、镇静、镇痛、解热、抗惊厥、促进消化、抗菌等作用。

【使用注意】阴虚火旺,里有实热,血热妄行出血者及孕妇不宜使用。

## 干　姜

【基原】为姜科植物姜 *Zingiber officinale* Rosc. 的干燥根茎。

【异名】干生姜、白姜、均姜。

【性味归经】辛,热。入脾、胃、肾、心、肺经。

【功效】温中散寒,回阳通脉,温肺化痰。

【主治】脾胃虚寒之脘腹冷痛,恶心呕吐;阴寒内盛,阳气衰微之四肢厥冷,寒饮喘咳,痰多清稀等。

【用法用量】内服:煎服,3~10g。

【成分】含挥发油,包括姜烯、水芹烯、姜烯酮、姜辣素、姜酮、龙脑、姜醇、柠檬醛、姜油酮等。

【药理作用】本品有镇痛、抗炎、健胃、止呕、抑制胃溃疡、短暂升高血压等作用。

【使用注意】本品大辛大热,易耗阴液,动胎气,故阴虚内热、血热妄行者及孕妇不宜使用。

## 丁　香

【基原】为桃金娘科植物丁香 *Eugenia caryophyllata* Thunb. 的花蕾。

【异名】公丁香、雄丁香、丁子香。

【性味归经】辛,温。入脾、胃、肺、肾经。

【功效】温中降逆,止呕,温肾助阳,祛寒。

【主治】胃寒之呃逆、呕吐、反胃、脘腹冷痛、腰膝酸软、阳痿、宫冷等。

【用法用量】内服:煎服,2~5g。

【成分】含挥发油,包括丁香酚、乙酰丁香酚、丁香烯等,另外,还含齐墩果酸、鞣质、脂肪油等。

【药理作用】本品有促进胃液分泌、利胆、抗血小板聚集、抗血栓、镇痛、抗炎、抗惊厥、抑菌杀螨等作用。

【使用注意】热证及阴虚内热者不宜使用。

## 小茴香

【基原】为伞形科植物茴香 *Foeniculum vulgare* Mill. 的果实。

【异名】茴香、香子、小香。

【性味归经】辛,温。入肝、肾、脾、胃经。

【功效】温肾散寒,理气和胃。

【主治】寒疝腹痛,睾丸偏坠,行经腹痛,虚寒气滞,呕吐少食等。

【用法用量】内服:煎服,3~10g。

【成分】含挥发油,主要成分为反式茴香脑、柠檬烯、α-蒎烯、月桂烯、小茴香酮、茴香醛等,另外,还含脂肪油、蛋白质等。

【药理作用】本品有促进胃肠蠕动、促进胆汁分泌、抗溃疡、镇痛、抗菌等作用。

【使用注意】本品性温,热毒炽盛及阴虚火旺者不宜使用。

## 高良姜

【基原】为姜科植物高良姜 *Alpinia officinarun* Hance 的干燥根茎。

【异名】良姜、风姜、小良姜、高凉姜。

【性味归经】辛,热。入脾、胃经。

【功效】散寒止痛,祛风行气,温中止呕。

【主治】脘腹冷痛,胃寒肝郁,气逆,反胃,呕吐泄泻等。

【用法用量】内服:煎服,3～6g。

【成分】含挥发油,主要成分为桉叶素、桂皮酸甲酯、丁香油酚、高良姜酚,另外,还含有槲皮素、高良姜素、山奈素、山奈酚、异鼠李素等。

【药理作用】本品有抗胃溃疡、抗炎、镇痛、抗菌、抗血小板聚集等作用。

【使用注意】本品辛热性燥,易伤阴助火,肝胃火郁之胃痛、呕吐及阴虚有热者不宜使用。

### 黑胡椒

【基原】为胡椒科植物胡椒 *Piper nigrum* L. 的果实。秋末至次春果实呈暗绿色时采收,晒干,为黑胡椒。

【异名】胡椒、浮椒、玉椒。

【性味归经】辛,热。入胃、大肠经。

【功效】温中散寒,止痛,健胃消食,下气消痰。

【主治】风寒感冒,脘腹冷痛,呕吐泄泻,食欲不振,胸闷不适,癫痫痰多等。

【用法用量】内服:煎服,1.5～3g。

【成分】含胡椒碱、胡椒林碱、辣椒碱、胡椒油碱,尚含挥发油、有机酸及木脂素类等。

【药理作用】本品有抗惊厥、利胆、升压、杀虫、解毒等作用。

【使用注意】阴虚火旺、咳嗽咯血者不宜使用。

# 第十一节　化痰、止咳平喘药

凡具有祛痰或消痰作用的药物,称化痰药。能减轻或制止咳嗽和喘息的药物,称止咳平喘药。本类药味多辛、苦,性温凉,多入肺经,辛开苦降,温以散寒,凉以清热,具有宣降肺气、化痰止咳、降气平喘之功,主要适用于外感或内伤所致的咳嗽、喘息、痰多,或痰饮喘息,或因痰所致的瘿瘤瘰疬、阴疽流注、癫痫惊厥等。该类药可以分为以下几类。

(1)温化寒痰药:主要用于寒痰、湿痰所引起的咳嗽、气喘、痰多、色白、苔白腻等证,以及痰湿阻于经络所致的肢节酸痛、肢体麻木、眩晕、呕恶、阴疽流注、瘰疬等症。

(2)清化热痰药:主要适用于热痰所致的咳嗽气喘、痰黄质稠或痰稠难咯,或伴唇舌干燥、舌红苔黄腻或薄黄、脉数或滑数;亦可用于因痰热所致的癫痫、中风、惊厥、瘿瘤、痰火瘰疬等证。

(3)止咳平喘药:适用于治疗咳嗽、哮喘等病证。

使用该类药要注意:温燥药性的温化寒痰药,不宜用于热痰、燥痰。寒凉药性的清热化痰药,不宜用于寒痰、湿痰。刺激性较强的化痰药,不宜用于咳嗽兼有出血倾向者,以免加重出血。麻疹初起兼有表证之咳嗽,应以疏解清宣为主,不可单用止咳药,忌用温燥及具有收敛之性的止咳药,以免影响麻疹透发。根据痰的成因以审因论治,如脾虚生痰者应配健脾燥湿之品,以标本兼治。

### 川贝母

【基原】为百合科植物川贝母 *Fritillaria cirrhosa* D. Don、暗紫贝母 *Fritillaria uni-*

bracteata Hsiao et K. C. Hsia、甘肃贝母 *Fritillaria przewalskii* Maxim. 或梭砂贝母 *Fritillaria delavayi* Franch. 的干燥鳞茎。

【异名】贝母、药实。

【性味归经】苦、甘,微寒。入肺、心经。

【功效】清热润肺,化痰止咳。

【主治】肺虚劳咳,虚痨咳嗽,肺热燥咳,干咳少痰,疮肿,乳痈,肺痈。

【用法用量】内服:煎汤,3~10g;研细末冲服,1~1.5g。

【成分】含有多种生物碱,如川贝母碱、西贝母碱、青贝碱、梭砂贝母碱、松贝碱等。

【药理作用】本品有镇咳、祛痰、解痉、降压、抗溃疡、增加子宫张力等作用。

【使用注意】脾胃虚寒及寒痰、湿痰者慎服。本品反乌头,不能与乌头合用。

## 白 果

【基原】为银杏科植物银杏 *Ginkgo bioba* L. 的成熟种子。

【异名】银杏、鸭脚子、灵眼、佛指柑。

【性味归经】甘、苦、涩,平,有小毒。入肺、肾经。

【功效】敛肺定喘,止带缩尿,驱虫。

【主治】肺虚咳喘,哮喘痰嗽,白带,白浊,遗精,遗尿,尿频,腹泻,无名肿毒,癣疮。

【用法用量】内服:熟食,煎汤,3~9g;或捣汁,或入丸、散。外用:捣敷,适量;或切片涂。

【成分】种子主要含有芦丁、白果素、银杏素、白果酸、银杏内酯以及有毒物质银杏毒素,还含有蛋白质、氨基酸和钾、钙、磷、镁、锌、铜等 25 种微量元素。

【药理作用】本品有抑菌、祛痰、平喘、降血压、抗过敏等作用。

【使用注意】不可生食。熟食也不能过多,每次以 10~15g 为宜,否则易中毒。中毒时可出现头痛、发热、惊厥、烦躁、呕吐、呼吸困难等。有实邪者禁用。

## 杏 仁

【基原】为蔷薇科植物山杏 *Prunus armeniaca* L. var *ansu* Maxim. 、西伯利亚杏 *Prunus sibirica* L. 、东北杏 *Prunus mandshurica*(Maxim. )Koehne 或杏 *Prunus armeniaca* L. 的干燥成熟种子。

【异名】苦杏仁、木落子、杏梅仁。

【性味归经】苦,微温,有小毒。入肺、大肠经。

【功效】止咳平喘,润肠通便。

【主治】咳嗽气喘,胸满痰多,血虚津枯,肠燥便秘。

【用法用量】内服:不宜过量,打碎、浸泡、煎、煮、熬,3~10g。生品入煎剂宜后下,以免中毒。

【成分】含苦杏仁苷、苦杏仁酶。

【药理作用】本品有镇咳、平喘、通便、抗炎、镇痛、抗肿瘤、降血糖、降血脂等作用。

【使用注意】本品有小毒,用量不宜过大;婴儿慎用。

## 瓜 蒌

【基原】为葫芦科植物栝楼 *Trichosanthes kirilowii* Maxim. 或双边栝楼 *Trichosanthes rosthornii* Harms 的干燥成熟果实。

【异名】栝楼、果裸、王菩、地楼、泽巨、泽冶、泽姑、杜瓜、药瓜、天瓜。

【性味归经】甘、微苦,寒。入肺、胃、大肠经。

【功效】瓜蒌皮清肺涤痰,宽胸散结;瓜蒌仁润肺化痰,滑肠通便;全瓜蒌兼具以上功效。

【主治】痰热咳嗽,痰浊黄稠,结胸痞满,胸痹心痛,肺痿,肺痈,肠痈,乳痈,消渴,黄疸,大便秘结。

【用法用量】内服:煎服,9~20g。

【成分】果实含三萜皂苷、有机酸、糖类、树脂和色素;果皮含生物碱和多种氨基酸;种子含脂肪油、皂苷等。

【药理作用】本品有祛痰、抗菌、抗心律失常、降血脂、抗肿瘤、抗氧化等作用。

【使用注意】脾胃虚寒,大便不实,有寒痰、湿痰者忌服。

### 胖大海

【基原】为梧桐科植物胖大海 *Sterculia lychnophora* Hance 的干燥成熟种子。

【异名】安南子、大洞果、胡大海、大发、通大海、大海子。

【性味归经】甘、淡,寒。入肺、大肠经。

【功效】清热润肺,利咽解毒,清肠通便。

【主治】肺热声哑,咽喉疼痛,咳嗽无痰,热结便秘,头痛目赤等。

【用法用量】内服:沸水泡服或煎服,2~4 枚,大剂量可用至 10 枚;散剂,用量减半。

【成分】含胖大海素、西黄芪胶黏素、戊聚糖、半乳糖、黏液质等。

【药理作用】本品有缓泻、降压、利尿等作用。

【使用注意】脾胃虚寒泄泻者慎服。

# 第十二节　安神药

凡以安定神志,治疗心神不宁证为主要作用的一类药物,称为安神药。本类药或为金石贝壳类,或为植物类,多入心、肝经。金石贝壳类药,因其质重而具镇心祛惊、安神定志之功;植物类药多具养心安神之功。本类药除具有重镇安神、养心安神之效外,兼有清热解毒、平肝潜阳、纳气平喘、敛汗、润肠、祛痰的作用。安神药主要适用于神志不安的病证,症见心悸、失眠、多梦、癫狂、惊风等。根据临床应用不同,安神药可分为重镇安神药与养心安神药两大类。

重镇安神药多为矿石、贝壳或化石,具有质重沉降之性,善镇心安神定惊,主治心火炽盛、痰火内扰所致的惊悸失眠、惊痫癫狂,部分药物还具平肝潜阳等功效,可用于肝阳上亢之头晕目眩等证。

养心安神药多为植物种子或种仁,具有甘润滋养之性,善养心安神,益阴补血,主治心肝血虚、心脾两虚等所致的虚烦不眠、心悸怔忡、健忘多梦等。

使用该类药要注意,矿石类安神药易伤脾胃,不宜久服,或配伍健脾养胃药同用;治失眠应于临睡前服药。

### 酸枣仁

【基原】为鼠李科植物酸枣 *Ziziphus jujuba* Mill. var. *spinosa* (Bunge) Hu ex H. F. Chou 的成熟种子。

【异名】枣仁、酸枣核。

【性味归经】甘,平。入心、脾、肝、胆经。

【功效】宁心安神,收敛止汗。

【主治】虚烦不眠,体虚多汗等。

【用法用量】内服:煎汤,6~20g;研末,每次 3~5g;或入丸、散。

【成分】主含酸枣仁皂苷、荷叶碱、欧鼠李叶碱、原荷叶碱等,还含有糖类、有机酸、蛋白质及挥发油等。

【药理作用】本品有镇静、催眠、抗惊厥、镇痛、降温、降血压、降血脂、抗肿瘤、抗缺氧、增强免疫力及抑制血小板聚集作用等。

【使用注意】凡有实邪郁火者及患有滑泄症者慎服。

## 柏子仁

【基原】为柏科植物侧柏 *Platycladus orientalis*（L.）Franco 的干燥成熟种仁。

【异名】柏实、柏子、侧柏子、柏仁。

【性味归经】甘,平。入心、肾、大肠经。

【功效】养心安神,润肠通便,收敛止汗。

【主治】虚烦失眠,心悸,怔忡,腰膝酸软,健忘,遗精,阴虚盗汗,肠燥便秘等。

【用法用量】内服:煎服,10~20g;或入丸、散。外用:炒研取油涂。

【成分】主含二萜类、甾醇类成分,还含脂肪油、挥发油、皂苷、植物甾醇、蛋白质、维生素 A 等。

【药理作用】本品有镇静、安眠、通便、改善记忆力、恢复体力等作用。

【使用注意】便溏、痰多、腹泻或呕吐者忌服。柏子仁畏菊花、羊蹄。

## 磁　石

【基原】为氧化物类矿物尖晶石族磁铁矿,主含四氧化三铁。

【异名】玄石、慈石、元武石、吸铁石、灵磁石。

【性味归经】辛、咸,平。入肾、肝、肺经。

【功效】平肝潜阳,镇惊安神,聪耳明目,纳气平喘。

【主治】头眩目晕,目暗耳聋,肾虚喘促,心神不宁,惊悸失眠,癫痫狂躁。

【用量用法】内服:煎服,10~30g;或入丸、散,每次 1~3g。外用:适量,研末敷。

【成分】主要为四氧化三铁(其中含一氧化铁为 31%,三氧化二铁为 69%),并含有硅、铅、钛、磷、锰、钙、铬、钡、锌、镁等微量元素,另外,磁石中常含一定量的砷,使用时需注意。

【使用注意】重镇伤气,可暂用而不可久用。因吞服后不易消化,脾胃虚者不宜多服、久服。

# 第十三节　平肝息风药

凡具有平息肝阳或潜阳镇静作用的药物,称为平肝息风药。平肝息风药可分为以平抑肝阳为主要作用的平肝潜阳药和以息肝风、止痉为主要作用的息风止痉药两类。但由于肝风内动以肝阳化风为多见,且息风止痉药兼具平肝潜阳的作用,两类药物常互相配合应用,故又将两类药物合称平肝息风药,主要用于治疗肝阳上亢及肝风内动等证。

## 石决明

【基原】为鲍科动物杂色鲍(光底石决明)*Haliotis diversicolor* Reeve、皱纹盘鲍(毛底石决明)*Haliotis discus hannai* Ino、羊鲍 *Haliotis ovina* Gmelin,澳洲鲍 *Haliotis ruber*(Leach),耳鲍 *Haliotis asinina* Linnaeus 或白鲍 *Haliotis laevigata*(Donovan)的贝壳。

【性味归经】咸,寒。入肝经。

【功效】平肝潜阳,清肝明目。

【主治】肝阳上亢之头晕目眩,目赤,翳障,视物昏花;胃酸过多之胃脘痛。此外,煅石决明还有收敛制酸止痛、止血的作用,研末外敷,可用于外伤出血。

【用法用量】内服:煎服,15～30g,应打碎先煎。外用:研末敷。

【成分】含碳酸钙、有机质,尚含少量镁、铁、硅酸盐、磷酸盐、氯化物和极微量的碘,煅烧后碳酸钙分解,产生氧化钙,有机质则被破坏;还含锌、锰、铬、锶、铜等微量元素。贝壳内层具有珍珠样光泽的角质蛋白,经盐酸水解可以得到 16 种氨基酸。

【药理作用】九孔鲍提取液有抑菌作用,其贝壳内层水解液经小鼠抗四氯化碳急性中毒实验表明,有保肝作用;石决明酸性提取液对家兔体内外的凝血实验表明,有显著的抗凝作用。

【使用注意】本品咸寒易伤脾胃,故脾胃虚寒、食少便溏者慎用。

## 牡 蛎

【基原】为牡蛎科动物长牡蛎 *Ostrea gigas* Thunberg、大连湾牡蛎 *Ostrea talienwhanensis* Crosse 或近江牡蛎 *Ostrea rivularis* Gould 的贝壳。

【性味归经】咸,微寒。入肝、胆、肾经。

【功效】重镇安神,潜阳补阴,软坚散结。

【主治】心神不安,惊悸失眠,肝阳上亢之头晕目眩,痰核,瘰疬,瘿瘤,癥瘕积聚,滑脱诸证,胃痛泛酸。

【用法用量】内服:煎服,9～30g;宜打碎先煎。外用:适量。收敛固涩宜煅用,其他宜生用。

【成分】主含碳酸钙、磷酸钙及硫酸钙,还含铜、铁、锌、锰、锶、铬等微量元素及多种氨基酸。

【药理作用】动物实验证实牡蛎粉有镇静、抗惊厥、镇痛作用;煅牡蛎有抗实验性胃溃疡作用;牡蛎多糖具有降血脂、抗凝血、抗血栓等作用。

## 蒺 藜

【基原】为蒺藜科植物蒺藜 *Tribulus terrestris* L. 的成熟果实。

【异名】刺蒺藜、白蒺藜、炒蒺藜、生蒺藜、盐蒺藜等。

【性味归经】辛、苦,微温,有小毒。入肝经。

【功效】平肝疏肝,祛风明目,活血止痒。

【主治】肝阳上亢之头晕目眩,胸胁胀痛,乳闭胀痛;风热上攻之目赤翳障,风疹瘙痒,白癜风。

【用法用量】内服:煎服,6～9g;或入丸、散剂。外用:适量。

【成分】含脂肪油及少量挥发油、鞣质、树脂、甾醇、钾盐、皂苷、微量生物碱等。

【药理作用】蒺藜水浸液及乙醇浸出液对麻醉动物有降压作用;其水溶性部分有利尿作用;蒺藜总皂苷有显著的强心、提高机体免疫力、抗衰老等作用;蒺藜水煎液有降血糖作用。

【使用注意】血虚气弱者及孕妇慎服。

## 代赭石

【基原】为三方晶系氧化物类矿物赤铁矿的矿石。

【性味归经】苦,寒。入肝、心、肺、胃经。

【功效】平肝潜阳,重镇降逆,凉血止血。

【主治】肝阳上亢之头晕目眩,呕吐,呃逆,噫气,气逆喘息,血热吐衄,崩漏。

【用法用量】内服:煎服,10～30g;宜打碎先煎;或入丸、散,每次1～3g。外用:适量。降逆、平肝宜生用,止血宜煅用。

【成分】主含三氧化二铁。正品钉头赭石含铁60%以上,并含镉、钴、铬、铜、锰、镁等多种微量元素,还含对人体有害的铅、砷、钛。

【药理作用】本品对肠管有兴奋作用,可使肠蠕动亢进;所含铁质能促进红细胞及血红蛋白的新生;对中枢神经系统有镇静作用。

【使用注意】孕妇慎用。因含微量砷,故不宜长期服用。

## 罗布麻

【基原】为夹竹桃科植物罗布麻 *Apoeynum venetum* L. 的干燥叶。

【性味归经】甘、苦,凉。入肝经。

【功效】平抑肝阳,清热利尿。

【主治】头晕目眩,烦躁失眠,水肿,小便不利。

【用法用量】内服:煎服或开水泡服,3～15g。

【成分】含金丝桃苷、芦丁、山奈素、槲皮素、延胡索酸等,还含鞣质、蒽醌、氨基酸等。

【药理作用】罗布麻叶煎剂有降压作用;罗布麻根煎剂有强心作用;罗布麻叶浸膏有镇静、抗惊厥作用,并有较强的利尿、降低血脂、调节免疫力、抗衰老及抑制流感病毒等作用。

【使用注意】不宜过量或长期服用,以免中毒。

## 天　麻

【基原】为兰科植物天麻 *Gastrodia elata* Bl. 的干燥块茎。

【性味归经】甘,平。入肝经。

【功效】息风止痉,平抑肝阳,祛风通络。

【主治】肝风内动之惊痫抽搐,眩晕,头痛,肢体麻木,手足不遂,风湿痹痛。

【用法用量】内服:煎服,3～9g;或研末冲服,每次1～1.5g。

【成分】含天麻素、天麻苷、天麻苷元、$\beta$-甾谷醇、胡萝卜苷、柠檬酸及其单甲酯、棕榈酸、琥珀酸和蔗糖等,尚含天麻多糖、维生素A、多种氨基酸、微量生物碱以及多种微量元素,如铬、锰、铁、钴、镍、铜、锌等。

【药理作用】天麻水、醇提取物及不同制剂,均能使小鼠自发性活动明显减少,且能延长巴比妥钠、环己烯巴比妥钠引起的小鼠睡眠时间,可抑制或缩短实验性癫痫的发作时间,天麻还有降低外周血管、脑血管和冠状血管阻力,并有降压、减慢心率及镇痛抗炎作用,天麻多糖有免疫活性。

## 钩　藤

【基原】为茜草科植物钩藤 *Uncaria rhynchophylla*(Miq.)Miq. ex. Havil.、大叶钩藤 *Uncaria macrophylla* Wall.、毛钩藤 *Uncaria hirsuta* Havil.、华钩藤 *Uncaria sinensis*(Oliv.)

Havil. 或无柄果钩藤 *Uncaria sessilifructus* Roxb. 的干燥带钩茎枝。

【性味归经】甘,凉。入肝、心包经。

【功效】清热平肝,息风定惊。

【主治】头痛,眩晕,肝风内动之惊痫抽搐,风热外感之目赤,斑疹透发不畅。

【用法用量】内服:煎服,3～12g。入煎剂宜后下。

【成分】含多种吲哚类生物碱,主要有钩藤碱、异钩藤碱、柯诺辛因碱、异柯诺辛因碱、柯楠因碱、二氢柯楠因碱,尚含黄酮类化合物、儿茶素类化合物等。

【药理作用】钩藤、钩藤总碱及钩藤碱,对各种动物的正常血压和高血压都具有降压作用。钩藤水煎剂对小鼠有明显的镇静作用。钩藤乙醇浸液能制止豚鼠实验性癫痫的发作,并有一定的抗戊四氮惊厥作用。麻醉大鼠静脉注射钩藤可对抗乌头碱、氯化钡、氯化钙诱导的心律失常。此外,钩藤还有抑制血小板聚集及抗血栓、降血脂等作用。

### 白僵蚕

【基原】为蚕蛾科昆虫家蚕 *Bombyx mori* Linnaeus. 4～5 龄的幼虫感染(或人工接种)白僵菌 *Beauveria bassiana*(Bals.)Vuillant 而致死的干燥体。

【性味归经】咸、辛,平。入肝、肺、胃经。

【功效】祛风定惊,化痰散结。

【主治】惊痫抽搐,风中经络之口眼㖞斜,风热头痛,目赤,咽痛,风疹瘙痒,痰核,瘰疬。

【用法用量】内服:煎服,5～9g;研末吞服,每次 1～1.5g。散风热宜生用,其他多制用。

【成分】主要含蛋白质、脂肪,尚含多种氨基酸以及铁、锌、铜、锰、铬等微量元素。白僵蚕体表的白粉中含草酸铵。

【药理作用】僵蚕醇浸出液对小鼠、家兔均有催眠、抗惊厥作用;其提取液在体内、外均有较强的抗凝血作用;僵蚕粉有较好的降血糖作用;僵蚕对金黄色葡萄球菌、绿脓杆菌有轻度的抑制作用,其醇提取物体外可抑制人体肝癌细胞,可用于直肠瘤型息肉的治疗。

### 地 龙

【基原】为钜蚓科动物参环毛蚓 *Pheretima aspergillum*(E. Perrier)、通俗环毛蚓 *Pheretima vulgaris* Chen、威廉环毛蚓 *Pheretima guillelmi*(Michaelsen)或栉盲环毛蚓 *Pheretima pectinifera* Michaelsen 的干燥体。

【性味归经】咸,寒。入肝、脾、膀胱经。

【功效】清热定惊,通络,平喘,利尿。

【主治】高热惊痫,癫狂,气虚血滞之半身不遂,痹病,肺热哮喘,小便不利,尿闭不通。肝阳上亢型高血压病。

【用法用量】内服:煎服,4.5～9g,鲜品 10～20g;或研末吞服,每次 1～2g。外用:适量。

【成分】含多种氨基酸,以谷氨酸、天门冬氨酸、亮氨酸含量最高,还含铁、锌、镁、铜、铬等微量元素,花生四烯酸、琥珀酸等有机酸,以及蚯蚓解热碱、蚯蚓素、蚯蚓毒素、黄嘌呤、次黄嘌呤、黄色素及酶类等成分。

【药理作用】本品有解热、镇静、抗惊厥、抗血栓、抗凝血、抗炎、镇痛、增强免疫力、抗肿瘤、兴奋子宫及肠平滑肌作用。

# 第十四节　补虚药

凡能补益正气,增强体质,提高抗病能力,以治疗虚证为主的药物,称为补虚药,亦称补养药或补益药。虚证的临床表现比较复杂,但就其证型概括起来,不外气虚、阳虚、血虚、阴虚四类。补益药也可根据其功效和主要适应证的不同而分为补气药、补阳药、补血药、补阴药四类。

临床除应根据虚证的不同类型选用相应的补虚药外,还应充分重视人体气、血、阴、阳相互依存的关系。一般说来,阳虚者多兼有气虚,而气虚者也易致阳虚;气虚和阳虚表示人体活动能力的衰减。阴虚者每兼见血虚,而血虚者也易致阴虚;血虚和阴虚,表示体内精、血、津液的耗损。与此相应,各类补益药之间也有一定联系和共通之处。如补气药和补阳药多性温,能振奋衰减的功能,改善或消除因此而引起的形衰乏力、畏寒肢冷等证;补血药和补阴药多性寒凉或温和,能补充耗损的体液,改善或消除精、血、津液不足的证候。故补气药和补阳药,补血药和补阴药,往往相辅而用。至于气血两亏、阴阳俱虚的证候,又当气血兼顾或阴阳并补。

使用补虚药应注意顾护脾胃,适当配伍健脾消食药,以促进运化,使补虚药能充分发挥作用。凡身体健康,并无虚弱表现者,不宜滥用,以免导致阴阳平衡失调,即"误补益疾"。实邪方盛,正气未虚者,以祛邪为要,亦不宜用补虚药,以免"闭门留寇"。

## 人　参

【基原】为双子叶植物药五加科植物人参 *Panax ginseng* C. A. Mey. 的根和根茎。

【异名】白菜参、红参、野山参。

【性味归经】甘,微苦,温。入脾、肺、心、肾经。

【功效】大补元气,补脾益肺,复脉固脱,安神益智,益气摄血,固脱。

【主治】劳伤虚损,久虚不复,一切气血津液不足之证,症见短气喘促、懒言声微、自汗乏力、食少便溏、身热口渴、消渴健忘、心悸失眠、崩漏下血、体虚欲脱、肢冷脉微、心力衰竭、心源性休克等。

【用法用量】内服:煎服 3～6g,亦可泡代茶饮。不宜与藜芦同用。

【成分】含人参皂苷、挥发油、有机酸、多糖、氨基酸、微量元素和维生素等。

【药理作用】本品有强心、抗休克、兴奋大脑皮质、提高大脑记忆力、抗疲劳、抗氧化、延长寿命、抗肿瘤、降血糖、抑制血小板聚集、降血脂、抗动脉粥样硬化、抗炎、抗过敏等作用。

【使用注意】阴虚阳亢、骨蒸潮热、咳嗽吐衄、肺有实热或痰气壅滞的咳嗽、肝阳上亢、目赤头晕,以及一切火郁内实之证均忌服。

## 党　参

【基原】为桔梗科植物党参 *Codonopsis pilosula*（Franch.）Nannf.、素花党参 *Codonopsis Pilosula* Nannf. Var. *modesta*（Nannf.）L. T. Shen 或川党参 *Codonopsis tangshen* Oliv. 的干燥根。

【异名】台参、野台参、潞党参、西党参、单枝党参。

【性味归经】甘,平。入脾、肺经。

【功效】补中益气,养血生津。

【主治】体虚倦怠,食少便溏,咳嗽气喘,语声低弱,面色萎黄,头晕心悸,自汗,脱肛,子宫脱垂,年老体弱,久病体虚等。

【用法用量】内服:煎服,10~15g。

【成分】含党参苷、党参多糖、植物甾醇、蛋白质、维生素、淀粉、生物碱及氨基酸等。

【药理作用】本品能调节中枢神经的兴奋和抑制活动,调节胃肠运动,有抗溃疡、增强免疫力、降血压、改善微循环、抗血栓、抗心肌缺血、抗菌、抗炎、抗氧化、抗衰老、抗肿瘤、抗辐射等作用。

【使用注意】本品对虚寒证最为适用,热证、实证不宜使用,不能与藜芦同用。

### 西洋参

【基原】为五加科植物西洋参 *Panax quinque folium* L. 的干燥根。

【异名】西洋人参、洋参、花旗参。

【性味归经】苦、微甘,寒。入心、肺、肾经。

【功效】补气养阴,清热生津。

【主治】阴虚火旺之喘咳痰血,热病气阴两伤之烦倦口渴等。

【用法用量】内服:另煎兑服,3~6g。

【成分】主含人参皂苷、拟人参皂苷等,尚含黄酮类挥发油、有机酸、甾醇类、淀粉、糖类、氨基酸和无机元素等。

【药理作用】本品有镇静、抗惊厥、抗心肌缺血、抗心律失常、抗休克、抗缺氧、抗疲劳、抗应激、降血糖、护肝等作用。

【使用注意】中阳衰微、胃有寒湿者忌服。忌铁器及火炒。

### 黄　芪

【基原】为豆科草本植物蒙古黄芪 *Astragalus membranaceus*（Fisch.）Bge. var. *mongholicus*（Bge.）Hsiao、膜荚黄芪 *Astragalus membranaceus*（Fisch.）Bge. 的根。

【异名】黄耆、王孙、绵黄芪。

【性味归经】甘,温。入脾、肺经。

【功效】补气升阳,益卫固表,利水退肿,托毒生肌。

【主治】神倦乏力,气短懒言,面色萎黄,食少便溏,久泻脱肛,内脏下垂,崩漏带下,胎动不安,自汗咳喘;浮肿,小便不利,疮疡内陷,脓成不溃或溃久不敛等。

【用法用量】内服:煎服,10~15g,大剂量可用 30~60g。

【成分】含黄芪甲苷、黄芪皂苷、大豆皂苷、荚膜黄芪苷、多糖、氨基酸和微量元素等。

【药理作用】本品有增强免疫功能、促进机体代谢、抗缺氧、抗应激、抗衰老、抗菌、抗病毒、抗肿瘤、增强心肌收缩力、抗心律失常、扩张血管、降血压、降血脂、促进造血功能、镇痛、镇静等作用。

【使用注意】表虚实邪盛、内有积滞、阴虚阳亢、疮疡阳证及实证者不宜使用。

### 灵　芝

【基原】为多孔蕈科真菌灵芝的子实体。

【异名】灵芝草、菌灵芝、木灵芝。

【性味归经】甘,平。入肺、心、肝、肾经。

【功效】补气安神,止咳平喘。

【主治】心悸气短,眩晕失眠,神疲乏力,久咳气喘,冠心病,矽肺,肿瘤,消化不良。

【用法用量】内服:煎汤,10～15g;或研末,2～6g;或浸酒饮用。

【成分】含多糖、三萜类、生物碱、核苷类、有机酸、挥发油、氨基酸、蛋白质、酶类等。

【药理作用】本品有免疫调节、抗氧化、抗衰老、抗肿瘤、镇静、镇痛、平喘、止咳、祛痰、降血糖、降血脂、降压、抗凝血、抗心律失常等作用。

【使用注意】实证者慎服。

## 白 术

【基原】为菊科植物白术 *Atractylodes macrocephala* Koidz. 的根茎。

【异名】于术、山蓟、山芥、山连。

【性味归经】苦、甘,温。入脾、胃经。

【功效】健脾补气,燥湿利水,止汗安胎。

【主治】脾虚食少,泄泻便溏,脘腹胀满,肢软神疲,自汗,水肿,小便不利,胎动不安等。

【用法用量】内服:煎服,10～15g。

【成分】本品含挥发油,主要成分为苍术醇、苍术酮、白术内酯甲、白术内脂乙、芹烷二烯酮、β-芹油烯、桉树萜等,并含有氧香豆素类、糖类及树脂等。

【药理作用】本品有调节肠胃运动、抑制子宫平滑肌收缩、调节免疫力、利尿、降血糖、抗肿瘤、护肝、镇静等作用。

【使用注意】本品燥湿伤阴,如阴虚内热或津液亏耗、燥渴便秘者,不宜使用。

## 黄 精

【基原】为百合科植物囊丝黄精 *Polygonatum sibiricum* Red. 、滇黄精 *Polygonatum kingianum* Coll. et Hemsl. 或多花黄精 *Polygonatum cyrtonema* Hua 的根茎。

【异名】重楼、野生姜、鸡头黄精、鸡头根、黄鸡菜。

【性味归经】甘,平。入肺、脾、肾经。

【功效】补脾益气,养阴润肺,补肾填精。

【主治】脾胃虚弱之食少纳呆,倦怠乏力;肺阴虚亏之干咳无痰,劳嗽久咳;肾虚精亏之腰膝酸软,头晕耳鸣,头晕目眩,须发早白,内热消渴等。

【用法用量】内服:煎服,10～30g;或熬膏、制作药膳;或酿酒;或入丸、散。由于生黄精有一定的刺激性,所以一般都是蒸熟后应用,称为制黄精。

【成分】含黄精多糖、低聚糖、黏液质、氨基酸和淀粉等。

【药理作用】本品有抗菌、抗病毒、增加冠状动脉流量、抗心肌缺血、降血脂、降血糖、抗疲劳、抗氧化、延缓衰老、止血等作用。

【使用注意】因其药性较滋腻,有助湿生疾之弊,故痰湿内盛、胃脘胀满、咳嗽痰多、舌苔白腻或脾胃阳虚、泄泻便溏者不宜单独应用。

## 何首乌

【基原】为蓼科植物何首乌 *Polygonum multiflorum* Thuna. 的干燥块根。

【异名】首乌、地精、夜交藤根、地精、何相公。

【性味归经】苦、甘、涩,微温。入肝、心、肾经。

【功效】养血滋阴,润肠通便,截疟,祛风,解毒。

【主治】血虚阴亏之头晕目眩,心悸失眠,面黄乏力,肠燥便秘;肝肾阴虚之腰膝酸软,耳鸣耳聋,遗精,崩漏,带下,须发早白;血燥生风之皮肤瘙痒,风疹瘙痒,疮痈瘰疬,痔疮痈疽,体虚久疟等。

【用法用量】内服:煎服,10～30g;或熬膏、浸酒;或入丸、散。外用:适量,煎水洗、研末撒或调敷。

【成分】主要含大黄酚、大黄素,其次是大黄酸、大黄素甲醛和大黄酚蒽酮,还含有磷脂及芪类化合物等。

【药理作用】本品有增强免疫力、延缓衰老、降血脂、增加冠状动脉流量、抗心肌缺血、抗动脉粥样硬化、抗菌、抗病毒等作用。

【使用注意】大便溏泻及有湿痰者慎服。忌铁器。

## 阿　胶

【基原】为马科动物驴 *Equus asinus* L. 及其他驴皮经煎煮浓缩制成的固体胶。

【异名】傅致胶、盆覆胶、驴皮胶。

【性味归经】甘,平。入肺、肝、肾经。

【功效】补血止血,滋阴润肺。

【主治】面色萎黄无华,指甲苍白,心悸失眠,头晕眼花,虚劳咯血,吐血,咯血,衄血,尿血,便血,血痢,妊娠下血,崩漏,阴虚心烦失眠,肺虚燥咳,血虚风动之痉厥抽搐等。因本品在治疗妇女各种出血及胎产病证方面尤有特长,故被誉为"妇科圣药"。

【用法用量】服用阿胶的方法很多,用于一般性调补,通常是用阿胶 5～10g,加适量黄酒,隔水蒸炖,烊化成液体后服用。为了便于粉碎,又常炒用,炒用者称阿胶珠。内服:入汤剂,烊化兑服,5～10g;炒阿胶可入汤剂或入丸、散。滋阴补血多生用,润肺化痰常用蛤粉炒,止血常用阿胶珠或蒲黄炒。

【成分】本品含胶原及其水解产生的多种氨基酸等。

【药理作用】有补血、提高免疫力、抗辐射、抗疲劳、抗缺氧等作用。

【使用注意】消化能力弱、脾胃虚弱者慎服。素体内热较重,有口干舌燥、潮热、盗汗者也不适宜服用。

## 紫河车

【基原】为健康产妇的胎盘。

【异名】胎盘、胞衣、衣胞、胎衣、混元丹、混沌皮、混沌衣。

【性味归经】甘、咸,温。入肺、肝、肾经。

【功效】益气养血,温肾补精。

【主治】用于虚损劳积,气血不足之证,症见虚劳羸瘦、骨蒸盗汗、咳嗽气喘、食少气短、阳痿、遗精、不孕、少乳。

【用量用法】内服:研末或装胶囊吞服,每次 1.5～3g,重症加倍;或入丸剂;或用鲜品半个或 1 个,水煎服食,1 周 2 次或 3 次。

【成分】含蛋白质、氨基酸、激素、酶类、抗体、干扰素等。

【药理作用】本品有增强免疫功能、促进乳腺和女生生殖器官发育、延缓衰老、抗肿瘤、抗过敏等作用。

【使用注意】表邪及实证者禁服。脾虚湿困、纳呆者慎服。

## 当　归

【基原】为伞形科植物当归 *Augelica sinensis*（Oliv.）Diels 的干燥根。

【异名】干归、秦归。

【性味归经】甘、辛,温。入肝、心、脾经。

【功效】补血活血,调经止痛,润肠通便。

【主治】血虚面色萎黄,眩晕,心悸,月经不调,经闭,痛经,虚寒腹痛,肠燥便秘,风湿痹痛,跌扑损伤,痈疽疮疡。酒当归活血通经,用于经闭痛经、风湿痹痛、跌扑损伤。

【用法用量】内服:煎服,5～15g。

【成分】含藁本内酯、正丁烯呋内酯、香荆芥酚、阿魏酸、烟酸、琥珀酸、多糖、氨基酸、维生素等。

【药理作用】本品对子宫有双向调节作用,可扩张冠状动脉、抗心肌缺血、抗心律失常、抗凝血、改善微循环、抗血栓、促进造血等作用。

【使用注意】湿盛中满、大便溏泻者忌用。

## 白　芍

【基原】为毛茛科植物芍药 *Paeonia lactiflora* Pall. 的根。

【异名】白芍药、金芍药。

【性味归经】苦、酸,微寒。入肝、脾经。

【功效】养血调经,柔肝止痛,平抑肝阳,敛阴止汗。

【主治】血虚萎黄,月经不调,自汗,盗汗,阴虚胁痛,脘腹作痛,四肢拘挛,头痛,眩晕等。

【用法用量】内服:煎服,10～15g。

【成分】含芍药苷、牡丹酚、芍药内酯苷、苯甲酸、挥发油、树脂糖、淀粉、蛋白质等。

【药理作用】本品有调节免疫力、抗肿瘤、抗病毒、扩张冠状动脉、降血压、抗血栓、抗血小板聚集、护肝、解痉、镇痛、抑菌等作用。

【使用注意】不宜与藜芦同用。虚寒之证不宜单独应用。肝功能不良者,不宜长期大量服用。

## 冬虫夏草

【基原】为麦角菌科真菌冬虫夏草菌 *Cordyceps sinensis*（BerK.）Sacc. 的子座及其寄生蝙蝠蛾科昆虫绿蝙蝠蛾 *Hepialus varians* Staudinger 幼虫的尸体的复合体。

【异名】夏草冬虫、虫草、冬虫草。

【性味归经】甘,温。入肺、肾经。

【功效】补肾益精,益肾壮阳,补肺平喘,止血化痰。

【主治】久嗽痰血,肺虚咳喘,自汗,盗汗,肾虚不固之阳痿,遗精,腰膝酸痛。

【用法用量】内服:煎服,3～6g;或入丸、散;或与鸡、鸭、猪肉、甲鱼等炖服;或加冰糖炖服。

【成分】含麦角甾醇、腺嘌呤、氨基酸、脂肪酸、维生素、生物碱等。

【药理作用】本品有调节免疫系统、抗肿瘤、抗疲劳、抗炎、抗菌、抗病毒、镇静、抗惊厥、祛痰、平喘、抗心肌缺血、降血压、抗血栓、降血脂等作用。

【使用注意】感冒发热、伤风咳嗽、形体强盛或血热者不宜服用。

## 补骨脂

【基原】为豆科植物补骨脂 *Psoralea corylifolia* L. 的干燥成熟果实。

【异名】破故纸、胡韭子、婆固脂、补骨鸱、黑故子、胡故子、吉固子、黑故子。

【性味归经】苦、辛,温。入肾、脾经。

【功效】补肾助阳,固精缩尿,纳气平喘,温脾止泻。

【主治】肾阳不足,下元虚冷之阳痿,遗精,腰膝冷痛,尿频,遗尿;肾不纳气,虚喘不止;脾肾阳虚之大便久泻;白癜风,斑秃,银屑病等。

【用法用量】内服:煎汤,6～15g;或入丸、散。外用:适量,酒浸涂患处。

【成分】含补骨脂素、异补骨脂素、补骨脂甲素、补骨脂乙素、挥发油、皂苷、多糖类脂等成分。

【药理作用】本品有增加心肌血流量、抗心肌缺血、舒张支气管平滑肌、抑菌、抗氧化、调节免疫力、抗肿瘤、延缓衰老、促进成骨细胞增殖、性激素样作用等。

【使用注意】本品性质温燥,对胃有刺激性,长期服用易出现口干舌燥、咽喉干痛等症状,故阴虚火旺及胃病者宜慎用。

## 肉苁蓉

【基原】为列当科植物肉苁蓉 *Cistanche deserticola* Y. C. Ma 或管花肉苁蓉 *Cistanche tubulosa*(Schrenk)Wight 的干燥带鳞叶的肉质茎。

【异名】肉松蓉、地精、金笋、大芸、寸芸、苁蓉、黑司令、纵蓉、马足、马芝。

【性味归经】甘、咸,温。入肾、大肠经。

【功效】补肾阳,益精血,润肠通便。

【主治】肾虚精亏之不孕不育,阳痿,遗精,腰膝酸软,筋骨无力,白浊尿频,腰痛腿软,耳鸣目花,月经延期,宫寒经少,肠燥便秘。

【用法用量】内服:煎服,10～15g;或入丸、散;或浸酒。

【成分】含肉苁蓉苷、β-谷甾醇、胡萝卜苷、甜菜碱、氨基酸、多糖类等。

【药理作用】本品有抗衰老、调节免疫力、抗应激、降血压、调节内分泌、通便等作用。

【使用注意】胃弱便溏、相火旺、实热便结者忌服。

## 淫羊藿

【基原】为小檗科多年生草本淫羊藿 *Epimedium brevicornu* Maxim. 或箭叶淫羊藿 *Epimedium sagittatum*(Sieb. et Zucc.)Maxim. 的茎叶。

【异名】千两金、三叉骨。

【性味归经】辛、甘,温。入肝、肾经。

【功效】补肾壮阳,强筋健骨,祛风除湿。

【主治】肾阳虚衰之阳痿不举,遗精不育,尿频失禁,小便淋沥,腰膝无力;风寒湿痹之肢体冷痛,四肢不仁,筋骨挛急,半身不遂。

【用法用量】内服:煎服,10～15g;或浸酒、熬膏,或入丸、散。外用:煎水洗。

【使用注意】辛温助阳,药性温燥,阴虚而相火易动者禁服。

【成分】本品含淫羊藿苷、宝藿苷、淫羊藿次苷等,另含有多糖、生物碱、挥发油、鞣质、脂肪酸等。

【药理作用】本品有雄性激素样作用,有降血压、强心、抗心律失常、镇咳、祛痰、平喘、抗炎、抗衰老、降血糖、降血脂、预防骨质疏松等作用。

## 杜　仲

【基原】为杜仲科落叶乔木植物杜仲 *Eucommia ulmoides* Oliv. 的干燥树皮。

【异名】思仙、木绵、思仲、石思仙。

【性味归经】甘,温。入肝、肾经。

【功效】补肝肾,强筋骨,安胎止崩。

【主治】肝肾亏虚之腰脊酸痛,足膝痿弱,小便频数,阳痿不举,耳鸣,眩晕,胎动不安,妊娠下血,崩漏,高血压。

【用法用量】内服:煎服,10～15g,大剂量可用至 30g;或浸酒;或入丸、散。

【成分】含松脂醇二葡萄糖苷、杜仲胶、杜仲苷、多糖、生物碱、甾醇、挥发油、鞣质、脂肪酸等。

【药理作用】本品有降血压、强心、抗心律失常、镇咳、祛痰、平喘、抗炎、延缓衰老、降血糖、降血脂、预防骨质疏松等作用。

【使用注意】有口渴、口苦、小便黄赤等热性症状及阴虚火旺者慎服。

## 枸杞子

【基原】为茄科植物宁夏枸杞子 *Lycium barbarum* L. 的成熟果实。

【异名】西枸杞子、甜菜子。

【性味归经】甘,平。入肝、肾经。

【功效】滋补肝肾,益精养血,明目消翳,润肺止咳。

【主治】肝肾不足之腰酸骨痿,阳痿,遗精,久不生育,早老早衰,须发早白,血虚萎黄,头晕目眩,产后乳少,目暗不明,内热消渴,劳热骨蒸,虚痨咳嗽,干咳少痰。

【用法用量】内服:煎服,10～15g;亦可代茶泡服。

【成分】含甜菜碱、多糖、单糖、脂肪酸、蛋白质、多肽、维生素 $B_1$、维生素 $B_2$、维生素 C、氨基酸、微量元素等。

【药理作用】本品有延缓衰老、抗疲劳、抗肿瘤、降血糖、增强免疫力、降血压、抗氧化、抗辐射等作用。

【使用注意】脾虚便溏者慎服。

## 玉　竹

【基原】为百合科植物玉竹 *Polygonatum odoratum*（Mill.）Druce. 的干燥根茎。

【异名】葳蕤、萎蕤。

【性味归经】甘,平。入肺、胃经。

【功效】养阴润肺,除烦止渴。

【主治】热病阴伤之烦热消渴,干咳少痰;阴虚外感,热病伤津之消谷易饥,小便频数。

【用法用量】内服:煎服,10～15g;或熬膏;或入丸、散。

【成分】含玉竹黏多糖、玉竹果聚糖、甾体皂苷、黄酮类、微量元素、黏液质等成分。

【药理作用】本品有增强免疫力、降血糖、扩张血管、抗急性心肌缺血、降血压、延缓衰老、抗菌等作用。

【使用注意】胃有痰湿气滞者忌服,脾虚便溏者慎服。

## 麦 冬

【基原】为百合科植物麦冬 *Ophiopogon japonicus*(L. f)Ker Gawl. 的干燥块根。

【异名】麦门冬、寸冬。

【性味归经】甘、微苦,微寒。入肺、胃、心经。

【功效】润肺养阴,养胃生津,清心除烦。

【主治】阴虚燥热,咽干口燥,虚劳燥咳,干咳痰黏,咯血,口渴多饮,心烦失眠,肠燥便秘,舌绛而干。

【用法用量】内服:煎服,10～15g;或入丸、散;或熬膏;或泡茶饮服。一般养阴润肺、益胃生津多用去心麦冬,清心除烦多用连心麦冬。

【成分】含多种麦冬皂苷、β-谷甾醇、豆甾醇、氨基酸、多糖、维生素等。

【药理作用】本品有镇静、增加冠状动脉血流量、抗心肌缺血、抗心律失常、改善心肌收缩力、增强免疫力、耐缺氧、降血糖、抑菌等作用。

【使用注意】脾胃虚寒、便溏泄泻者慎服。

## 鳖 甲

【基原】为鳖科动物鳖 *Trionyx sinensis* Wiegmann 的背甲。

【异名】上甲、鳖壳、团鱼甲、鳖盖子。

【性味归经】咸,平。入肝、脾、肾经。

【功效】养阴清热,平肝息风,软坚散结。

【主治】阴虚发热,骨蒸劳热;热病伤阴,虚风内动之小儿惊痫,癥瘕痃癖,经少,经闭等。

【用量用法】内服:煎服,15～30g,先煎;或熬膏;或入丸、散。外用:研末撒或调敷。

【成分】含碳酸钙、磷酸钙、天门冬氨酸、角蛋白、碘、维生素 D、骨胶原、鳖甲多糖、氨基酸、微量元素等。

【药理作用】本品有增强免疫力、促进造血功能、抗应激、耐缺氧、抗辐射、抗疲劳、抑制结缔组织增生等作用。

【使用注意】脾胃阳虚、食少便溏者或孕妇禁服。

## 蛤 蚧

【基原】为壁虎科动物蛤蚧 *Gekko gecko* Linnaeus 除去内脏的全体。

【异名】蛤蟹、仙蟾、大壁虎、蚧蛇。

【性味归经】咸,平。入肺、肾经。

【功效】补肾温肺,止咳平喘,壮阳益精。

【主治】肺肾气虚之虚劳喘咳,久咳,咯血,肾虚遗精,阳痿,早泄,腰膝酸软,消渴神疲,小便频数。

【用量用法】内服:煎服,3～9g;研末,1.5～3g;或入丸、散。

【成分】本品含蛋白质、脂肪、氨基酸、微量元素、胆固醇、硫酸钙等。

【药理作用】有性激素样作用,且具有增强免疫力、耐缺氧、降血糖、延缓衰老、抗炎、平喘等作用。

【使用注意】外感风寒喘嗽及阴虚火旺者禁服。

## 沙苑子

【基原】为豆科植物扁茎黄芪 *Astragalus complanatus* R. Br. 的成熟种子。

【异名】潼蒺藜、沙苑蒺藜、蔓黄芪、夏黄草。

【性味归经】甘,温。入肝、肾经。

【功效】补肝益肾,明目固精。

【主治】肝肾亏虚之目昏不明,头晕眼花,腰膝酸软,遗精,早泄,小便频数,遗尿,尿血,崩漏,带下。

【用法用量】内服:煎服,10～15g;或入丸、散;或入菜肴、煮粥。

【成分】含沙苑子苷、沙苑子新苷,以及氨基酸、酚类、鞣质、生物碱、维生素、脂肪酸类及微量元素等。

【药理作用】本品有增强免疫力、抗疲劳、降血压、降血脂、增加脑血流量、抑制血小板聚集、抗炎、镇痛、利尿等作用。

【使用注意】阴虚火旺及小便不利者忌服。

## 芡　实

【基原】为睡莲科植物芡 *Euryale ferox* Salisb 的干燥成熟种仁。

【异名】卵菱、鸡头实、鸡头、鸡头果、鸡头实、鸡嘴莲、水鸡头、莲藕。

【性味归经】甘、涩,平。入脾、肾经。

【功效】涩精固肾,补脾止泻。

【主治】肾虚不固之遗精、滑精,小便不禁,脾虚久泄,带下淋浊等。

【用法用量】内服:煎服,10～30g;或入丸、散;或煮粥食。

【成分】含淀粉、蛋白质、脂肪及多种维生素。

【药理作用】本品有降血糖、镇痛、保护肾功能、抗氧化、抗心肌缺血等作用。

【使用注意】大便秘结、小便不利者忌用。气郁痞胀,食滞不化者慎服。

# 附 篇

## 实训指导

## 实训一 金樱子炖猪小肚

| 实训目标 | 1.了解和掌握鲜猪肚、金樱子等主要用料的性味、归经及功效。<br>2.掌握该药膳的配伍、实验程序和操作方法。 | | |
|---|---|---|---|
| 实训要求 | 1.宜选用新鲜猪小肚制作,金樱子除净外刺和内瓤使用。<br>2.猪小肚去净肥脂,切开,用盐、生粉拌擦,用水冲洗干净。<br>3.旺火烧开,小火慢炖。 | | |
| 实训准备 | 砂锅1只/5人,8寸平盘2只/5人,筷子1双/5人,汤匙1把/人等。 | | |
| 药膳配伍 | 主料 | 鲜猪小肚 | 750g |
| | | 金樱子 | 30g |
| | 辅料 | 生姜片 | 10g |
| | | 黄酒 | 3ml |
| | | 盐 | 5g |
| | | 鸡精 | 2g |
| | | 淀粉 | 50g |
| | | 清水 | 500ml |
| | | 精炼油 | 40ml |
| 操作流程<br>与方法 | 1.将金樱子去除外刺和内瓤,用水冲洗干净;生姜洗净切片;猪小肚去除肥脂,用刀剖开,用盐和淀粉擦洗干净,放入开水中余水去除腥味,晾冷切开,切成约5mm宽的条待用。<br>2.把全部用料放入锅内旺火烧开后倒入砂锅,加清水,再旺火煮沸后,改小火煲1～2小时,用盐和鸡精调味供用。<br>3.砂锅外面清理干净可上桌食用。 | | |
| 功效主治 | 缩尿涩肠,固精止带,补肾固脱。适用于肾气不足所致的腰膝酸软、小便频数、滑精遗精、女子带下等症。 | | |
| 使用注意 | 本方具有补肾固涩之功用,感冒期间以及发热的患者不宜食用。另外,猪小肚一定要漂洗干净,否则会有腥味。 | | |

## 实训二　天麻鱼头

| 实训目标 | 1.了解和掌握鲤鱼、天麻、川芎、茯苓等主要用料的性味、归经及功效。<br>2.掌握该药膳的配伍、实验程序和操作方法。 | | |
|---|---|---|---|
| 实训要求 | 1.了解天麻的特征,识别天麻的真伪。天麻质地坚硬而紧密,呈半透明状,表面带黄白或浅黄棕色,通体晶莹丰满,个大结实则为上选。<br>2.川芎、茯苓、天麻等要用第2次米泔水浸泡。 | | |
| 实训准备 | 砂锅1只/5人,8寸平盘2只/5人,筷子1双/人,汤匙1把/人等。 | | |
| 药膳配伍 | 主料 | 天麻 | 25g |
| | | 川芎 | 10g |
| | | 茯苓 | 10g |
| | | 鲜鲤鱼 | 1500g |
| | 辅料 | 生姜片 | 10g |
| | | 黄酒 | 3ml |
| | | 盐 | 5g |
| | | 鸡精 | 2g |
| | | 淀粉 | 50g |
| | | 葱 | 10g |
| | | 精炼油 | 200ml |
| | | 酱油 | 10ml |
| | | 胡椒粉 | 1g |
| | | 白糖 | 15g |
| 操作流程与方法 | 1.将鲜鲤鱼去鳞、鳃和内脏,洗净,装入盆内;将川芎、茯苓切成大片,用第2次米泔水泡上,再将天麻放入泡过川芎,茯苓的米泔水中浸泡4~6小时,捞出天麻置米饭上蒸透,切成片待用。<br>2.将天麻片放入鱼头和鱼腹内,将鱼置盆内,然后加入葱、生姜和适量清水,上笼蒸约30分钟。<br>3.将鱼蒸好后,拣去葱和生姜。另用水豆粉、清汤、白糖、盐、黄酒、酱油、味精、胡椒粉、香油烧开勾芡,浇在鱼上即成。 | | |
| 功效主治 | 平肝息风,定惊止痛,行气活血。适用于肝风、肝阳所引起的肢体麻木、眩晕头痛、手足震颤等症;对体虚烦躁失眠,顽固性偏、正头痛等亦有良好的疗效。 | | |
| 使用注意 | 本方性味平和,肝阳上亢者可作日常膳食,无特别禁忌。 | | |

## 实训三　川贝秋梨膏

| 实训目标 | 1.了解和掌握雪梨、红枣、蜂蜜、川贝母、甘草等主要用料的性味、归经及功效。<br>2.掌握该药膳的配伍、实验程序和操作方法。 | | |
|---|---|---|---|
| 实训要求 | 1.熬制时要不停地搅拌,防止糊锅。4个梨熬出来加蜂蜜后即一小罐。<br>2.不要用铁锅、铝锅煮,会损失很多营养。 | | |
| 实训准备 | 砂锅1只/5人,8寸平盘2只/5人,筷子1双/人,汤匙1把/人等。 | | |
| 药膳配伍 | 主料 | 雪梨 | 4只 |
| | | 红枣 | 20只 |
| | | 蜂蜜 | 200g |
| | | 冰糖 | 15g |
| | | 川贝母 | 10g |
| | | 甘草 | 5g |
| | 辅料 | 老姜 | 10g |
| 操作流程<br>与方法 | 1.雪梨洗净削皮,擦成泥状,连水带梨一起倒入砂锅内;红枣去核切丝,老姜切丝,川贝母捣碎,连同甘草一起倒入砂锅;锅内加一碗清水,搅拌均匀后开旺火煮开后转小火熬40分钟。<br>2.捞出锅内所有东西放到准备好的干净纱布上,尽量挤出其中的汁水,倒入锅内。继续旺火煮开后转小火熬1小时左右直至汤汁熬成黏稠的糖浆状。<br>3.待熬好的梨汁放凉接近室温后,倒入蜂蜜搅拌均匀装罐即可。<br>4.制作好的秋梨膏装入密封罐放入冰箱冷藏保存,饮用时取1勺或2勺秋梨膏用温开水冲调即可。 | | |
| 功效主治 | 润肺养阴,止咳化痰。适用于对热病伤津所致的烦渴、肺燥干咳,以及肺虚久咳、肺虚劳咳痰不出等症有较好治疗作用。 | | |
| 使用注意 | 脾胃虚寒,咳唾清稀者不宜。 | | |

## 实训四  川贝煨雪梨

| 实训目标 | 1.了解和掌握雪梨、冰糖、川贝母等主要用料的性味、归经及功效。<br>2.掌握该药膳的配伍、实验程序和操作方法。 | | |
|---|---|---|---|
| 实训要求 | 1.冰糖要压成粉碎状。<br>2.雪梨具有生津、清血的作用,也可以其他品种的梨取代,挑选体型较大且表面无伤痕的为佳。 | | |
| 实训准备 | 小砂锅1只/5人,8寸平盘2只/5人,挖球器1只,汤匙1把/人等。 | | |
| 药膳配伍 | 主料 | 雪梨 | 1只 |
| | | 川贝母 | 5g |
| | | 冰糖 | 15g |
| | 辅料 | 无 | |
| 操作流程<br>与方法 | 1.将冰糖压碎成粉末状备用。<br>2.雪梨洗净,横切下上方1/5的果蒂部分,用挖球器挖出果肉,将核切除备用。<br>3.将果肉、川贝粉、冰糖等放至砂锅中,加清水淹没,旺火烧开后,改小火慢煨至酥烂,收稠汁水即可。 | | |
| 功效主治 | 清热止咳,生津润肺。适用于身体燥热、声音沙哑、痰多黄稠、咳嗽、咽喉红肿、喉咙疼痛等症;对慢性气管炎、百日咳、慢性咽炎等亦有一定疗效。 | | |
| 使用注意 | 身体虚寒,肺寒咳嗽,痰涎清稀者忌食用。 | | |

## 实训五　三七白芍蒸鸡

| 实训目标 | 1.了解和掌握母鸡、三七、白芍等主要用料的性味、归经及功效。<br>2.掌握该药膳的配伍、实验程序和操作方法。 | | |
|---|---|---|---|
| 实训要求 | 1.母鸡不能注水。<br>2.此菜中三七有 2 种用法。 | | |
| 实训准备 | 盅 10 只,8 寸平盘 2 只/5 人,汤匙 1 把/人,竹筷 10 双等。 | | |
| 药膳配伍 | 主料 | 母鸡 | 1 只(1500g) |
| | | 三七 | 20g |
| | | 白芍 | 20g |
| | 辅料 | 姜 | 10g |
| | | 葱 | 10g |
| | | 黄酒 | 15g |
| | | 盐 | 3g |
| | | 鸡精 | 2g |
| 操作流程<br>与方法 | 1.鸡宰杀后洗净,剁成 2 厘米见方小块,焯水后分 10 份装入小盅中。<br>2.三七一半研末备用,另一半蒸软后切成片;白芍泡软后切成片。三七片、白芍片分别放入到 10 只装有鸡块的盅中。<br>3.葱切段、姜切片;分别放到三七片、白芍片上;再分别加入清水(淹没原料,不超过盅体的 4/5 部位)、黄酒、盐后上笼蒸约 2 小时。<br>4.出笼后去葱、姜,加鸡精等调味;并将三七粉分撒于各盅的汤中。 | | |
| 功效主治 | 养血补虚,填补壮骨。适用于气血不足,体虚气弱者及产妇。 | | |
| 使用注意 | 本药膳性偏温,阴虚火旺者忌用。因三七有活血化瘀作用,孕妇慎用。 | | |

## 实训六　丁香鸭

| 实训目标 | 1.了解和掌握鸭子、丁香、肉桂、草豆蔻等主要用料的性味、归经及功效。<br>2.掌握该药膳的配伍、实验程序和操作方法。 | | |
|---|---|---|---|
| 实训要求 | 1.成熟鸭子形态完整、色泽红润。<br>2.熬制卤汁时要注意火候。 | | |
| 实训准备 | 盅 10 只,8 寸平盘 2 只/5 人,汤匙 1 把/人,竹筷 10 双等。 | | |
| 药膳配伍 | 主料 | 鸭子 | 1 只(1500g) |
| | | 丁香 | 8g |
| | | 肉桂 | 8g |
| | | 草豆蔻 | 8g |
| | 辅料 | 姜 | 20g |
| | | 葱 | 25g |
| | | 黄酒 | 15g |
| | | 盐 | 4g |
| | | 鸡精 | 2g |
| | | 芝麻油 | 30g |
| | | 冰糖 | 30g |
| 操作流程<br>与方法 | 1.鸭子宰杀后,除去毛和内脏,洗净。生姜、葱拍破待用。<br>2.将丁香、肉桂、草豆蔻放入锅内,加水适量煎熬 2 次,每次水沸后 20 分钟滗出汁,共收药液约 3000ml。<br>3.药液倒入锅内,加生姜、葱和黄酒,放入鸭子,小火煮六成熟,捞起晾冷。<br>4.卤汁倒入锅中,放入鸭子,小火卤熟后捞出,去浮沫;卤汁中加入盐、冰糖、鸡精拌匀后再放入鸭子,置小火上边滚动鸭子边浇卤汁,至卤汁均匀的包裹在鸭子上,呈色泽红亮时捞出;再在鸭身上均匀地涂上芝麻油即成。 | | |
| 功效主治 | 温中和胃,补肾助阳。适用于脾胃虚寒所致的胃脘冷痛、反胃呕吐、呃逆嗳气;亦可用于肾阳虚之阳痿、遗精等。 | | |
| 使用注意 | 方中丁香、肉桂等药力偏温补,作用较强,用量不宜过大。急性热病及阴虚火旺者不宜食用。 | | |

## 实训七　长生固本酒

| 实训目标 | 1.了解和掌握人参、枸杞子、淮山药、五味子、天门冬、麦冬、生地黄、熟地黄等主要用料的性味、归经及功效。<br>2.掌握该药膳的配伍、实验程序和操作方法。 | | |
|---|---|---|---|
| 实训要求 | 1.材料要选择质地好的。<br>2.容器要能耐高温,防止隔水加热时破损。 | | |
| 实训准备 | 耐高温容器 1 只,8 寸平盘 2 只/5 人,小酒杯 10 只。 | | |
| 药膳配伍 | 主料 | 人参 | 60g |
| | | 枸杞子 | 60g |
| | | 淮山药 | 60g |
| | | 五味子 | 60g |
| | | 天门冬 | 60g |
| | | 麦冬 | 60g |
| | | 生地黄 | 60g |
| | | 熟地黄 | 60g |
| | | 白酒 | 1500ml |
| | 辅料 | 无 | |
| 操作流程<br>与方法 | 1.将人参、枸杞子、淮山药、五味子、天门冬、麦冬、生地黄、熟地黄等切碎,入布袋。<br>2.将布袋置容器中,加入白酒,密封。<br>3.将容器置入锅中,隔水加热约半小时。<br>4.取出加热后的容器,埋入土中数日以除火毒,取出,静置后,即可取用。 | | |
| 功效主治 | 益气滋阴,补肾健脾,固本延年。适用于气阴两虚所致的四肢无力、神疲体倦、腰酸腿软、心烦口干、心悸多梦、头晕目眩、须发早白等。 | | |
| 使用注意 | 凡阴盛阳衰、痰湿较重者,或久患滑泄便溏者,不宜服用。 | | |

## 实训八　荷叶减肥茶

| 实训目标 | 1.了解和掌握荷叶、陈皮、绞股蓝、山楂、决明子、桑叶等主要用料的性味、归经及功效。<br>2.掌握该药膳的配伍、实验程序和操作方法。 | | |
|---|---|---|---|
| 实训要求 | 可泡茶喝,煮食效果更佳。 | | |
| 实训准备 | 精美茶具1套。 | | |
| 药膳配伍 | 主料 | 荷叶 | 5g |
| | | 陈皮 | 5g |
| | | 绞股蓝 | 3g |
| | | 山楂 | 3g |
| | | 决明子 | 8g |
| | | 桑叶 | 3g |
| | 辅料 | 无 | |
| 操作流程与方法 | 将荷叶、陈皮、绞股蓝、山楂、决明子、桑叶一起泡水喝或者用水煮着喝。 | | |
| 功效主治 | 理气行水,化食导滞,降脂减肥。适用于单纯性肥胖、高脂血症。 | | |
| 使用注意 | 荷叶有利尿作用,肾功能不好者忌用;肥胖患者有阴虚征象者不宜食用,恐利水更伤阴津。 | | |

## 实训九　甘麦大枣汤

| 实训目标 | | 1.了解和掌握炙甘草、小麦、大枣等主要用料的性味、归经及功效。<br>2.掌握该药膳的配伍、实验程序和操作方法。 | |
|---|---|---|---|
| 实训要求 | | 1.需将2次煎煮液要混合均匀。<br>2.早、晚温服。 | |
| 实训准备 | | 精美容器1套。 | |
| 药膳配伍 | 主料 | 炙甘草 | 15g |
| | | 小麦 | 20g |
| | | 大枣 | 10枚 |
| | 辅料 | 无 | |
| 操作流程<br>与方法 | | 1.将炙甘草、小麦、大枣洗净,放入容器中,加适量清水,用小火煎煮。<br>2.取煎煮液2次,混匀。早、晚温服。 | |
| 功效主治 | | 养心安神,和中缓急。适用于心虚、肝郁引起的心神不宁、精神恍惚、失眠等。 | |
| 使用注意 | | 本方略有助湿生热之弊,湿盛脘腹胀满、痰热咳嗽者忌服。 | |

## 实训十 八珍膏

| 实训目标 | 1.了解和掌握党参、白术(炒)、茯苓、甘草、当归、白芍、川芎、熟地黄等主要用料的性味、归经及功效。<br>2.掌握该药膳的配伍、实验程序和操作方法。 | | |
|---|---|---|---|
| 实训要求 | 1.本药宜饭前服或进食时同时服。<br>2.有过敏体质者慎用。 | | |
| 实训准备 | 精美容器1套。 | | |
| 药膳配伍 | 主料 | 党参 | 100g |
| | | 白术(炒) | 100g |
| | | 茯苓 | 100g |
| | | 甘草 | 50g |
| | | 当归 | 150g |
| | | 白芍 | 100g |
| | | 川芎 | 75g |
| | | 熟地黄 | 150g |
| | | 白砂糖 | 1700g |
| | 辅料 | 无 | |
| 操作流程与方法 | 1.将党参、白术(炒)、茯苓、甘草、当归、白芍、川芎、熟地黄八味,酌予碎断。<br>2.当归、川芎提取挥发油,药渣煎煮1.5小时,其余党参等六味煎煮2次,每次1.5小时,合并煎液,滤过,滤液浓缩至相对密度为1.0(80℃测)的清膏。<br>3.另取白砂糖1700克制成糖浆,加入上述清膏,继续浓缩至稠膏,待冷,加入防腐剂适量、当归、川芎挥发油、香精适量,约制成2720克,即得。 | | |
| 功效主治 | 补气益血,调补气血。适用于气血两虚之面色萎黄、四肢乏力。 | | |
| 使用注意 | 本方为气血双补之药,性质较黏腻,有碍消化,故咳嗽痰多、脘腹胀痛、纳食不消、腹胀便溏者忌服。孕妇慎用。服本药时不宜同时服用藜芦或其制剂。 | | |

## 实训十一　茯苓饼子

| 实训目标 | 1.了解和掌握白茯苓等主要用料的性味、归经及功效。<br>2.掌握该药膳的配伍、实验程序和操作方法。 | | |
|---|---|---|---|
| 实训要求 | 加工时的传热介质为黄蜡。 | | |
| 实训准备 | 大碗 2 只,汤勺 1 只,平底煎锅 1 只,竹筷 1 双,平盘 1 只。 | | |
| 药膳配伍 | 主料 | 白茯苓 | 200g |
| | | 精面粉 | 100g |
| | | 黄蜡 | 150g |
| | 辅料 | 无 | |
| 操作流程<br>与方法 | 1.白茯苓研磨成粉状,加入精面粉,加清水调成稀糊状。<br>2.黄蜡放入平底煎锅中,加热融化。<br>3.用汤勺舀稀糊倒到融化的黄蜡上,烙成饼。 | | |
| 功效主治 | 补气健脾,饱腹减食。适用于单纯性肥胖、食欲旺盛者。 | | |
| 使用注意 | 本方食用后可致食欲降低,营养不良、食欲缺乏、贫血、神经性厌食者禁用。老年人脱肛和小便多者不宜食用。 | | |

# 实训十二　乌梅粥

| 实训目标 | 1.了解和掌握乌梅等主要用料的性味、归经及功效。<br>2.掌握该药膳的配伍、实验程序和操作方法。 | | |
|---|---|---|---|
| 实训要求 | 1.乌梅去核。<br>2.加入冰糖后一定要拌匀。 | | |
| 实训准备 | 大碗 2 只,汤勺 1 只,平底煎锅 1 只,竹筷 1 双,平盘 1 只。 | | |
| 药膳配伍 | 主料 | 乌梅 | 20g |
| | | 粳米 | 100g |
| | | 冰糖 | 15g |
| | 辅料 | 无 | |
| 操作流程<br>与方法 | 1.乌梅洗净,去核。<br>2.粳米淘洗干净,用冷水浸泡半小时,捞出,沥干水分。<br>3.锅中加入适量冷水,放入乌梅,煮沸约 15 分钟,去渣留汁。<br>4.将粳米放入乌梅汁中,先用旺火烧沸,再改用小火熬煮成粥,加入冰糖拌匀,即可盛<br>　起食用。 | | |
| 功效主治 | 收敛止血,生津止渴,敛肺止咳,涩肠止泻。适用于肺虚久泻久痢、肺虚久咳不止、消渴<br>或暑热汗出、口渴等。 | | |
| 使用注意 | 本方以久病之咳嗽、消渴、泻痢、便血等为宜。凡外感咳嗽、急性泻痢和内有实邪者均<br>不宜食用。 | | |

# 索　引

## 药膳配方名称索引

# 食物类及药物类原料名称索引

# 参考文献

1.谢梦洲,朱天民.中医药膳学[M].北京:中国中医药出版社,2021

2.朱向东,冯胜利.实用中医药膳食疗学[M].北京:中国中医药出版社,2020.

3.杨上善.黄帝内经太素[M].北京:人民卫生出版社.1965.

4.赵佶.圣济总录[M].北京:中国中医药出版社.2018.

5.岳桂华,范丽丽,黄克南.本草纲目彩色图鉴[M].北京:化学工业出版社.2014.

6.易蔚,邓沂.中医药膳学[M].西安:西安交通大学出版社,2012.

7.彭铭泉.中国药膳大全[M].成都:四川科学技术出版社,1987.

8.王者悦.中国药膳大辞典[M].大连:大连出版社,2002.

9.周元明,范丽丽,张爱珍.图解食疗本草大全[M].北京:化学工业出版社.2019.

10.邓沂,吴玲燕.茶饮与药酒方集萃[M].2版.北京:人民卫生出版社,2018.

11.林乾良,陈小忆.林乾良医学丛书——中国茶疗[M].2版.北京:中国中医药出版社,2012.

12.陈熠.中国药酒大全[M].上海:上海科技出版社,1991.

13.唐南北,姚海扬.中国食疗药膳的现状和发展前景综述[J].药膳食疗研究.1997,23(4):44-47.

14.刘志勇.药膳食疗学[M].中国中医药出版社 2017.

15.周超凡,王崇焕.叶同仁药膳本草经[M].中国中医药出版社,2017.

16.卞兆祥,赵中振.百病食疗[M].北京:中国中医药出版社,2019.

17.聂宏,李艳玲.医学营养学[M].北京:中国中医药出版社,2021.

18.何清湖,潘远根.中医药膳学[M].2版.北京:中国中医药出版社,2015.

19.中国民族医药学会.常用特色药膳技术指南[M].北京:中国中医药出版社,2015.

20.国家药典委员会.中华人民共和国药典:2020版[M].北京:中国医药科技出版社,2020.

21.谭兴贵.中医药膳学[M].北京:中国中医药出版社,2003.

22.彭铭泉.中国药膳学[M].北京:人民卫生出版社,1985.

23.方仲文.中医药膳食疗大全[M].广州:广州出版社.2002.

24.李志刚.家庭药膳制作[M].济南:山东科学技术出版社.1995.

25.施洪飞,方泓.中医食疗学[M].北京:中国中医药出版社,2021.